风湿免疫系统疾病诊断与治疗

吴玲 等 主编

江西科学技术出版社

江西·南昌

图书在版编目（CIP）数据

风湿免疫系统疾病诊断与治疗 / 吴玲等主编 . -- 南昌 : 江西科学技术出版社 , 2020.6（2024.1 重印）

ISBN 978-7-5390-7365-1

Ⅰ . ①风… Ⅱ . ①吴… Ⅲ . ①风湿性疾病 – 免疫性疾病 – 诊疗 Ⅳ . ① R593.21

中国版本图书馆 CIP 数据核字 (2020) 第 097529 号

选题序号：ZK2019390

责任编辑：王凯勋　万圣丹

风湿免疫系统疾病诊断与治疗
FENGSHIMIANYIXITONG JIBING ZHENDUANYUZHILIAO

吴玲　等　主编

出版发行	江西科学技术出版社	
社　　址	南昌市蓼洲街 2 号附 1 号	
	邮编：330009　电话：（0791）86623491　　86639342（传真）	
经　　销	全国新华书店	
印　　刷	三河市华东印刷有限公司	
开　　本	880mm×1230mm　1/16	
字　　数	308 千字	
印　　张	9.5	
版　　次	2020 年 6 月第 1 版　2024年1月第1版第2次印刷	
书　　号	ISBN 978-7-5390-7365-1	
定　　价	88.00 元	

赣版权登字：-03-2020-183

编 委 会

获取临床医生的在线小助手

开拓医生视野
提升医学素养

微信扫码

临床科研 > 介绍医学科研经验，提供专业理论。

医学前沿 > 生物医学前沿知识，指明发展方向。

临床资讯 > 整合临床医学资讯，展示医学动态。

临床笔记 > 记录读者学习感悟，助力职业成长。

医学交流圈 > 在线交流读书心得，精进提升自我。

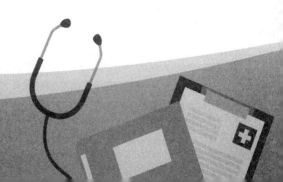

前　言

　　风湿免疫性疾病是一类临床上常见的多发病和疑难病，其病因复杂、病理变化多样、病情严重且易反复，使该疾病在临床上很难彻底治愈，严重危害人们的身体健康，并加重患者的经济负担。随着医疗科技的迅速发展，风湿免疫病学取得了卓越的进步。风湿免疫性疾病患者也得到了及时的诊断与治疗，但随之人们对高品质生活的需求也不断提高，这便要求临床医师需不断补充新的理论知识来适应这一发展。为此，我们组织了一批具有丰富临床经验的医师、专家们编写了此书。

　　本书首先介绍了风湿病的临床特征。然后主要介绍了系统性红斑狼疮及相关综合征、类风湿性关节炎、抗磷脂综合征、血清阴性脊柱关节病、感染性关节炎、晶体关节炎、血管炎自身免疫性肝病、脂膜炎等风湿免疫科的常见病、多发病。本书内容丰富，有较强的科学性、指导性和可操作性，可作为风湿免疫科临床医师的参考资料，亦可供医学院校学生使用。

　　在编写过程中，由于编者总多，写作文笔不尽一致，加上风湿免疫病领域新技术的不断更新，书中难免存在错误和遗漏之处，希望广大读者予以批评和指正，以便再版时修订。

编　者

2020 年 6 月

目 录

第一章
风湿病的临床特征

第一节　发热

一、定义

正常人在体温调节中枢的调控下，机体的产热和散热过程经常保持动态平衡。当机体在致热源作用下或体温中枢功能障碍时，产热过程增加，散热不能相应的增加或散热减少，使体温增高超过正常范围称为"发热"。长期发热是指持续发热超过 2 周。按发热的高低可分为低热（37.3 ~ 38℃）、中等度热（38.1 ~ 39℃）、高热（39.1 ~ 41℃）、超高热（> 41℃）。

二、病因

（一）感染性疾病

1. 结核感染

常有结核中毒症状，实验室检查和 X 线胸片有相应改变。抗结核治疗有效。

2. 细菌感染

（1）败血症：金黄色葡萄球菌和革兰阴性杆菌败血症多见。血培养呈阳性。

（2）感染性心内膜炎：原有先心病或风湿性心脏病者出现高热及心脏杂音等，应反复做血培养。

（3）胆管感染：持续性发热伴恶心、呕吐、黄疸及右上腹痛，胆管造影风湿性疾病常见症状异常，超声检查胆囊收缩不佳。

（4）呼吸道感染：发热、咽痛、咳嗽等，影像学检查异常。

（5）尿路感染：发热、腰痛、尿道刺激征等，中段尿培养阳性。

（6）其他感染：妇科疾病、深部脓肿等。

3. 病毒感染

EB 病毒、乙型肝炎病毒和丙型肝炎病毒。

4. 真菌感染

长期应用抗生素、激素、免疫抑制剂者出现发热，需做真菌培养和抗真菌治疗。

5. 寄生虫感染

常有地区性。

6. 其他

支原体、立克次体、螺旋体感染等。

（二）肿瘤

对长期发热伴血沉快者，在除外其他原因后应警惕。

1. 血液系统肿瘤

如淋巴瘤、恶性组织细胞病、白血病、多发性骨髓瘤等，应做骨穿、淋巴结活检等。

2. 实体性肿瘤

如胃癌、肝癌、肺癌、胰腺癌、结肠癌、骨肉瘤等。

（三）风湿性疾病

1. 风湿热

发热、关节痛、心肌炎、舞蹈病、环形红斑、皮下结节、血沉快、抗链"O"增高，抗风湿治疗有效。

2. 系统性红斑狼疮

年轻女性见发热，多系统损害、抗核抗体阳性等。用激素治疗退热明显。

3. 类风湿性关节炎

多为低热，少数有高热。小关节对称肿痛、晨僵、类风湿因子阳性、X 线有改变。

4. 多发性肌炎 / 皮肌炎

除发热外，有近端肌无力、肌酶活性改变、肌电图及肌活检异常。

5. 干燥综合征

个别有高热，有口干、眼干等外分泌腺受损表现，抗 SS–A、SS–B 抗体阳性，唇腺活检有灶性淋巴细胞实用风湿病诊断与治疗学浸润。

6. 成人斯蒂尔病

发热、一过性皮疹、关节痛、白细胞数增高，但必须除外其他疾病。

7. 血管炎

不明原因发热、消瘦、皮疹、多系统损害、抗中性粒细胞胞浆抗体（ANCA）阳性等。

8. 脂膜炎

发热、皮肤改变等。

9. 结节病

多有肺脏改变，其次有皮肤、眼、淋巴结的改变。

10. 其他

除发热外，有原发病的表现，如急性痛风性关节炎常有关节红、肿，热、痛等。

（四）功能性发热

1. 夏季低热

每至夏季出现，天气转凉自行消失。可治愈。

2. 自主神经功能紊乱

多见于年轻女性。

（五）其他

内分泌代谢障碍如甲亢、甲亢危象；无菌性坏死物质吸收（大面积烧伤、术后、内出血等）；药物热。

第二节　皮肤黏膜表现

风湿性疾病常常累及多个系统，皮肤含有丰富的结缔组织和血管，因而，是一个重要的靶器官。皮疹的鉴别诊断非常复杂，正确认识风湿病中皮疹的表现有助于诊断。通过细致的体格检查可以发现银屑病或盘状红斑狼疮隐藏在头皮的皮损、银屑病的指甲顶针样凹陷、结节病的皮肤瘢痕等。

一、白塞病（BD）

典型的三联征包括虹膜炎、复发性口腔及生殖器溃疡，可出现多系统损害，包括眼、皮肤、黏膜、血管、关节、肠道、肾脏及神经系统受累。

1. 口腔溃疡：阿佛他溃疡，初为点状红斑，逐渐发展为浅表溃疡，偶见深部较大溃疡。
2. 生殖器溃疡：男性多见于阴囊，也可在阴茎；女性多见于阴唇，也可出现于阴道。

3. 其他皮肤表现，如结节红斑：下肢多见，有时在上肢，偶在躯干和头、面部，几个或十几个，皮色呈淡红或暗红色伴疼痛，可反复发作；另可见毛囊样皮疹、脓疱、疖、浅表静脉炎等。

二、皮肌炎 / 多发肌炎（DM/PM）

（一）皮肌炎有特征性皮疹

1. 向阳疹

向阳疹指上眼睑的水肿性暗紫色斑，一般在病程早期出现，可蔓延至面颊、颈部、前胸及暴露部位，在四肢主要位于大、小关节伸面。

2. Gottron 征

紫红色、略高出皮肤表面的皮疹，多位于指间关节伸面，病程后期出现。

（二）皮肤异色病

斑点样色素沉着、色素减退、毛细血管扩张，皮肤萎缩，多在病程后期出现。

（三）皮肤、筋膜、肌肉钙化

儿童多见，并伴有严重肌肉受累。

（四）其他

皮肌炎还可有雷诺现象、红斑、丘疹、黏膜溃疡、黏膜白色病变。皮损与肌炎的严重程度无关，但甲皱毛细血管异常与病程中器官受累的有关。

三、结节红斑（EN）

散在分布，可触及皮下结节，有压痛，红斑中心略高出皮肤表面，直径不小于 2 cm，多位于胫、踝部，也可对称出现四肢两侧，面部少见。前驱症状有发热、畏寒、周身不适及多关节痛，皮疹消退后不遗留瘢痕或溃疡。EN 是皮下组织血管的超敏反应，应注意寻找原发病。

1. 感染

（1）β–溶血性链球菌感染：上呼吸道感染后 3 周内发生。

（2）结核：结核菌初次感染后 3 ~ 8 周出现，是 EN 常见的病因。

（3）深部真菌感染：球孢子菌、组织胞质菌、北美芽生菌。

（4）结节性麻风：麻风伴有 EN、虹膜炎、睾丸炎，淋巴结病及多神经炎时称为结节红斑样麻风。

2. 结节痛

Lofgren 综合征包括双侧肺门淋巴结肿大和 EN。

3. 药物过敏

磺胺、溴化物、碘化物、口服避孕药等可引起 EN。

4. 炎性肠病

约 10% 溃疡性结肠炎和局限性肠炎病例出现 EN。

5. 白塞病

可出现 EN 和其他皮损。EN 还应与 Weber-Christian 综合征、胰腺炎的皮下结节脂肪坏死、复发性血栓性静脉炎、皮肤血管炎、深部狼疮等鉴别。

四、幼年特发性关节炎（JIA）

30% 病例有皮疹，2 岁以下多见，表现为皮肤红斑。略高出皮肤表面，直径 3 ~ 10 mm，边缘不清，好发于躯干、四肢及面部，可融合，伴瘙痒。红斑在发热时出现，热退后消失。皮疹与病情活动有关，但与类风湿因子（RF）无相关性。年龄较小患者皮下结节罕见，年龄较大，类风湿因子阳性者皮下结节多见，与成人类风湿性关节炎相似。

五、红斑狼疮

（一）狼疮带试验（LBT）

直接免疫荧光染色发现在表皮 – 真皮结合处有免疫球蛋白和补体沉积。90% 的盘状狼疮（DLE）和系统性红斑狼疮（SM）皮损处 LBT 阳性，DLE 正常皮肤处 LBT 为阴性，50% 的 SLE 非暴露部位正常皮肤处 LBT 阳性，而 80% 的 SLE 暴露部位正常皮肤处 LBT 阳性，LBT 可反应病情的活动性。

（二）盘状红斑狼疮（DLE）

盘状红斑狼疮以皮肤损害为主。90% 盘状皮损仅局限于面颊、耳郭和头皮等颈部以上的皮肤呈局限性盘状红斑狼疮，表现为圆形或不规则形状的鲜红或暗红色斑块，边缘色深，并略高于中心，中央萎缩，色素变浅，可累及黏膜、唇、颊、舌、腭等。皮疹消退后可遗留瘢痕，甚至变为皮肤癌。10% 可累及上胸、背、上肢、手足背和足跟等部位，称播散性盘状红斑狼疮。皮损小，数量多，分布广泛。5% 的 DLE 进展为 SLE。

（三）亚急性皮肤型红斑狼疮（SCLE）

亚急性皮肤型红斑狼疮为皮肤特征性损害而内脏病变较少。表现为鳞屑性红斑，呈银屑病样或糠疹样红斑，皮肤损害浅表、消失后无皮肤萎缩、瘢痕和毛孔扩大。环状红斑：呈环状或多环状，边缘水肿隆起，外绕以红晕，中央消退后留有色素沉着和毛细血管扩张。

（四）深部红斑狼疮

深部红斑狼疮又称狼疮性脂膜炎，累及皮下脂肪组织，为结节或斑块状，以面颊、臀、臂部常见，质地硬，不移动。

（五）系统性红斑狼疮（SLE）

系统性红斑狼疮的皮肤表现在美国风湿病学会（ACR）的 11 条诊断标准中就占 4 条。即颊部红斑、盘状红斑、光过敏、口腔及鼻咽部溃疡。

1. 颊部红斑

40% 的患者出现蝶形红斑。光照后加重，伴有系统损害时发生。皮疹持续不退，可有皮肤萎缩、毛细血管扩张并遗留瘢痕。

2. 盘状红斑

20% 的患者出现。

3. 光过敏

通常引起光照性水肿的 B 型紫外线，波长 280 ~ 320 mm，日光照射可致 SLE 突然发作。

4. 口腔及鼻咽部溃疡

一般比较浅表，基底呈灰色，边缘红色，疼痛，常伴有严重皮肤损害。

5. 雷诺现象见于 30% 病例。

6. 脱发有以下 2 种形式，斑片状脱发，盘状红斑狼疮侵及头皮引起；弥漫性脱发，临床上可伴 SLE 的暴发，病情稳定后能长出新发，前额处头发易枯黄、断裂。

7. 血管炎

动脉炎可造成指（趾）坏疽；网状青斑下肢多见；白细胞破碎性血管炎的表现；前臂、手、指（趾）及踝部痛性溃疡。

8. 甲周毛细血管扩张

常见于硬皮病、皮肌炎，但 RA 少见。

9. 荨麻疹

SLE 可出现。

六、莱姆病关节炎

皮疹在蜱叮咬后 3 ~ 21 d 出现，常伴有关节炎，神经系统损害，心脏也可受累。

七、银屑病

皮肤及关节均可受累，30%的病例有家族史。任何类型的银屑病都可伴有银屑病关节炎，80%的银屑病关节炎患者出现指甲病变，30%的病例无关节受累。某些药物也可诱发银屑病，如氯喹、锂制剂等。典型的皮损为界限清楚、高出皮肤表面的皮疹，小丘疹或斑片状，表面覆有多层银白色鳞屑，皮疹消退后不遗留缀痕。一般呈对称性分布，也可独立存在。皮疹好发部位为膝、肘、头皮及腰骶部。

Koebner现象：指在创伤部位如搔抓、日照或物理损伤处出现新的皮损，刮去鳞屑后，可见点状出血。

除上述典型皮损外，还有：①慢性斑片型，好发于肘、膝、头皮、腰骶部及躯干、四肢近端，皮损可融合成片。②可逆型：好发于易摩擦部位。③泪滴型：好发于及躯干四肢近端，β–溶血性链球菌感染可诱发。④手掌型：手掌及手指斑片状皮疹，上覆有鳞屑，易与皮肤真菌感染混淆。⑤脓疱型：手掌、跖、甲沟皮肤无菌性脓疱，严重时伴有发热、关节痛、白细胞数增高。⑥红皮病型：全身皮肤变硬、潮红、表面有大量鳞屑，感染、药物过敏、日照或接触性皮炎可使症状加重。⑦甲病变：指（趾）甲表面凹陷，甲板失去光泽，甲床上翻，甲下角质增生，甲变脆，易碎裂。

八、坏疽性脓皮病

常伴发于溃疡性结肠炎和局限性肠炎、类风湿性关节炎、骨髓增生性疾病、多发性骨髓瘤，白血病少见。初为脓疱，有压痛，随后扩展成数厘米的大溃疡，边界不清，中心脓性坏死，下肢、躯干多发，消退后遗留瘢痕，创伤可使溃疡加重或出现新的皮损。皮肤活检无特异性，应除外引起皮肤溃疡的其他病变如血管炎、梅毒、结核、细菌、真菌、原虫感染。

九、莱特尔综合征（RS）

典型四联征包括关节炎、尿道炎、结膜炎和皮肤黏膜损害。皮肤黏膜损害占全部病例的80%。①黏膜损害：阴茎浅表溃疡，漩涡状龟头炎，口腔及咽部溃疡。②皮肤损害：手掌、跖红斑形成脓疱，溢脓性皮肤角化病。后者具特征性，多发生在手足肢端部位，对称，可累及肘、膝、阴茎、头皮和躯干，重症泛发全身。初起为暗红色斑或斑丘疹或黄色小水疱，疱破后形成糜烂面或溃疡，融合成大片，渐形成痂及角化性斑片，结痂及角化等经1~2个月消退，遗留色素沉着及萎缩性瘢痕。③银屑病样皮损：见于头皮、躯干、四肢及阴囊。有时可化脓。④甲病变：甲下过度角化，甲板增厚。⑤广泛表皮剥脱性红皮病：见于严重病例。

十、风湿热

1. 皮下结节

直径小于0.5 cm，好发于肘、指节、踝、枕骨等骨突起处，结节可持续1个月，也可数月复发，常伴有心肌炎。

2. 环形红斑

躯干、四肢、腋窝多见，初为红色丘疹，迅速扩大成环形，略高出皮面，外周可成不规则状，皮损在关节炎出现后可破溃，数月后复发。

3. 斑丘疹

少见，大关节屈伸侧的无痛性丘疹。

十一、类风湿性关节炎（RA）

类风湿结节和血管炎是类风湿性关节炎的主要皮肤表现，常伴有类风湿因子（RF）阳性。

1. 类风湿结节

20%的类风湿性关节炎患者出现，直径可达数厘米，多位于皮下，也见腱鞘和骨膜。好发于经常受压处如肘部、足跟、坐骨结节、肩胛区、手、足等部位，若发生在巩膜，可致巩膜软化甚至眼球穿孔。

类风湿结节一般不破溃。

2. 血管炎

血管炎指（趾）端多见，由红色丘疹发展成痛性皮下结节或溃疡。直径 2 ~ 3 mm，严重者出现动脉炎，指端坏疽。下肢血管炎表现为丘疹、血疱、荨麻疹、痛性溃疡、网状青斑。

3. 其他皮肤表现

手掌红斑、皮肤萎缩、雷诺现象，偶见甲周毛细血管扩张。

十二、结节病

除 EN 和斑丘疹为非特异性改变外，其他皮损组织学活检均表现为结节性肉芽肿。

1. 结节红斑（EN）

实质是脂膜炎，表现为痛性、略高出皮面的红斑，对称分布于下肢伸面，胫部多见，消退后有色素沉着，易复发，常伴有发热、多关节疼痛。EN 不是结节病的特异性改变，但伴有双侧肺门淋巴结肿大时称为 Lofgren 综合征。

2. 一过性斑丘疹

分布于躯干、面部或四肢，可伴发急性眼色素膜炎、淋巴结病及腮腺肿大。

十三、硬皮病及其变异型

（一）局限性硬皮病

1. 硬斑病

斑片散在分布，边界清楚，质硬、黄白色，病情活动时外周呈淡紫色晕。

2. 泛发性硬皮病

皮损数目多，广泛分布于全身多个部位，但很少累及面部，可造成邻近肌肉萎缩。

3. 点滴状硬皮病

皮损小，呈白色，主要分布于胸、肩等处。

4. 带状硬皮病

儿童多见，常为单侧，周围肌肉及骨受累可导致关节挛缩。①单侧面萎缩：面部带状硬皮病引起。②军刀状头面伤：面部及头皮受累。

（二）系统性硬化症（SSc）

1. 指端硬皮病

指端硬皮病占 90% 以上，病程早期双手、足、下肢雷诺现象，以后双手、足皮肤变硬、粗糙、弹性下降，并可延伸至四肢，面部、颈部、躯干均可受累。常见的皮肤损害有：指（趾）硬化；关节挛缩，可出现"鹰爪手"；溃疡，好发于指（趾）端、踝及指间关节，合并感染；面具脸，唇变薄，口周放射性沟纹，钩形鼻，面无表情；色素改变，病变区域色素加深或减退，还可有局部皮肤色素脱失形成白斑，广泛皮肤色素沉着少见；毛细血管扩张，好发于面部、口唇、口腔黏膜、躯干上部，甲皱毛细血管异常与内脏受累程度有关；大疱，偶见病变部位；皮肤钙化，一般在病程晚期出现，限于受累关节的皮肤，是 Crest 综合征的表现之一。

2. 弥漫性硬皮病

皮疹从躯干迅速向四肢及面部扩散，雷诺现象和指（趾）硬化少见。

硬皮病应与如下疾病鉴别：嗜酸性筋膜炎、移植物抗宿主病、卟啉病、硬斑病、硬肿病、类癌综合征、硬化性黏液水肿、硬化萎缩苔藓、争光霉素诱发的皮肤硬化、聚氯乙烯所致的硬化、职业创伤、特发性淀粉样变、带状硬皮病的肢骨纹状肥大、早老、Werner 综合征及苯丙酮尿症。

（三）嗜酸性筋膜炎

皮损硬化明显，表面呈鹅卵石样，与邻近组织紧密相连，上臂伸侧好发，无雷诺现象和内脏累及。皮肤、筋膜、肌肉活检对诊断有帮助，深筋膜纤维性增厚，细胞浸润，嗜酸细胞增多，皮肤、脂肪、肌肉也有类似的改变。实验室检查 30% 患者嗜酸细胞增高，血沉增快。高丙球蛋白血症。

（四）未分化结缔组织病（UCTD）

临床上有 SLE、SSc 和 PM 的混合表现，高滴度的抗核糖核蛋白（RNP）抗体，尚难诊为某一种特定的疾病，1/3 的 UCTD 患者正常皮肤的直接免疫荧光检查发现表皮下免疫球蛋白及 IgG 沉积，后者常见于有高滴度抗 Sm 抗体的 SLE 患者。

十四、干燥综合征（SS）

1/3 患者可出现紫癜样皮疹：多在下肢，呈米粒大小，边界清楚的红点，颜色逐渐转为暗红，分批出现，每批持续 10 d 左右，自行消退。遗留有色素沉着。这种皮疹往往因高球蛋白血症引起。少数患者有结节红斑样皮疹。口腔溃疡周期性发作远不如白塞病的口腔溃疡明显。13% 患者有雷诺现象，但多不严重，不会引起指端溃疡、组织萎缩等改变。

十五、结节性多动脉炎（PAN）

20%～30% 患者伴有皮肤损害，如紫癜、溃疡、网状青斑及远端指（趾）缺血性改变。皮下结节很常见，从几毫米到几厘米，大小不等，沿着浅动脉排列或不规则地聚集在血管旁，结节中央可见坏死形成溃疡。皮肤型多动脉炎血管病变局限在皮肤及皮下组织，极少累及内脏，组织病理与典型结节多动脉炎无明显差别。

十六、韦格纳肉芽肿（WG）

WG 发生广泛性坏死性血管炎时，四肢和臀部出现成群结节、成群鲜红色或紫红色、疼痛、质地硬，形成坏死溃疡。此外，还可出现红斑、丘疹、紫癜、瘀斑、水疱、血疱、风团及坏疽性脓皮病等。

十七、结节性发热性非化脓性脂膜炎

皮下结节是本病的主要特征。其直径通常 1～2 cm 大小，大者可达 10 cm 以上，边缘清楚，轻度隆起于皮肤，有触痛，部分中央可坏死，破溃后流出脂状物质，结节常成批发生，对称分布，好发部位为臀部和下肢，但前臂、躯干和面部也可出现。经数周和数月后结节自行消退，消退处皮肤凹陷并有色素沉着。发作时有发热，热型不定，有低热、不规则热或高热，高者可达 40℃，呈弛张热型，持续 1～2 周后逐渐下降。除发热外，还可有乏力，食欲减退。肌肉和关节酸痛等。偶有少数结节，脂肪坏死时其上之皮肤也被累及而发生坏死破溃，并有黄棕色油状液体流出，被称为"液化性脂膜炎"。

十八、皮肤血管炎

包括感染相关性和白细胞破碎性血管炎。

（一）感染相关性血管炎

淋球菌关节炎有发热、寒战、腱鞘炎及关节炎，皮损位于四肢远端，数日较少，有压痛，可出现瘀点、瘀斑、血疱、脓水疱，皮损处淋球菌培养困难，荧光抗体检查有助于诊断。

（二）白细胞破碎性血管炎

其表现多样，病变主要集中在下肢，一般对称分布，初为斑点状或荨麻疹样丘疹，可化脓，后变成血疱、结节、浅表溃疡，风湿性疾病常见症状上有结痂，这种皮损疼痛明显，持续数周，易复发。分为以下三种。

1. Henoch-Schonlein 紫癜

儿童和青年人多见，上呼吸道感染后发作，紫癜好发于四肢两侧和臀部，伴有下肢水肿，小儿还常出现双手、头皮及眶周水肿。其他表现有关节炎。腹痛，消化道出血，肾脏受累，出现蛋白尿、血尿。实验室检查血清补体水平正常，病变部位早期活检示血管壁 IgA 和补体沉积。

2. 低补体血症性血管炎

荨麻疹样皮损伴关节炎和低补体血症。皮疹持续数日，有时为紫癜样皮疹，可出现腹痛、颜面及喉头水肿，肾脏轻度异常。早期活检示血管壁免疫球蛋白和补体沉积。

3. 混合性冷球蛋白血症

出现白细胞破碎性血管炎的各种表现，并伴有免疫复合物介导的肾炎，肝、脾、淋巴结肿大，实验室检查有冷球蛋白血症，类风湿因子阳性。低补体血症。活检示血管壁免疫球蛋白和补体沉积。

第三节　雷诺现象

雷诺现象（RP）是指指（趾）端阵发性缺血，表现为指（趾）远端无苍白，随后发绀、变红，常伴有疼痛，持续数分至数小时；上肢多见，但也有 40% 患者表现在下肢，寒冷或精神紧张可诱发或加重。这种现象于 1862 年首先由 Raynaud 报道，一名年轻健康妇女遇冷后出现一过性手指苍白，后将其称为原发性 RP。

1932 年 Allen 和 Brown 制订的诊断标准如下：①遇冷或精神紧张时发作。②双手对称性受累。③脉搏正常。④无或仅有浅表指端坏疽。⑤无相应的其他基础病。⑥症状至少 2 年而且无其他病因。以上诊断标准已被公认，但有些原发性 RP 患者数年后可发展为系统疾病。

雷诺现象是一种常见症状，女性多见，男女比为 1：5，起病多在 20 ~ 40 岁，原发性 RP 占所有病例的 50% ~ 90%。

一、病因和发病机制

（一）原发性雷诺现象 RP

在遇冷或精神紧张时诱发或加重，目前病因尚不完全清楚，但造成缺血的原因可能是指（趾）端血管舒缩神经活动性增高，动脉张力增加，交感神经活动性增高而发生 RP。苍白是皮肤小动脉痉挛所致，毛细血管充盈造成发绀，血管痉挛解除后又再充血。

（二）继发性雷诺现象 RP

与某种系统疾病伴发，或有神经及血管异常。

1. 风湿性疾病

80% ~ 90% 的 SSc 出现 RP，30% 的 RP 患者最终会发展成 SSc，甲皱毛细血管镜见毛细血管襻扩张者易进展为 SSc。SSc 还伴有指（趾）硬化、指（趾）端溃疡、皮肤及皮下组织钙化，组织学检查可见指（趾）端动脉内膜增厚，血栓形成。Crest 综合征中 RP 常见，但系统受累少，抗着丝点抗体（ACA）阳性，预后较 SSc 好。10% ~ 35% SLE 患者出现 RP，可见小血管内纤维素样沉积。在 RA 可见指间动脉痉挛或内膜增厚、管腔闭塞。25% 的 PM 患者出现 BP，这种患者临床上常有 UCTD 的表现。

2. 创伤性血管病

局部的反复创伤易发展为 RP，其机制是对环状小体的慢性刺激通过交感神经反射引起指间小动脉痉挛。打字员、钢琴家、缝纫工或冻伤、长时间遇冷易发生 RP。

3. 外周血管病

动脉粥样硬化或动脉栓塞、尺侧动脉瘤或血栓形成、指间动脉血栓易出现 RP。

4. 神经压迫

胸廓下口综合征或腕管综合征可出现 RP。

5. 药物和化学因素

麦角生物碱有直接收缩血管作用，麦角酰胺可使内膜纤维化，聚氯乙烯或砷制剂易诱发 RP，近年来发现 β 受体阻滞剂和争光霉素也有诱发 RP 的作用。

6. 血液学

异常冷球蛋白血症、冷凝集素病、红细胞增多症和巨球蛋白血症可发生 RP。

二、诊断

（一）病史

有遇冷或精神紧张时指端发白、发绀、发红的典型三联征病史，但也可只有变白、发红，而无发绀，原发性 RP 应与继发性 RP 相鉴别，后者有全身性疾病、结缔组织病、肿瘤、血管或解剖学异常、职业因素及用药等病史。

（二）体格检查

RP 体检时不易发现，但应仔细观察指端硬化、溃疡及营养状态。双手浸泡在 15℃水中有时可激发 RP。高血压、皮疹、毛细血管扩张、黏膜溃疡、淋巴结肿大、心脏杂音、脉搏异常、血管杂音、肝脾大、关节炎及神经异常往往提示有风湿性疾病、动脉粥样硬化或肿瘤等基础病存在。还应注意检查有无胸廓下几综合征和腕管综合征。

（三）其他检查

1. 实验室检查

白细胞计数和分类、血沉、尿镜检、抗核抗体、类风湿因子、血清蛋白电泳、冷球蛋白、胸片，上述指标中出现异常者要进一步检查抗 ds-DNA 抗体、补体、颈椎 X 线片、尿免疫电泳、肌电图或神经传导功能。近来发现用表示血小板活性的指标——β 血栓蛋白区别原发性 RP 或硬皮病引起的 RP，前者 β 血栓蛋白正常而后者其水平增高。

2. 血管多普勒超声检查

用于无创性检查动脉硬化的大血管闭塞。

3. 数字体积描写

提示原发性 RP 可能发展为系统性疾病，

4. 鉴别诊断

RP 的阵发性发作，应与持续性血管痉挛缺血相鉴别，包括手足发绀、网状青斑。

三、治疗

原发性 RP 无特异性治疗，主要是缓解症状。继发性 RP 要以治疗基础病为主。原发性 RP 预后较好，只有 1%患者有指（趾）端骨溶解，继发性 RP 预后与基础病有关。

（一）一般治疗

原发性 RP 预后较好，要注意防寒保暖，戒烟，避免外伤。

（二）药物治疗

对血管已完全闭塞者无效，对血管痉挛者仅有一定疗效。可用以下药物联合治疗。

1. α 受体阻止剂

酚苄明：单独应用或和儿茶酚胺抑制剂联合使用，不良反应有直立性低血压、反射性心动过速、头晕等。

2. 交感神经抑制剂

胍乙啶减少去甲肾上腺素释放；甲基多巴阻止中枢神经系统交感神经活性并降低外周儿茶酚胺量；利血平减少神经节儿茶酚胺和 5- 羟色胺释放，使血管对寒冷的收缩作用减弱。

3. 钙通道拮抗剂

硝苯地平等。

4. 硝酸盐

有报道局部用硝酸甘油膜对 RP 有一定治疗作用。

5. 其他

合成前列腺素 E_2 类似物质可减轻血管痉挛，对溃疡有治疗作用。5- 羟色胺受体阻滞剂对硬皮病引起的 RP 有效。

（三）交感神经切除术

远期疗效不肯定，腰交感神经切除术对下肢血管痉挛效果好。

（四）锻炼

胸廓下口综合征时锻炼可加强颈部肌肉力量，必要时手术治疗。

（五）行为疗法

通过生物反馈可暂时控制痉挛发作。

第四节 肌肉表现

风湿性疾病引起肌肉损害很常见，表现为肌痛和肌无力。

1. 多发性肌炎 / 皮肌炎（PM/DM）

PM 表现为近端肌痛并有触痛，伴近端肌无力，肢带肌和颈前屈肌对称性软弱无力，有时伴有吞咽困难或呼吸肌无力，肌酶活性升高，肌电图示肌源性改变，肌活检示病变的横纹肌纤维变性、坏死，细胞浸润等，部分患者可检出抗 Jo-1 抗体和其他抗合成酶、抗 SRP、抗 Mi-2 等抗体。DM 除有 PM 表现外，还有皮肤特征性表现。可见向阳疹、Gottron 征、甲根皱襞毛细血管扩张斑等。

2. 结节性多动脉炎（PAN）

表现为弥漫性肌痛或下肢肌触痛，伴有网状青斑，单神经或多神经病变。舒张压大于 12 kPa，血肌酐、尿素氮增高，血管造影异常。活检示中、小动脉壁有中性粒细胞浸润。

3. 系统性红斑狼疮（SLK）

有肌痛、肌肉压痛，少数患者肌肉病变可能是 SLE 的早期初发症状，但很少出现严重的肌无力，肌萎缩和肌炎，通常肌酸磷酸肌酶（CPK）正常，乳酸脱氢酶（LDH）常常增高。

4. 风湿性多肌痛（PMR）

多在 50 岁以后发病，肌痛以上肢近端肌群更为明显，髋周也常累及，常伴有局部肌肉压痛，行走困难，由于废用肌肉轻度萎缩。肌酶谱和肌电图正常，肌活检示肌纤维正常，受累肌肉无红、肿、热，也无肌力减退，此病对小剂量糖皮质激素反应良好。

5. 混合性结缔组织病（MCTD）

近端肌常有压痛和肌无力。CPK 和 LDH 明显升高，肌电图示典型的多发性肌炎变化。手和手指肿胀呈腊肠样，可见指（趾）雷诺征。可检出高滴度的抗 UIRNP 抗体。

第二章
系统性红斑狼疮及相关综合征

第一节　系统性红斑狼疮

系统性红斑狼疮（systemic lupus erythematosus，SLE）是一种多因素包括遗传、性激素、环境、感染、药物、免疫反应等参与的特异性自身免疫病。患者主要表现有多种自身抗体参与，并通过免疫复合物等途径，造成多系统损害，几乎周身每一系统、每一器官都可能受累。感染、肾功能衰竭、中枢神经系统损伤是引起患者死亡的主要原因。

一、流行病学

SLE 在世界各地的患病率并不完全清楚。已有的报道结果不完全一致，这一方面反映了不同地区（环境）、不同种族间的差异，另一方面也可能是由于调查方法不同而导致的结果差异。美国多年来流行病学调查发现 SLE 的平均年发病率为 2.0110 万 ~ 7.6/10 万人，患病率约为 14.6/10 万 ~ 50.8/10 万人。国内 1985 年黄铭新等报告患病率为 75/10 万人，妇女则高达 115/10 万人。但值得注意的是，该项调查是在纺织系统工厂中进行的，代表性可能受到影响。

SLE 的发病率和患病率受很多因素的影响。年龄是一个重要因素，26% 的患者在 20 岁以前发病，60% 的患者在 20 ~ 40 岁发病，只有 14% 的患者在 40 岁以后发病。性别的影响也很大，女性发病率明显高于男性，10 岁左右的 SLE 发病率女男比为 2 : 1，而 30 ~ 39 岁的女男比就变为 8 : 1。此外，种族对 SLE 的疾病分布也有影响，SLE 的患病率在不同人种中可能有所不同。美国黑人特别是女性，患病率高于白种人 3 ~ 4 倍。据报道居住在美国夏威夷的中国、日本和菲律宾后裔人群的患病率明显高于白种人；但一项来自旧金山的报道以及来自中国和日本的研究均不支持夏威夷的报道结果。故有关种族对 SLE 的影响还需进一步研究。

二、病因

本病病因尚不完全清楚，一般认为是多因性的，遗传、环境和性激素等多种因素相互作用造成机体免疫功能紊乱与本病发病有关。

（一）遗传因素

系统性红斑狼疮有遗传倾向性及家族发病聚集性。同卵孪生子共患系统性红斑狼疮的频率明显高于双卵孪生子，并且同卵孪生子一方患系统性红斑狼疮，另一方约有 71% 出现抗核抗体阳性及 87% 出现高球蛋白血症。另外，系统性红斑狼疮患者近亲中本病的发病率高于一般人群中系统性红斑狼疮的发病率，说明遗传因素对系统性红斑狼疮发病有重要影响。目前认为系统性红斑狼疮的易感性、临床亚型及自身抗体的形成与人类白细胞抗原（HLA）- Ⅱ 类抗原密切相关，尤其是 DR 和 DQ 分子与系统性红斑狼疮的易感性和临床亚型密切相关。在系统性红斑狼疮患者中 HLA-DR2、HLA-DR3 和 HLA-DQ 出现的频率明显高于正常人群，并且 DR 与 DQ 存在很强的连锁不平衡。HLA-DQ 部分亚型与系统性红斑狼疮的多种自身抗体有关。DR 链的氨基酸序列结构很可能是产生相应自身抗体的物质基础，如抗 DNA 抗体阳性的系统性红斑狼疮患者常存在 HLA-DRβ1 基因亚型。再者，HLA-Ⅲ类基因也与系统性红斑狼疮有关。如系统性红斑狼疮患者中 HLA-Ⅲ类基因 C_2、C_4 缺乏的现象明显高于正常人群。肿瘤坏死因子 α 的多态性及低水平的肿瘤坏死因子 α 与系统性红斑狼疮有关。并有研究发现 T 细胞受体（T cell receptor，TCR）α 链基因多态性与系统性红斑狼疮有关，一些抗体如抗 SSA 抗体也与 T 细胞受体 β 链位点变化有关。

（二）环境因素

1. 日光

日光过敏见于 40% 的系统性红斑狼疮患者，表现为光照部位出现红斑，皮疹加重或全身状况恶化等。诱发本病发作的紫外线主要是中波紫外线，即波长 290 ~ 320 nm 的紫外线 B，它使上皮细胞中无抗原性的 DNA 转化为胸腺嘧啶二聚体，使抗原性大为增强，从而刺激免疫系统，影响机体免疫耐受性，产生全身性免疫反应。此外，频繁的放射性核素、X 线、荧光照射或人工光线的长时间照射也与系统性红斑狼疮发病有一定关系。某些药物如四环素，及某些食物如芹菜等能增加光敏感性，可能对系统性红斑狼疮患者不利。

2. 感染

系统性红斑狼疮发病与病毒感染有关。人们发现新西兰小鼠的自身免疫现象与 C 型病毒感染有关。在系统性红斑狼疮患者肝、脾及白细胞组织中提取出 C 型病毒抗原，并且在肾小球、血管内皮和皮肤损害部位发现类似包涵体成分。但目前尚未从系统性红斑狼疮患者组织中分离出 C 型病毒，故未能证实 C 型病毒在系统性红斑狼疮中的致病作用。此外，有人认为系统性红斑狼疮发病与结核感染、链球菌感染及其他病毒感染如麻疹病毒、EB 病毒和风疹病毒感染有关，但均无肯定性依据。

3. 药物

普鲁卡因胺（普鲁卡因酰胺）、肼屈嗪（肼苯哒嗪）、甲基多巴、苯妥英钠、异烟肼、青霉胺、磺胺、金制剂、普萘洛尔、利舍平（利血平）和避孕药等芳香胺类、肼类、巯基化合物和苯类药物可使有狼疮素质或潜在的系统性红斑狼疮患者发生临床型的系统性红斑狼疮。

4. 其他

某些食物、染料及烟草中含有的联胺成分可诱导药物性狼疮。苜蓿类植物中的 L- 刀豆素、氯乙烯、石棉、硅石和数十种硅酮多聚物及含芳香族胺的染发剂也可能与系统性红斑狼疮有关。

（三）性激素

系统性红斑狼疮的女性多发，育龄妇女多发，妊娠期可诱发本病或使病情活动，及系统性红斑狼疮的男性患者可合并有女性化的 Klinefelter 综合征（先天性睾丸发育不良症）等现象均提示雌激素对系统性红斑狼疮的发病和加重有促进作用。动物实验中发现，雌性小鼠比雄性小鼠发生系统性红斑狼疮的频率高且病情较重，给狼疮雌鼠以雄激素治疗可使狼疮肾炎减轻，及使用雌激素可使抗 DNA 抗体水平增加，并使病情加重等现象进一步支持雌激素代谢异常及性激素与系统性红斑狼疮发病有一定关联。

三、发病机制

本病发病机制迄今尚未完全清楚。一般认为是在遗传因素、环境因素和性激素等复杂因素作用下，引起机体免疫调节功能紊乱，出现造血干细胞、B 淋巴细胞、T 淋巴细胞和巨噬细胞功能异常，造成免疫耐受异常，致使淋巴细胞不能正确识别自身组织，导致自身免疫反应的发生和持续。最突出的表现是 B 淋巴细胞功能亢进及高度活化而自发产生大量多克隆免疫球蛋白和针对自身组织的自身抗体，包括抗细胞核及各种核成分、细胞膜、细胞质及各种组织成分的自身抗体，特别是抗核抗体（antinuclear antibodies）。

T 细胞是产生和保证自身免疫耐受的主要细胞，系统性红斑狼疮存在 T 细胞的多种异常。主要表现为 T 抑制细胞（CD8$^+$）和 T 抑制-诱导细胞亚群减少，T 辅助细胞（CD4$^+$）功能过强及 CD4$^-$CD8$^-$TCRαβ3$^+$ 的双阴性细胞增加，这种 CD4$^-$CD8$^-$TCRαβ3$^+$ 的双阴性细胞可能是从胸腺逃逸选择的细胞，可协助产生大量致病性自身抗体，如抗双链 -DNA 抗体，形成系统性红斑狼疮免疫功能异常的基础。T 细胞产生的细胞因子异常。如 IL-1 和 IL-2 减少，IL-2 受体表达异常，IL-6 增加，IL-6 受体表达活跃，

IL-10 增加，γ 干扰素活性增加和 TNF-α 减少等，这些细胞因子水平的异常与影响调节 B 细胞功能有关。此外，系统性红斑狼疮患者还存在 NK 细胞的细胞毒作用下降，产生抗淋巴细胞抗体等免疫异常表现，最终出现自身免疫耐受的破坏，表现在 B 细胞功能亢进的同时伴有细胞免疫的缺陷。造成系统性红斑狼疮自身免疫耐受破坏的原因可能有胸腺内自身反应性 T 细胞清除的异常和外周 T 细胞功能机制的缺陷，致使 T 抑制细胞功能障碍、T 辅助细胞活性增强；B 细胞激活因子产生过多，B 细胞耐受的缺陷和其他异常。

系统性红斑狼疮存在多种自身抗体，有的有致病作用。抗双链 DNA 抗体可与肾小球的 DNA 或沉淀于肾小球基底膜上的循环自由抗原结合形成免疫复合物，通过旁路途径及传统途径激活补体，释放趋化因子吸引中性粒细胞，后者脱粒时释放炎症介质而引起肾脏损害，形成典型的变态反应，即免疫复合物型变态反应及组织损伤。免疫复合物还可沉积在关节滑膜及浆膜等组织的血管壁上，引起血管炎导致该组织的损伤。目前认为免疫复合物型变态反应是引起系统性红斑狼疮组织损伤的主要机制，而血细胞的破坏是由 II 型变态反应引起的。由于 III 型和 II 型变态反应均可消耗补体，患者血清中的补体含量可显著减少。

四、病理

系统性红斑狼疮的典型病理改变是苏木素小体、脾脏血管洋葱皮样改变和疣状心内膜炎。苏木素小体是在苏木素和伊红染色下呈淡蓝色均匀的球状物质，类似于狼疮细胞中的包涵体，几乎在所有受损的器官中都能发现，是抗核蛋白抗体与细胞核蛋白相互作用的结果。洋葱皮样改变是在脾中央动脉以及其他动脉周围形成的向心性纤维化病变。疣状心内膜炎常发生于心瓣膜边缘，也可累及腱索和乳头肌，最常见的部位是二尖瓣。

通过免疫病理和电镜检查发现几乎所有系统性红斑狼疮患者都有肾脏损害。依据 1982 年世界卫生组织（WHO）关于肾脏病理学分类标准，狼疮肾炎可分为六型：①正常肾组织。光镜及电镜下肾脏组织结构正常，免疫荧光检查无异常。②系膜增殖性狼疮肾炎。光镜下可有或无系膜细胞增生，无间质及血管损害。电镜下在系膜区及系膜旁区可见电子致密物质沉积。免疫荧光检查于系膜区有免疫球蛋白及补体沉积。此型预后好。③局灶增殖性狼疮肾炎。光镜下少于 50% 的肾小球呈现系膜细胞和内皮细胞增生，呈节段性，偶有上皮新月体形成。此型可见核破裂及组织坏死，电镜下于系膜区和内皮下可见电子致密物质沉积，免疫荧光检查肾小球毛细血管襻有免疫球蛋白和补体沉积。④弥漫增殖性狼疮肾炎。累及 50% 以上的肾小球，为弥漫性全肾小球损害，肾小球细胞显著增生，可见坏死区和苏木素小体，常见新月体形成，可伴有肾小球硬化。⑤膜性狼疮肾炎。光镜下为肾小球基底膜均匀性增厚，电镜下偶见系膜区电子致密沉积，免疫荧光检查为基底膜和系膜区上皮侧免疫球蛋白和补体沉积，可伴有系膜甚至肾小球增生性病变。⑥硬化性狼疮肾炎。光镜下肾小球硬化及肾小球萎缩，电镜下少许电子致密物沉积，免疫荧光检查仅有微弱的免疫球蛋白沉积。除上述肾小球病变外，一般来说，系统性红斑狼疮常伴有肾间质和肾小管损害，其损害程度与狼疮肾炎的病理分型有关，如弥漫增生性狼疮肾炎的间质损害就比较重。但有一种情况称为间质性狼疮性肾炎，其肾小球损害较轻、肾间质损害较重。表现为光镜下显著间质炎症细胞浸润，肾小管萎缩或坏死，肾小管基底膜增厚及间质纤维化，而肾小球损害较轻；电镜下肾小管基底膜等处电子致密物沉积；免疫荧光检查为肾小管基底膜及间质区免疫球蛋白和补体沉积。

病理检查所见的肾小球增生性改变、白细胞浸润、核碎裂、纤维素样坏死细胞性新月体、透明样血栓和间质性炎症改变称为肾脏活动性炎症病理病变。该病变出现较多和较重时，是发展至肾功能衰竭的危险因素。病理检查所见的肾小球硬化，纤维性新月体，肾小管萎缩和间质纤维化改变称为慢性肾脏病理改变，它达到一定程度会出现慢性肾衰竭甚至尿毒症。

狼疮关节炎患者的滑膜病变在光镜下为滑膜面有纤维蛋白渗出，滑膜细胞增生，小血管及血管周围炎细胞浸润，以单核为主。血管壁有类纤维素样坏死，血管腔闭塞及血管周围纤维化，偶有滑膜细胞核固缩及苏木素小体。电镜下滑膜衬里细胞增生，由吞噬细胞等组成。血管内皮细胞下有类似于狼疮肾炎的电子致密物沉积，微管聚集，红细胞和多形核细胞可从小静脉内皮细胞间小孔溢出。

五、临床表现

（一）全身表现

SLE 的全身表现缺乏特异性，包括发热、乏力、体重减轻等。在病程中约有 80% 的患者出现发热，其中多数为高热，体温可持续在 39℃，也可为间歇性发热，少数患者出现低热。发热常为自限性，年龄越轻，发热的频率越高，程度也越重。糖皮质激素可迅速退热，但 SLE 患者容易合并感染，出现发热时应常规检查有无感染。有 80%~100% 的 SLE 患者病程早期出现乏力症状，可早于皮损、关节肿痛等症状，一般为中度乏力，有些患者诉说严重乏力。有 60%~70% 的患者出现体重下降，通常伴有其他症状，病情恶化前体重可迅速下降。

（二）皮肤黏膜表现

皮肤表现是 SLE 常见的症状。有 55%~85% 的患者出现皮肤损害，28% 的 SLE 患者皮损早于其他系统损害，出现皮损至确诊 SLE 的最后间隔可达 14 年，也可以在系统损害同时或发病后出现。SLE 常见的皮肤损害有：红斑、光过敏、脱发、雷诺现象、口腔溃疡、荨麻疹、皮肤血管炎等。

1. 颊部红斑

颊部红斑是急性皮肤红斑狼疮（acute cutaneous lupus erythematosus，ACLE）的典型表现，发生率为 22%~68%，也可以作为疾病的首发症状。其特点为在面颊部出现蝶形的水肿性红斑，日光或紫外线照射可以诱发并加重皮损。皮疹最初发生在颊部，逐渐可扩展到鼻梁，一般不累及鼻唇沟，表现为融合成片的红斑，少数可以扩展至整个面部。皮疹有的边缘清楚，有的较模糊，可伴有表面糜烂、渗出、鳞屑和结痂，皮疹较重的患者可伴有眶周水肿和受累的皮肤水肿。皮疹一般在发病时出现，也可在其他临床症状出现前数月或数年发生。皮肤损害必须与红斑、痤疮、光过敏性湿疹、皮肌炎以及糖皮质激素相关的皮疹等相鉴别。颊部红斑消长和 SLE 的病程往往平行，病情缓解时出现颊部红斑应考虑是否有复发的可能。

2. 盘状红斑

SLE 患者的盘状红斑发生率为 14%~29%，黑人患者比白种人高。典型的盘状红斑起初表现为扁平或稍隆起的紫红色斑疹或丘疹，皮疹外周出现水肿和色素沉着，而病变中心则色素缺失，毛细血管扩张，萎缩性瘢痕形成，可以融合为较大的、形状不规则的斑块，边缘清晰，表面覆有少至中量的鳞屑。这些早期皮疹通常发展成散在的、边缘清晰的钱币状的红斑，其上黏附着突起的鳞片，可以遮挡住扩张的毛孔。毛孔受累是这种损害的突出特征，剥去覆盖的鳞片可见毛囊内角化栓的突起。

盘状红斑多见于面部、头皮、耳、颈部和上肢的伸侧。面部的每个部分均可以受累。盘状红斑很少出现在手掌，这种情况一旦发生，则可能意味着病情的加重。皮疹的出现可以早于，也可以伴随或晚于 SLE 的诊断，日光或紫外线照射可诱发皮疹。一般患者在出现皮疹时无感觉，部分患者可伴有不同程度的瘙痒和烧灼感。盘状红斑须与多形性光疹、面部肉芽肿等鉴别。皮肤活检病理组织检查对诊断有很大的帮助。典型的盘状红斑病理组织学表现为角化过度，毛囊内角化栓塞，萎缩，固有层损害，基底膜增厚，炎症细胞浸润。盘状红斑病变愈合后往往遗留下瘢痕。伴有盘状红斑的 SLE 患者病情较轻，肾损害者少见，预后较好。

3. 亚急性皮肤型红斑狼疮

亚急性皮肤型红斑狼疮（subacute cutaneous lupus erythematosus，SCLE）是一种介于盘状红斑和急性红斑样皮损之间的皮肤病变，大约 10% 的 SLE 患者伴有亚急性皮肤型红斑狼疮。亚急性皮肤型红斑狼疮的初始表现为红斑性斑疹或丘疹，并逐渐发展成角化过度的鳞屑性丘疹或环状斑块。亚急性皮肤型红斑伴有典型的光过敏，多见于日光照射部位，如上背部、肩部、上肢伸侧、颈部。很少累及面部，腰部以下也很少见。亚急性皮肤型红斑狼疮治愈后一般不留瘢痕。

4. 脱发

在 SLE 患者中，脱发是普遍而有特征性的临床表现，不仅可发生于头发，也可发生于眉毛、睫毛及体毛。SLE 患者脱发的发生率从 24% 到 70% 不等。脱发一般分为三种类型：一是瘢痕型脱发，见于盘状红斑损害，另外两种分别为弥漫性脱发和"狼疮发"。其中最常见的是弥漫性脱发，毛发由生长转入静止期，这一过程可持续超过3个月，引起广泛脱发，故又称为静止性脱发，病情稳定后毛发又可重新长出。临床表现为梳理时头发大量脱落。"狼疮发"的病因与弥漫性脱发相似，表现为头发脆性增加，失去光泽、枯黄和易折断，剩余的头发长几毫米至3 cm，呈不规则排列，无法与其他部分头发梳理在一起，外观混乱，以前额、顶部的头发尤为明显。由于真皮内炎症反应较重且存在时间长，盘状红斑可导致损害部位萎缩性瘢痕形成，毛囊破坏，引起瘢痕型脱发，造成永久性斑片状脱发。头发脱落后，可以见到角化过度，毛孔扩张等盘状红斑的征象。

5. 黏膜损害

7%～40%的SLE患者有口腔和鼻腔黏膜受累，黏膜损害在病情恶化时尤为突出。肛周黏膜也可受损。阴道黏膜可以和口腔同时出现类似的溃疡，导致性交痛。SLE的黏膜病变必须与疱疹性口炎、MTX所致的溃疡、口腔念珠菌病、扁平苔藓和黏膜白斑病相区别。

6. 光过敏

日光照射可导致11%～58%的患者皮疹加重。大多数患者再次经日光暴晒后皮疹可复发。皮疹大多为红色斑疹、丘疹或片状丘疹，伴有灼热、瘙痒和刺痛，有时可出现多形红斑、固定性荨麻疹、盘状红斑和大疱性皮疹。皮疹通常分布在暴露部位，但也可向非暴露区蔓延。皮损的严重程度与光照射的强度及照射时间成正比。狼疮光过敏所致皮疹不易与光过敏皮炎区别，皮肤活检进行病理组织学检查对诊断有重要意义。

7. 色素改变

SLE患者可出现皮肤色素沉着或色素脱失，以前者更多见。色素变化常见于各种急性皮损炎症消退后。抗疟药和皮质激素也可引起色素改变，应注意与疾病所致的改变相区别。

8. 紫癜

瘀斑和出血点的出现多与血小板减少有关。皮肤出血见于9%～21%的SLE患者。活动性皮肤血管炎也可以导致出血点。SLE可以伴发血栓性血小板减少性紫癜、免疫性血小板减少性紫癜、冷球蛋白血症以及其他蛋白异常血症，需要注意鉴别。

9. 荨麻疹

大约10%的SLE患者可出现荨麻疹和血管神经性水肿。伴有荨麻疹的SLE患者中，血液循环内免疫复合物水平的升高可能与病情活动有关。SLE通常影响中、小动脉和微动脉，而毛细小动脉和毛细血管白细胞相关性脉管炎可以表现为荨麻疹。

10. 大疱性皮肤损害

大约有0.4%的SLE患者会出现这种皮损。损害可分为两大类，包括狼疮特异性损害和狼疮非特异性损害。免疫病理和血清学检查对于鉴别诊断有重要意义。狼疮特异性损害又称为大疱性红斑狼疮，可以反复出现，并有一定的自愈倾向，皮损的复发可能与病情加重有关。狼疮非特异性损害包括大疱性类天疱疮、疱疹样皮炎、获得性大疱性表皮松解、红斑性天疱疮和迟发性皮肤型卟啉病。这些损害是由SLE的免疫异常过程所引起，还是仅和SLE并存，目前仍有争论。

11. 深部红斑狼疮

可见于2%～3%的患者，又称狼疮性脂膜炎。可在SLE其他系统症状出现前数年发生，可能与外伤和肌内注射有关。典型表现为多发的硬结性深部皮下结节或斑块，结节坚实，可移动，常有压痛，皮损中央多凹陷并伴有瘢痕形成。皮损的病理组织学改变为结节状、隔状或叶状脂膜炎，以脂肪的透明性坏死伴有淋巴细胞浸润为特点。

12. 手和指甲的改变

在SLE患者中，手的主要病变包括甲周红斑、Gottron样皮损、甲廓毛细血管改变、指甲改变、雷诺现象、皮肤血管炎和手掌红斑，这些病变大多与血管病变有关。

13. 皮肤血管炎、溃疡和坏疽

伴有活动性血管炎的SLE患者可以出现坏死性溃疡、手指和末梢坏疽以及皮肤坏死。溃疡和坏疽可由活动性血管炎或抗磷脂综合征所引起，也可以是两者共同作用的结果。

14，雷诺现象

研究表明，SLE雷诺现象的发生率从10%～45%不等。只有约2%的患者以雷诺现象为SLE的首发症状。典型的雷诺现象包括3个时期：首先，小至中等大小动脉痉挛引起甲床、手指、足趾苍白，并伴有疼痛。接着，血管痉挛使局部组织缺血，上述部位皮肤变为紫色。最后，如果缺血持续，局部二氧化碳积蓄增多，到一定程度时，引起血管扩张，则原来发绀皮肤变为红色并伴疼痛。寒冷、吸烟和情绪变化等因素常可诱发雷诺现象。发作时间自数分钟至数小时不等。血管痉挛一般不会造成永久损伤，但如果持续时间过长，可引起患者皮肤坏死，甚至可发生肢体坏疽。

15. 其他皮肤改变

SLE的皮肤改变尚有萎缩和瘢痕、上皮瘤和皮肤纤维瘤、网状青斑、红斑性肢痛病、冻疮样狼疮皮损。

（三）骨骼肌肉系统表现

1. 关节病变

系统性红斑狼疮的关节病变是疾病活动的表现之一，也是最常见的一种首发症状。多中心研究证实88%～100%的患者可有关节痛或关节炎。关节痛患者无关节炎症体征，关节炎则表现为关节肿胀、压痛及活动受限，有时有关节积液。可累及全身大小关节，最常受累的关节是膝关节、近端指间关节和腕关节，其次是踝关节、肩关节和肘关节，少数患者有远端指间关节、跖趾关节及髋关节受累。当出现发作性耳痛时，要注意下颌关节病变，这是较少受累的部位。系统性红斑狼疮的关节受累多呈对称性、隐袭性、逐渐加重，一半的患者伴有晨僵，但也有少数患者呈非对称性或游走性。关节炎多为短暂的，24 h内可缓解，也可持续6个月以上。但绝大多数患者不遗留关节畸形。本病的关节积液不多见，即使出现其量也不多，滑液一般是无色透明或轻度浑浊，黏稠度好，黏蛋白凝块坚固，白细胞计数小于2×10^9/L（2 000/mm³），极少数超过10×10^9/L（10 000/mm³），单核细胞占优势，蛋白含量较高，总补体水平降低。部分患者可出现脊柱关节损害或骶髂关节炎及下肢不对称性单关节炎，类似于血清阴性脊柱关节病改变，但HLA-B27的阳性率与正常人群无显著差异。如果髋部疼痛和活动受限，又有糖皮质激素治疗的病史，须注意发生无菌性骨坏死的可能性。

在1962年，Zvaifler首先描述了部分系统性红斑狼疮患者出现的一种特征性掌指关节屈曲、尺侧偏移及半脱位，拇指间关节过度伸展的手部畸形。这种畸形一般无痛，无活动性炎症，在早期可以自行纠正，X线检查无关节狭窄及破坏表现。病理检查往往显示关节软骨和骨完全正常，偶有关节囊纤维化，少数病例有滑膜肥厚及少量炎细胞浸润。这种手的畸形类似于Jaccoud关节病改变，其原因被认为是由关节旁组织即关节囊、韧带和肌腱受累所致，属于非侵蚀性可逆性畸形。系统性红斑狼疮的这种手的改变与类风湿关节炎的尺侧偏移畸形不同，因为类风湿关节炎的尺侧偏移是由关节软骨和骨的破坏所致，往往伴有典型的侵蚀性关节损害的放射学异常和关节软骨破坏的病理学改变，并且类风湿关节炎的尺侧偏移畸形是不可逆的病变。

系统性红斑狼疮常见的手部畸形还有天鹅颈样畸形，见于38%的系统性红斑狼疮手部受累者，这种畸形多累及双手的2个或2个以上的手指，表现为近端指间关节过度伸展及远端指间关节过度屈曲畸形。其原因是伸肌腱侧带的背侧移位导致掌板过度紧张所致，不伴随肌肉本身的收缩。因此这种畸形是可以完全恢复的。其他手部表现还有拇指处腕掌关节半脱位，远端指间关节横向过度活动等，但并不多见。

极少数系统性红斑狼疮患者发展为不可逆的掌指关节尺侧偏移及半脱位，X线表现为掌指关节糜烂，这种糜烂被认为是由于半脱位造成关节机械位置和关节囊内压力改变的结果。系统性红斑狼疮患者可合并化脓性关节炎、真菌性关节炎和病毒性关节炎。病原菌有沙门菌、淋球菌和其他病原菌，其原因可能与应用糖皮质激素和免疫抑制药有关。偶有系统性红斑狼疮合并晶体性关节炎的报道。

系统性红斑狼疮患者的足关节受累和手关节受累是平行的，有足跖趾关节和趾间关节的双侧半脱位等。Mizutani认为狼疮足最常见的异常是踇外翻、足前部增宽和锤状趾。足畸形可引起痛性踇囊肿和胼胝，在有手部病变和病程长的患者中常被累及。这些关节病变有时出现在系统性红斑狼疮其他系统病变之前，与类风湿关节炎的早期表现非常相似，在疾病早期容易误诊。尽管系统性红斑狼疮关节病变没有特定的诊断条件，也没有特征性的体征，但是一般认为非糜烂性和非畸形性关节炎为系统性红斑狼疮关节炎不同于类风湿关节炎的特点。5%~10%的长期使用糖皮质激素的患者可发生无菌性骨坏死，通常位于负重关节，如股骨头、肱骨头、股骨髁及胫骨平台等部位，主要表现为受累关节进行性加重的疼痛，伴有僵硬；甚至活动受限。

2. 肌腱、肌肉等软组织病变

10%的系统性红斑狼疮患者出现肌腱端病。表现为附着于骨部位的韧带、肌腱或关节囊的炎症，如跟腱炎、跖筋膜炎及上髁炎等。

还有少数患者发生自发性肌腱断裂，如髌下韧带、跟腱等。微小活动就可引发，经常是急性表现，在肌腱断裂后出现跌倒、疼痛和活动困难，受累可以是单侧或双侧性的。查体可发现断裂部位空虚和有压痛。肌腱病理检查为慢性退行性改变，血管周围慢性炎症细胞浸润和出血。其原因可能与原发病的活动及与皮质激素治疗造成的退行性病变的共同影响有关。

皮下结节在本病的发病率为5%~7%，多见于关节旁，如鹰嘴及掌指关节伸侧。其直径数毫米至数厘米大小，无痛性，多附着于骨膜上。活检为大量上皮细胞包绕的中心性坏死性病变。其特点很像类风湿结节，随疾病活动出现及随疾病缓解消失。

本病约半数患者出现肌肉症状，可分为炎症性肌病及药物相关性肌炎两种情况。系统性红斑狼疮的炎症性肌病常是轻度至中度，表现为四肢近端肌群肌痛、肌压痛和肌无力。血清肌酸磷酸激酶及乳酸脱氢酶等肌酶升高。肌电图为肌源性损害或无明显异常。肌肉活检显示血管和肌束周围单核细胞浸润，也可无明显异常。肌萎缩少见。至于药物相关性肌炎，主要见于糖皮质激素和氯喹类药物治疗过程中出现的肌痛、肌无力，由近端肌群开始并累及远端肌群。起病较隐匿，一般无血清肌酶改变。肌电图改变亦为肌源性损害。肌肉活检可见肌纤维膜肿胀，可有空泡出现或是肌纤维萎缩。

（四）肾脏表现

肾脏表现是SLE最重要的临床表现之一，几乎所有的SLE患者在病程中均可出现肾脏受累，北京协和医院报道确诊SLE时肾脏受累率24.24%。确诊半年后受累率为42.42%，1年后61.29%，2年后为72.4%，4年后达到92.3%。尿毒症是SLE患者严重的并发症，也是造成SLE患者死亡的重要原因，许多研究表明，即使患者没有明显的临床表现，肾脏病变也可能已经相当严重，因此肾活检应成为SLE的常规检查之一。

1. 狼疮肾炎的特异性病理表现

在光镜、电镜及免疫荧光检查时，都可发现狼疮肾炎有一些特殊表现，借此可以与原发性肾炎鉴别。①免疫荧光检查时狼疮肾炎特征性表现为：各种免疫球蛋白及补体均为阳性，出现所谓的"满堂亮"现象，尤其是早期补体成分$C1q$、C_4阳性率很高，可达90%以上，其亮度亦较强；间质、沿小管基底膜免疫荧光阳性率在60%以上，往往是多种免疫球蛋白及补体阳性；肾小管上皮细胞核阳性率可高达40%~50%。②电镜下狼疮肾炎的特异性表现是：微管样结构；广泛的上皮下、内皮下及系膜区电子致密物沉积。③光镜检查时狼疮肾炎的特异性表现为：苏木素小体、核碎裂、纤维素样坏死、银耳环及透明血栓，可单独或联合存在；组织学类型的转变相当常见；混合性组织学类型，是指同一患者同一次肾活检标本中，不同肾小球出现不同组织学类型的损害。

2. 狼疮肾炎的发病机制

可能与以下因素有关：①循环免疫复合物在肾脏沉积。②"原位性"免疫复合物形成。目前认为这一机制可能在狼疮性膜性肾病的发病中起主要作用。③局部补体激活造成局部炎症反应或形成膜攻击性补体复合物直接攻击基底膜，造成肾小球通透性增加。④自身抗体的直接作用。⑤T细胞介导的免疫反应。⑥其他因素如激肽、缓激肽系统，单核细胞、巨噬细胞及肾小球本身的细胞在狼疮肾炎中也起到一定作用。

3. 临床表现

狼疮肾炎临床谱很广，囊括了"肾炎"的全部临床表现。从无任何肾炎临床症状的亚临床型狼疮肾炎到终末期尿毒症均可见到。亚临床型狼疮肾炎是指病理学上有狼疮肾炎的特征性表现，临床上尚未出现任何肾脏病的症状，实验室检查无肾脏受累的依据。这部分患者约占全部狼疮肾炎的27%左右。本型患者往往见于 SLE 病程早期，后期可逐渐出现肾脏病的症状及实验室检查异常。

有肾脏病临床症状的狼疮肾炎可表现有不同程度的蛋白尿、镜下血尿、肉眼血尿、白细胞尿及各种管型尿、水肿，高血压和肾功能不全和酸碱平衡调节功能异常。在临床上呈现肾小球肾炎、肾病综合征、肾小管性酸中毒，甚至尿毒症的表现。依据狼疮肾炎病理分型表现如下：①系膜增殖性狼疮肾炎。临床上肾脏表现轻微，有轻度蛋白尿和（或）血尿，无高血压，偶有轻度肾功能不全。如不发展为其他类型，本型预后最好，常常可以逆转。②局灶增殖性狼疮肾炎。一般都有蛋白尿，多数有血尿，很少出现肾病综合征，无高血压，偶有轻度肾功能不全，可以转化为弥漫增殖性或膜性狼疮肾炎。本型预后一般，但对治疗反应良好。③弥漫增殖性狼疮肾炎。表现为中度到重度蛋白尿、血尿或管型尿，半数患者有肾病综合征，可出现高血压，多数患者出现轻度或中度以至重度肾功能不全，预后最差，常死于尿毒症。④膜性狼疮肾炎。临床表现为大量蛋白尿，半数合并镜下血尿，可伴有高血压，多数出现肾病综合征，病变持续多年较少发展至严重的肾功能损害。5 年存活率可达 85%。一般来讲，预后尚好。

（五）呼吸系统表现

在 SLE 中，呼吸系统受累相当多见，病变侵及胸膜、肺实质、气道、肺血管和呼吸肌等处，其临床表现可有胸痛、咳嗽、呼吸困难等。亚临床受累也很普遍，在没有呼吸系统主诉时，就可以发现许多患者肺功能检查异常。

约半数系统性红斑狼疮患者出现肺及胸膜病变，主要包括胸膜炎、肺间质纤维化、狼疮肺炎和肺血管病变，出现肺部病变的 SLE 患者往往预后不佳。在肺部病变中，胸膜炎是最常见的，临床表现往往是双侧性、少量或中等量胸腔积液，以渗出液为主，狼疮细胞可呈阳性，补体水平低，容易发生胸膜粘连和胸膜肥厚。肺间质纤维化表现为进行性呼吸困难，肺薄层 CT 检查对诊断肺间质纤维化有重要意义。狼疮肺炎不常见，可出现发热、呼吸困难、低氧血症，胸片为两肺斑片状浸润影，以肺底为主，呈移动性，抗生素治疗无效，激素治疗有效。另外少数患者有肺小动脉及微小动脉的坏死性血管炎，可并发肺出血，病死率高。

（六）心血管系统表现

心脏病变是 SLE 最重要的临床表现之一，具有较高的发病率和病死率。心脏受累的发病率为 52%～89%。SLE 可累及心脏各个部分，包括心包、心肌、心内膜及冠状动脉，可有心包炎、心肌炎、心内膜炎及瓣膜损害等病变。患者一般临床表现轻微，少数临床表现严重，可危及生命。在 SLE 的活动期常可同时出现心脏受累，随着 SLE 病程的延长，心脏受累的发病率也较前提高。严重的心脏病变影响患者的预后。心包炎是 SLE 最常见的心脏表现，它可以无症状或有短暂的心包摩擦音，也可以有大量的心包积液，一般是渗出液，很少发展为心脏压塞或缩窄性心包炎，常伴有胸腔积液。心肌炎的临床表现有心脏增大、心率增快、心律失常、心肌酶谱升高、充血性心力衰竭、心电图 ST-T 改变。心脏肥大而无心包积液者应考虑心肌炎。SLE 患者出现心功能不全相当多见，但多是亚临床表现，超声心动图有助于发现临床症状的心功能改变。引起心风湿免疫疾病的诊断与治疗功能不全的病因包括 SLE 心肌炎、高血压、瓣膜病变、冠状动脉性心脏病及贫血等因素。心功能不全多出现在 SLE 活动期，患者多处于心功能代偿期而无临床表现，少数失代偿的患者可出现呼吸困难、发绀、心动过速、组织灌注不足和水钠潴留等充血性心力衰竭的症状。疣性心内膜炎是 SLE 典型的心脏损害，其主要特点是受累心内膜上多发性疣状赘生物，直径 1～4 mm。典型的疣性心内膜炎是无症状、无杂音和无血流动力学障碍的。瓣膜病变严重时可出现二尖瓣及主动脉瓣狭窄或关闭不全，有明显的收缩期杂音或舒张期杂音，偶有心肌梗死或肺栓塞的报道。SLE 患者合并有血管炎，当供应心脏传导系统的血管受累时，可引起传导系统功能障碍，出现各种心律失常。此外，心包、心肌和心内膜的炎症和缺血性心脏病也可累及心脏传导系统引起心律失常。约有 50% SLE 患者可伴有高血压，近年来有上升趋势。引起高血压最常见的原因是 SLE 肾脏病变，而高血压又可加重肾脏病变，二者形成恶性循环。自从糖皮质激素用于治疗 SLE 后，高血压的发病率较前增加了 5 倍，提示糖皮质激素也是引起高血压的原因之一。

血管病变包括血管炎和非炎性血管病变。血管炎是上皮细胞、炎性细胞、免疫复合物之间一系列复杂的相互作用引起的血管壁坏死性炎症。非炎性血管病变则包括内皮细胞损伤导致的小血管壁增厚、各种因素引起的白细胞聚集、血小板形成血栓造成小血管梗死等。血管炎是 SLE 的基本病变之一，据统计有 50% 的 SLE 患者出现血管炎的表现。血管病变可发生于病程的任何阶段，各组织器官均可受累，血管病变表现与受累血管的大小有关。血管病变多累及小血管，而中等大小和大血管受累较少见。其中以皮肤血管病变最为常见，包括瘀斑、紫癜、荨麻疹、大疱性病变、坏疽、甲周红斑、网状青斑及雷诺现象等。系统性红斑狼疮导致的凝血机制异常和抗心磷脂抗体的存在是大血管栓塞的发病基础。大动脉受累引起肢体、指或趾坏疽少见，可表现为指或趾皮肤呈紫黑色、疼痛或无脉症。主动脉受累可表现无脉综合征。

（七）神经和精神病变

系统性红斑狼疮有各种各样的神经精神病变。神经系统的各个部分均可受累，临床表现多种多样，癫痫是中枢神经系统受累最常见的一种表现，甚至是许多患者的首发症状，以大发作多见。癫痫发作的原因多数是由于大脑皮质小血管炎引起血管梗死，小血管破裂出血，或是蛛网膜下隙出血等引起。也可以由于高血压、尿毒症、脑水肿或颅内压增高所致，糖皮质激素也是引起癫痫发作的重要病因，既往大剂量使用抗疟药物也可引起癫痫发作。其他包括脑膜炎、偏瘫、蛛网膜下隙出血和脊髓炎。出现中枢神经系统损害往往提示病情危重，预后不良。但经及时有效的治疗，症状可以缓解。器质性脑病主要有昏迷、意识障碍、定向力障碍，计算能力损伤、注意力涣散及记忆丧失。其他神经病变有周围神经病变、运动性失语、上睑下垂、复视和眼球震颤及头痛等。有研究表明血清中抗核糖体 P 抗体、抗淋巴细胞抗体、抗神经元抗体以及 IFN-α 增高与 SLE 神经系统表现有关。脑脊液中细胞数、蛋白含量、抗 dsDNA 抗体、IgG 和免疫复合物水平升高。补体与葡萄糖水平降低则标志着 SLE 中枢神经系统活动性病变。脑脊液中淋巴细胞毒性抗体、抗神经元抗体水平升高，与 SLE 的中枢神经系统表现有关。脑电图检查在 SLE 神经系统活动性病变时约有 80% 都显示异常。

SLE 患者的精神表现包括精神病、情感障碍、器质性脑病综合征、认知损害、药物反应（特别是糖皮质激素）、生物节律紊乱及自主神经系统紊乱等。极少数患者以精神症状为 SLE 的首发症状，急性精神症状多在 SLE 起病后 1 年内出现。SLE 患者的精神表现变化迅速，临床上大约有 40% 的患者以抑郁症状为主，25% 表现为躁狂症，5% 为双相性情感障碍，15% 呈精神分裂症或偏执型精神病，还有 10% 的患者出现急进性谵妄。

（八）血液系统病变

半数系统性红斑狼疮患者在病程中出现血液系统异常，以贫血最多见。几乎所有 SLE 患者在病程的某一时期均可能出现贫血，贫血的轻重与病程和病情的严重程度有关，多数患者为轻度至中度贫血。SLE 患者并发的贫血根据发病机制可分为两大类：一类为非免疫性贫血，包括慢性病贫血、缺铁性贫血、铁粒幼细胞性贫血、肾性贫血和继发于其他疾病的贫血；另一类为免疫介导的贫血，包括自身免疫性溶血性贫血、纯红细胞发育不良、再生障碍性贫血和恶性贫血等。药物所致的贫血可能为非免疫介导的贫血，也可能为免疫性贫血。白细胞减少和血小板减少，全血细胞减少很少见。白细胞减少发生率仅次于贫血。白细胞减少与疾病活动、药物治疗、自身抗体及骨髓功能降低有关。血小板减少可以是 SLE 病情活动的一种临床表现。抗血小板抗体是引起血小板减少的主要原因，SLE 治疗中所用的药物如抗疟药、免疫抑制药等可引起骨髓抑制，造血细胞功能低下，也可引起血小板减少。SLE 患者伴发的血小板异常还可表现为血小板黏附、聚集及释放功能的异常。偶有血栓性血小板减少性紫癜（thrombotic thrombocytopenic purpura，TTP）。TTP 是一种原因不明的微循环疾病，临床特点为五联征：发热、血小板减少性紫癜、微血管病性溶血性贫血、波动性神经症状以及肾功能受损。本病并不多见，TTP 与 SLE 之间有一定的相关性，SLE 患者可出现 TTP 的临床表现，有些患者在 TTP 发病数年后发展成 SLE。此外 SLE 的血液系统病变尚有淋巴结病变、脾脏病变、骨髓异常、胸腺病变等。

（九）消化系统病变

25%～50% 的 SLE 患者会出现消化系统症状，约 10% 的患者为疾病的首发症状。消化系统各个部位均可受累，缺乏特征性，轻的如食欲缺乏、恶心、呕吐、腹痛或腹泻，重的如急性腹膜炎、胰腺炎、胃肠道出血、肠坏死、穿孔或肠梗阻。常有轻度至中度肝大或脾大，肝酶升高及黄疸等。

六、实验室及辅助检查

（一）一般检查

血常规和尿常规检查对提示本病的血液和肾脏病变有重要意义，并应根据其中出现的异常项目做进一步检查如 Coombs 试验、抗血小板抗体、骨髓穿刺及尿蛋白定量等。血沉、血清 C 反应蛋白在疾病活动时正常或略增高，而当伴有感染，特别是细菌感染时则迅速明显增高。高丙种球蛋白血症和多克隆免疫球蛋白升高为本病活动期的非特异指标。

（二）免疫学检查

1. 抗核抗体谱

该抗体谱是针对细胞核内不同抗原物质的一组抗体，无器官和种属特异性，主要为免疫球蛋白 G，也可为免疫球蛋白 M 和免疫球蛋白 A。与系统性红斑狼疮有关的试验如下：①抗核抗体。是系统性红斑狼疮的标准筛选试验，它能反映抗各种核成分的抗体。多采用间接免疫荧光法，底物可以是鼠肝、HEP2 培养细胞和其他核成分物质。其特异性不强。95％以上系统性红斑狼疮患者出现抗核抗体阳性，其他结缔组织病患者也可阳性。抗核抗体滴度与疾病活动性不一定完全平行。目前此检查已替代狼疮细胞的检查。②抗双链 DNA 抗体。对系统性红斑狼疮有特异性。除系统性红斑狼疮外，在其他疾病很少发现高滴度的抗双链 DNA 抗体。多采用放射免疫法，在系统性红斑狼疮活动期，抗双链 DNA 抗体的结合率高于 20％，病情缓解其结合率可下降。③抗 Sm 抗体。该抗体对系统性红斑狼疮具有特异性，可被认为是系统性红斑狼疮的标记性抗体，但阳性率仅为 20％～30％。该抗体与疾病活动无关，仅是诊断标志。本抗体阳性的系统性红斑狼疮患者常有肾脏损害和雷诺现象，病情较抗双链 DNA 抗体阳性者轻。④抗核糖体抗体。是系统性红斑狼疮少数胞质抗原的抗体，有一定的特异性。在系统性红斑狼疮的阳性率为 10％～25％。如果无其他自身抗体而仅出现抗核糖体抗体时，其抗核抗体往往是阴性的。⑤其他。系统性红斑狼疮患者还可出现抗 SSA、抗 SSB、抗 RNP、抗组蛋白、抗白细胞、抗血小板及抗心磷脂抗体。

2. 补体及其他

总补体 CH_{50} 可反映系统性红斑狼疮的临床活动程度。当疾病活动，尤其是肾炎时，CH_{50} 降低，病情改善后 CH_{50} 上升。另外补体成分 C_3、C_4 的下降也代表疾病活动。系统性红斑狼疮患者的类风湿因子多为阳性，IL-2 受体水平升高。

（三）组织活检

1. 皮肤狼疮带试验

取系统性红斑狼疮的活检皮肤应用免疫荧光法进行检查，在表皮和真皮连接处可见免疫球蛋白或补体成分的荧光着色，是颗粒状"条带"，为狼疮带试验阳性。具有诊断参考价值，尤其对无皮疹者。

2. 肾脏活检

对肾穿刺组织进行光镜、免疫荧光及电镜检查，有利于诊断和鉴别诊断，对判断狼疮肾炎病理分型，确定治疗及估计预后有帮助。

七、诊断

由于本病系多系统损害，早期表现不典型，当怀疑本病时，须进行一系列检查，特别是自身抗体的检查，以明确诊断，并应和其他一些风湿性疾病鉴别。目前国际上普遍采用美国风湿病学会（ARA）1982 年修订的系统性红斑狼疮诊断标准，其敏感性和特异性均为 96％左右，包括 11 项症状、体征及实验室检查，符合其中 4 项或以上者即可诊断为系统性红斑狼疮。1997 年，美国风湿病学会（ACR，1988 年 ARA 改称 ACR）修订了其中第 10 条标准，去除了第 1 项狼疮细胞阳性，并加入抗磷脂抗体阳性 1 项。具体内容见（表 2-1）。

表 2-1　1997 年美国风湿病学学会修订的 SLE 分类诊断标准

标准	定义
1. 颊部红斑	遍及颊部的扁平或高出皮肤的固定性红斑，常不累及鼻唇沟部位
2. 盘状红斑	隆起的红斑上覆有角质性鳞屑和毛囊栓塞，旧病灶处有皮肤萎缩性瘢痕
3. 光敏感	日光照射引起皮肤过敏
4. 口腔溃疡	口腔或鼻咽部无痛性溃疡
5. 关节炎	非侵蚀性关节炎，累及 2 个或 2 个以上的周围关节，有关节肿痛或渗液
6. 浆膜炎	（1）胸膜炎：胸痛、胸膜摩擦音或胸膜渗液
	（2）心包炎：心电图异常，心包摩擦音或心包渗液
7. 肾脏病变	（1）持续性蛋白尿：>0.5 g/d 或 >+++
	（2）管型：可为红细胞、血红蛋白、颗粒管型或混合性管型
8. 神经系统异常	（1）抽搐：非药物或代谢紊乱如尿毒症、酮症酸中毒或电解质紊乱所致
	（2）精神病：非药物或代谢紊乱如尿毒症、酮症酸中毒或电解质紊乱所致
9. 血液学异常	（1）溶血性贫血伴网织红细胞增多
	（2）白细胞减少，低于 4×10^9/L，至少 2 次
	（3）淋巴细胞减少，低于 1.5×10^9/L，至少 2 次
	（4）血小板减少，低于 100×10^9/L（除外药物影响）
10. 免疫学异常	（1）抗双链 DNA 抗体阳性
	（2）抗 Sm 抗体阳性
	（3）抗磷脂抗体阳性：①抗心磷脂抗体 IgG 或 IgM 水平异常。②标准方法测定狼疮抗凝物阳性。③梅毒血清试验假阳性至少 6 个月，并经梅毒螺旋体固定试验或梅毒抗体吸收试验证实
11. 抗核抗体	免疫荧光抗核抗体滴度异常或相当于该法的其他试验滴度异常，排除了药物性狼疮

SLE 的临床诊断不能完全拘泥于上述分类标准，而应对临床资料进行综合判断。SLE 的早期诊断比较困难，从首发症状到诊断 SLE 的平均时间约为 2 年。临床医师特别应注意从以下临床综合征中发现 SLE：①原因不明的发热。②不能用其他疾病解释的皮疹。③多发或反复发作的关节痛和关节炎。④持续性或反复发作的胸膜炎、心包炎。⑤抗生素不能治愈的肺炎。⑥雷诺现象。⑦肾脏疾病或蛋白尿。⑧血小板减少性紫癜或溶血性贫血。⑨梅毒血清反应假阳性。⑩出现不明原因的精神症状或癫痫发作。另外，如出现多系统损害，特别是伴发热的多系统损害也应高度怀疑 SLE 的可能性。

八、鉴别诊断

（一）药物性狼疮

一般有明确的服药史，服药后尽管出现发热、肌痛、关节痛及浆膜炎等，但很少出现系统性损害。面部皮疹、脱发及雷诺现象较系统性红斑狼疮患者少见，也很少累及肾脏和中枢神经系统。抗核抗体阳性，抗组蛋白抗体和抗单链 DNA 抗体阳性，而抗双链 DNA 抗体和抗 Sm 抗体阴性，补体正常。停药后症状逐渐消失，且有可逆性，这些特点可与系统性红斑狼疮相鉴别。

（二）类风湿关节炎

系统性红斑狼疮患者早期的多关节痛和多关节炎易误诊为类风湿关节炎。但一般 SLE 较 RA 发病年龄为早，多为青年女性，关节病变的表现如疼痛、肿胀、晨僵等均较 RA 患者轻且持续时间短；SLE 患者的关节病变一般为非侵蚀性，不遗留关节畸形。SLE 患者具有特征性的皮疹，绝大多数患者有肾脏病变，ANA 阳性率很高，而 RA 患者则不具备这些特点。免疫学检查可发现抗 dsDNA 抗体、抗 Sm 抗体则高度提示 SLE 的诊断。

（三）结节性多动脉炎

本病常有发热、皮疹、关节和肾脏损害，易与系统性红斑狼疮混淆。但本病皮疹多为皮下结节，关节病变多为大关节。组织活检显示中小动脉的节段性坏死性血管炎。抗核抗体、抗双链 DNA 抗体、抗 Sm 抗体和类风湿因子等多为阴性，而抗中性粒细胞胞质抗体阳性，可与系统性红斑狼疮区别。

（四）多发性肌炎或皮肌炎

一些 SLE 患者可出现类似多发性肌炎或皮肌炎的症状，易与之相混淆，但 SLE 患者的肌痛多较轻，肌酶谱多为正常，肌电图也无特异性改变。另一方面，多发性肌炎或皮肌炎患者肾脏病变和神经系统表现较少见，抗 dsDNA 抗体和抗 Sm 抗体均为阴性，可将两者区别开来。有些患者可同时发生多发性肌炎或皮肌炎和 SLE，称为重叠综合征。

（五）混合性结缔组织病

混合性结缔组织病临床表现有雷诺现象、关节痛或关节炎、肌痛，肾脏、心、肺、神经系统均可受累，ANA 呈现高滴度斑点型，但与 SLE 相比，混合性结缔组织病双手肿胀、肌炎、食管运动障碍和肺受累更为多见，抗 UIRNP 抗体呈高滴度，而严重的肾脏和中枢神经系统受累较 SLE 少见，抗 dsDNA 抗体、抗 Sm 抗体和 LE 细胞通常阴性，血清补体水平不低。

（六）系统性硬化

系统性硬化可累及全身多个系统，尤以雷诺现象、皮肤、肺部、消化道和肾脏表现突出，ANA 阳性率很高，但其皮肤表现特异，肺部受累多见，可有抗 Scl-70 抗体阳性，而血液系统受累极少见，中枢神经系统表现较少，一般无抗 Sm 抗体阳性，可与 SLE 鉴别。此外，皮肤活检对两者的鉴别有很大帮助。

九、活动性判断和病情轻重程度的评估

（一）SLE 活动性判断

各种 SLE 的临床症状，尤其是新近出现的症状，均可提示疾病的活动。与 SLE 相关的多数实验室指标，也与疾病的活动有关。提示 SLE 活动的主要表现有：中枢神经系统受累（可表现为癫痫、精神病、器质性脑病、视觉异常、脑神经病变、狼疮性头痛、脑血管意外等，但须排除中枢神经系统感染），肾脏受累（包括管型尿、血尿、蛋白尿、脓尿），血管炎，关节炎，肌炎，皮肤黏膜表现（如新发红斑、脱发、黏膜溃疡），胸膜炎、心包炎，低补体血症，DNA 抗体滴度增高，不明原因的发热，血三系减少（须除外药物所致的骨髓抑制），血沉增快等。国际上通用的几个 SLE 活动性判断标准包括：SLEDAI（Systemic Lupus Erythematosus Disease Activity Index），SLAM（Systemic Lupus Activity Measure），OUT（Henk Jan Outscore）等，其中以 SLEDAI 最为常用。

SLEDAI 是 1985 年在日本"红斑狼疮预后研讨会"上制定的，包括 9 个器官系统的 24 项指标，经统计学处理。不同指标计分不同，最高可能得分 105 分，分数越高，活动性越高。但实际绝大多数患者积分小于 45，活动积分在 20 以上者提示很明显的活动。根据北京协和医院张文等人报道超过 9 分可以认为 SLE 活动。SLEDAI 临床操作较为简单，敏感性和特异性均可超过 90%，故应用范围较广。SLEDAI-2 000 是近年来由原 SLE-DAI 改进而来，主要变化表现在蛋白尿、皮疹、脱发、黏膜溃疡 4 项的定义（表 2-2）。SLEDAI-2 000 不再要求上述病变必须是新发或复发，持续存在的病变同样可以计分，因此可以更好地体现慢性损害对患者预后的影响，对预后的评价更加理想。但临床表现的严重性在 SLEDAI 系统内没有体现，可能使轻中度的临床症状被忽视，影响敏感性。

表 2-2 系统性红斑狼疮疾病活动性指数 -2 000（SLEDAI-2 000）

计分	临床表现	定义
8-	癫痫样发作	近期发作,除外代谢、感染及药物因素
8-	精神症状	严重的认知障碍,因而正常活动能力改变,包括幻觉,思维无连贯性、不合理,思维内容缺乏、无衔接,行为紧张、怪异、缺乏条理、除外尿毒症及药物引起

计分	临床表现	定义
8-	器质性脑病综合征	大脑功能异常，定向力、记忆力及其他智能障碍，临床表现突出并有波动性，包括意识模糊、对周围环境注意力不集中，加上以下至少两项：认知障碍、语言不连贯、嗜睡或睡眠倒错、精神运动增加或减少。需除外代谢性、感染性及药物因素
8-	视力受损	SLE 的视网膜病变，包括絮状渗出、视网膜出血、严重脉络膜渗血或出血及视神经炎。需除外高血压、感染及药物因素
8-	脑神经异常	新发的包括脑神经在内的感觉或运动神经病
8-	狼疮性头痛	严重的持续的头痛，可以为偏头痛，但必须对镇痛药治疗无效
8-	脑血管意外	新发的脑血管意外，除外动脉硬化 血管炎溃疡、坏疽、痛性肢端结节、脑梗死。片状出血或血管造影证实存在血管炎
4-	关节炎	2 个以上关节疼痛及炎症表现，如：压痛、肿胀及积液
4-	肌炎	近端肌肉疼痛或无力，合并 CPK 或醛缩酶升高，或肌电图或肌活检存在肌炎出现颗粒管型或红细胞管型
4-	管型尿	出现颗粒管型或红细胞管型
4-	血尿	>5RBC/HP，除外结石、感染或其他因素
4-	蛋白尿	蛋白尿大于 0.5 g/24 h
4-	脓尿	>5WBC/HP，除外感染
2-	皮疹	炎性皮疹
2-	脱发	异常片状或弥漫性脱发
2-	黏膜溃疡	口鼻溃疡
2-	胸膜炎	出现胸膜炎性疼痛，有胸膜摩擦音或胸腔积液或胸膜增厚
2-	心包炎	心包疼痛，加上以下至少一项：心包摩擦音、心包积液或心电图或超声心动图证实
2-	低补体	CH_{50}、C_3、C_4 低于正常值低限
2-	抗 dsDNA 抗体增加	>25%（Farr）或高于检测范围
1-	发热	>38℃，须除外感染因素
1-	血小板降低	$<100 \times 10^9/L$
1-	白细胞减低	$<3 \times 10^9/L$ 须除外

上述计分为前 10 d 之内的症状和检查。

（二）SLE 病情轻重程度的评估

1. 轻型 SLE

SLE 诊断明确或高度怀疑，临床病情稳定，SLE 可累及的靶器官（包括肾脏、血液系统、肺脏、心脏、消化系统、中枢神经系统、皮肤、关节）功能正常或稳定，呈非致命性，无明显 SLE 治疗药物的毒性反应。

2. 重型 SLE 包括

（1）心脏：冠状动脉血管受累，Libman-Sacks 心内膜炎，心肌炎，心脏压塞，恶性高血压。

（2）肺脏：肺动脉高压，肺出血，肺炎，肺梗死，肺萎缩，肺间质纤维化。

（3）消化系统：肠系膜血管炎，急性胰腺炎。

（4）血液系统：溶血性贫血，粒细胞减少（白细胞小于 $1 \times 10^9/L$），血小板减少（$< 50 \times 10^9/L$），血栓性血小板减少性紫癜，动静脉血栓形成。

（5）肾脏：肾小球肾炎持续不缓解，急进性肾小球肾炎，肾病综合征。

（6）神经系统：抽搐，急性意识障碍，昏迷，脑卒中，横贯性脊髓炎，单神经炎和（或）多神经炎，精神性发作，脱髓鞘综合征。

（7）其他：包括皮肤血管炎，弥漫性严重的皮损、溃疡、大疱，肌炎，非感染性高热有衰竭表现等。

狼疮危象是指急性的危及生命的重症 SLE。包括急进性狼疮肾炎、严重的中枢神经系统损害、严重的溶血性贫血、血小板减少性紫癜、粒细胞缺乏症、严重心脏损害、严重的狼疮肺炎、严重的狼疮肝炎、严重的血管炎等。

SLE 活动性和病情轻重程度的评估是治疗方案拟定的先决条件。

十、西医治疗

由于 SLE 病因未明，因此很难根治。目前对 SLE 的治疗目标是保持患者临床缓解并能进行日常生活，或能在应用最低剂量皮质激素或甚至停用激素情况下参加工作。治疗方案应因人和因病情而异，做到个体化。

（一）一般治疗

1. 宣传教育

对患者进行宣传教育，使其正确认识疾病，消除恐惧心理，了解规律用药的意义，学会自我认识疾病活动的征象，配合治疗，遵从医嘱，定期随诊。懂得长期随访的必要性。避免过多的紫外线暴露，使用防紫外线用品，避免过度疲劳。

2. 对症治疗和去除各种影响疾病预后的因素

如注意控制高血压，防治各种感染。

（二）药物治疗

SLE 目前还没有根治的办法，但恰当的治疗可以使大多数患者达到病情的完全缓解。强调早期诊断和早期治疗，以避免或延缓不可逆的组织脏器的病理损害。SLE 是一种高度异质性的疾病，临床医师应根据病情的轻重程度，掌握好治疗的风险与效益之比。既要清楚药物的毒性反应，又要懂得药物给患者带来的生机。

1. 轻型 SLE 的药物治疗

轻型 SLE 虽有疾病活动，但症状轻微，仅表现光过敏、皮疹、关节炎或轻度浆膜炎，而无明显内脏损害。药物治疗包括：①非甾体抗炎药（NSAIDs）可用于控制关节炎。服用时应注意消化道溃疡、出血、肾、肝功能等方面的不良反应。②抗疟药可控制皮疹和减轻光敏感，常用氯喹 0.25 g 每日 1 次；或羟氯喹 200 mg，每日 1～2 次。主要不良反应是眼底病变，用药超过 6 个月者，可停药 1 个月，有视力明显下降者，应检查眼底，明确原因。有心脏病史者，特别是心动过缓或有传导阻滞者禁用抗疟药。③短期局部应用激素治疗皮疹，但脸部应尽量避免使用强效激素类外用药，一旦使用，不应超过 1 周。④小剂量激素 [泼尼松小于等于 0.5 mg/（kg·d）] 可减轻症状。⑤权衡利弊，必要时可用硫唑嘌呤、氨甲蝶呤或环磷酰胺等免疫抑制药。应注意轻型 SLE 可因过敏、感染、妊娠生育、环境变化等因素而加重，甚至进入狼疮危象。

2. 重型 SLE 的治疗

治疗主要分两个阶段，即诱导缓解和巩固治疗。诱导缓解目的在于迅速控制病情，阻止或逆转内脏损害，力求疾病完全缓解（包括血清学指标、症状和受损器官的功能恢复），但应注意过度免疫抑制诱发的并发症，尤其是感染、性腺抑制等。目前，多数患者的诱导缓解期需要超过半年至 1 年才能达到缓解，不可急于求成。

（1）糖皮质激素：具有强大的抗炎作用和免疫抑制作用，是治疗 SLE 的基础药。糖皮质激素对免疫细胞的许多功能及对免疫反应的多个环节均有抑制作用，尤以对细胞免疫的抑制作用突出，在大剂量时还能够明显抑制体液免疫，使抗体生成减少，超大剂量则可有直接的淋巴细胞溶解作用。激素的生理剂量约为泼尼松 7.5 mg/d，主要能够抑制前列腺素的产生。由于不同的激素剂量的药理作用有所侧重，病情和患者间对激素的敏感性有差异，临床用药要个体化。一般地，重型 SLE 的标准剂量是泼尼松 1

mg/（kg·d），通常晨起 1 次服用（高热者可分次服用），病情稳定后 2 周或疗程 8 周内，开始以每 1 ～ 2 周减 10% 的速度缓慢减量，减至每日泼尼松 0.5 mg/（kg·d）后，减药速度可按病情适当调慢；如果病情允许，维持治疗的激素剂量尽量小于泼尼松 10 mg/d。在减药过程中，如果病情不稳定，可暂时维持原剂量不变或酌情增加剂量或加用免疫抑制药联合治疗。可选用免疫抑制药如环磷酰胺、硫唑嘌呤、氨甲蝶呤等的其中之一，联合应用以便更快地诱导病情缓解和巩固疗效，并避免长期使用较大剂量激素导致的严重的不良反应。在有重要脏器累及的 SLE，乃至出现狼疮危象的情况下，可以使用较大剂量 [泼尼松大于等于 2 mg/（kg·d）] 甚至使用甲泼尼龙（methylprednisolone，MP）冲击治疗，MP 可用至 500 ～ 1 000 mg，每日 1 次，加入 5% 葡萄糖溶液 250 mL，缓慢静脉滴注 1 ～ 2 h，连续 3 d 为 1 个疗程，疗程间隔期 5 ～ 30 d，间隔期和冲击后需每日口服泼尼松 0.5 ～ 1 mg/kg。疗程和间隔期长短视具体病情而定。甲泼尼龙冲击疗法对狼疮危象常具有立竿见影的效果，疗程和间隔期长短按病情因人而异。MP 冲击疗法只能解决急性期的症状，疗效不能持久，必须与环磷酰胺冲击疗法配合使用，否则病情容易反复。须强调的是，在大剂量冲击治疗前或治疗中应密切观察有无感染发生，如有感染应及时给予相应的抗感染治疗。SLE 患者使用的激素疗程较漫长，故应注意保护下丘脑 - 垂体 - 肾上腺轴，避免使用对该轴影响较大的地塞米松等长效和超长效激素。激素的不良反应除感染外，还包括高血压、高血糖、高血脂、低钾血症、骨质疏松、无菌性骨坏死、白内障、体重增加、水钠潴留等。治疗开始应记录血压、血糖、血钾、血脂、骨密度、胸片等作为评估基线，并定期随访。应注意在发生重症 SLE，尤其是危及生命的情况下，激素的不良反应如股骨头无菌性坏死并非是使用大剂量激素的绝对禁忌。大剂量 MP 冲击疗法常见不良反应包括：脸红、失眠、头痛、乏力、血压升高、短暂的血糖升高；严重不良反应包括：感染、上消化道大出血、水钠潴留、诱发高血压危象、诱发癫痫大发作、精神症状、心律失常，有因注射速度过快导致突然死亡的报道，所以甲泼尼龙冲击治疗应强调缓慢静脉滴注 60 min 以上；用药前需注意水 - 电解质和酸碱平衡。

（2）环磷酰胺：是主要作用于 S 期的细胞周期特异性烷化剂，通过影响 DNA 合成发挥细胞毒作用。其对体液免疫的抑制作用较强，能抑制 B 细胞增殖和抗体生成，且抑制作用较持久，是治疗重症 SLE 的有效的药物之一，尤其是在狼疮肾炎和血管炎的患者中，环磷酰胺与激素联合治疗能有效地诱导疾病缓解，阻止和逆转病变的发展，改善远期预后。目前普遍采用的标准环磷酰胺冲击疗法是：0.5 ～ 1.0 g/m² 体表面积，加入生理盐水 250 ～ 500 mL 中静脉滴注，每 3 ～ 4 周 1 次，个别难治、危重患者可缩短冲击间期。多数患者 6 ～ 12 个月后可以缓解病情而进入巩固治疗阶段，还常需要继续环磷酰胺冲击治疗，逐渐延长用药间歇期，至约 3 个月 1 次，维持数年。过去认为环磷酰胺累积剂量不应超过 9 ～ 12 g 以上，新近的研究提示，环磷酰胺累积剂量并不受此限制，可以使 LN 的远期疗效更为巩固，且安全性并未由此降低。但是，由于各人对环磷酰胺的敏感性存在个体差异，年龄、病情、病程和体质使其对药物的耐受性有所区别，所以治疗时应根据患者的具体情况，掌握好剂量、冲击间隔期和疗程，既要达到疗效，又要避免不良反应。白细胞计数对指导治疗有重要意义，治疗中应注意避免导致白细胞过低，一般要求白细胞低谷值不小于 3.0×10^9/L。环磷酰胺冲击治疗对白细胞影响有一定规律，一次大剂量环磷酰胺进入体内，第 3 天左右白细胞开始下降，7 ～ 14 d 至低谷，之后白细胞逐渐上升，至 21 d 左右恢复正常。对于间隔期少于 3 周者，应更密切注意监测血象。大剂量冲击前须查血常规。除白细胞减少和诱发感染外，环磷酰胺冲击治疗的不良反应主要包括：性腺抑制（尤其是女性的卵巢功能衰竭）、胃肠道反应、脱发、肝功能损害，少见远期致癌作用（主要是淋巴瘤等血液系统肿瘤），出血性膀胱炎、膀胱纤维化和长期口服而导致的膀胱癌。

（3）硫唑嘌呤：为嘌呤类似物，可通过抑制 DNA 合成发挥淋巴细胞的细胞毒作用。疗效不及环磷酰胺冲击疗法，尤其是控制肾脏和神经系统病变效果较差，而对浆膜炎、血液系统、皮疹等较好。用法 1 ～ 2.5 mg/（kg·d），常用剂量 50 ～ 100 mg/d，即 50 mg 每日口服 1 ～ 2 次。不良反应包括：骨髓抑制、胃肠道反应、肝功能损害等。少数对硫唑嘌呤极敏感者用药短期就可出现严重脱发和造血危象，引起严重粒细胞和血小板缺乏症，轻者停药后血象多在 2 ～ 3 周内恢复正常，重者则需按粒细胞缺乏或急性再障处理。以后不宜再用。

（4）氨甲蝶呤：二氢叶酸还原酶拮抗药，通过抑制核酸的合成发挥细胞毒作用。疗效不及环磷酰胺冲击疗法，但长期用药耐受性较佳。剂量 10 ~ 15 mg，每周 1 次，或依据病情适当加大剂量。主要用于关节炎、肌炎、浆膜炎和皮肤损害为主的 SLE。主要不良反应有胃肠道反应、口腔黏膜糜烂、肝功能损害、骨髓抑制，偶见氨甲蝶呤导致肺炎和肺纤维化。

（5）环孢素：可特异性抑制 T 淋巴细胞 IL-2 的产生，发挥选择性的细胞免疫抑制作用，是一种非细胞毒免疫抑制药。在治疗 SLE 方面，对狼疮肾炎（特别是 V 型 LN）有效，可用环孢素每日剂量 3 ~ 5 mg/kg，分 2 次口服。用药期间注意肝、肾功能及高血压、高尿酸血症、高血钾等，有条件者应测血药浓度，调整剂量，血肌酐较用药前升高 30%，需要减药或停药。环孢素对 LN 的总体疗效不如环磷酰胺冲击疗法，而且价格昂贵、毒性作用较大、停药后病情容易反跳。

（6）霉酚酸酯：为次黄嘌呤单核苷酸脱氢酶的抑制药，可抑制嘌呤从头合成途径，从而抑制淋巴细胞活化。霉酚酸酯治疗狼疮肾炎有效，能够有效地控制 IV 型 LN 活动。每日剂量 10 ~ 30 mg/kg 体重，分 2 次口服。

3. 狼疮危象的治疗

治疗目的在于挽救生命、保护受累脏器、防止后遗症。通常需要大剂量甲泼尼龙冲击治疗，针对受累脏器的对症治疗和支持治疗，以帮助患者度过危象。后继的治疗可按照重型 SLE 的原则，继续诱导缓解和维持巩固治疗。

（1）急进性肾小球肾炎：表现为急性进行性少尿，水肿，蛋白尿和（或）血尿，低蛋白血症，贫血，肾功能进行性下降，血压增高，高血钾，代谢性酸中毒等。B 超肾脏体积常增大，肾脏病理往往呈新月体肾炎，多符合 WHO 的 LN 的 IV 型。治疗包括纠正水电解质酸碱平衡紊乱、低蛋白血症，防治感染，纠正高血压，心力衰竭等并发症，保护重要脏器，必要时需要透析支持治疗。为判断肾损害的急慢性指标，明确肾损病理类型，制定治疗方案和判断预后，应抓紧时机肾穿。对明显活动、非肾脏纤维化和（或）硬化等不可逆病变为主的患者，应积极使用激素 [泼尼松大于等于 2 mg/（kg·d）]，或使用大剂量 MP 冲击疗法。同时可加用环磷酰胺 0.4 ~ 0.8 g，每 2 周静脉冲击治疗。

（2）神经精神狼疮：必须除外化脓性脑膜炎、结核性脑膜炎、隐球菌性脑膜炎、病毒性脑膜脑炎等中枢神经系统感染。弥漫性神经精神狼疮在控制 SLE 的基础药物上强调对症治疗，包括抗精神病药物（与精神科医师配合），癫痫大发作或癫痫持续状态时需积极抗癫痫治疗，注意加强护理。抗心磷脂抗体相关神经精神狼疮，应加用抗凝、抗血小板聚集药物。有全身血管炎表现的明显活动证据，应用大剂量甲泼尼龙冲击治疗。中枢狼疮包括横贯性脊髓炎在内，在除外中枢神经系统感染的情况下，可试用地塞米松 10 mg，或地塞米松 10 mg 加氨甲蝶呤鞘内注射，每周 1 次，共 2 ~ 3 次。

（3）重症血小板减少性紫癜：血小板小于 20×10^9/L，有自发出血倾向，常规激素治疗无效 [1 mg/（kg·d）]，应加大激素用量用至 2 mg/（kg·d）以上。还可静脉滴注长春新碱（VCR）1 ~ 2 mg/周，共 3 ~ 6 次。静脉输注大剂量人体免疫球蛋白（IVIG）对重症血小板减少性紫癜有效，标准的 IVIG 疗法是：每日剂量 0.4 g/kg 体重，静脉滴注，连续 3 ~ 5 d 为 1 个疗程。IVIG 一方面对 SLE 本身具有免疫治疗作用，另一方面具有非特异性的抗感染作用，可以对大剂量 MP 和环磷酰胺的联合冲击治疗所致的免疫力挫伤起到一定的保护作用，能够明显提高各种狼疮危象治疗的成功率。无骨髓增生低下的重症血小板减少性紫癜还可试用其他免疫抑制药，如环磷酰胺、环孢素等。其他药物包括达那唑、他莫昔芬（三苯氧胺）、维生素 C 等，内科非手术治疗无效，可考虑脾切除。

（4）弥漫性出血性肺泡炎和急性重症肺间质病变：部分弥漫性出血性肺泡炎的患者起病可无咯血，支气管镜有助于明确诊断。本病极易合并感染，常同时有大量蛋白尿，预后很差。治疗迄今无良策。对 SLE 肺脏累及应提高警惕，结合 SLE 病情系统评估、影像学、血气分析、纤维支气管镜等手段，以便早期发现，及时诊断。治疗方面包括氧疗、必要时机械通气，控制感染和支持治疗。可试用大剂量 MP 冲击治疗，IVIG 和血浆置换等。

（5）严重的肠系膜血管炎：常需 2 mg/（kg·d）以上的激素剂量方能控制病情。应注意水电解质及酸碱平衡，加强肠外营养支持，防治合并感染，避免不必要的手术探查。一旦并发肠坏死、穿孔、中毒性肠麻痹，应及时手术治疗。

（三）血浆置换

血浆置换是将患者血液采用离心、一次膜分离、二次膜分离或冷冻滤过法分离出细胞成分。弃去血浆或血浆中某些成分，补充适量的置换液，将细胞成分回输患者体内。血浆置换通过将血浆中异常成分去除，如清除体内可溶性免疫复合物、各类自身抗体以及其他免疫活性物质，从而达到血液净化的作用。血浆置换治疗 SLE 可迅速去除部分自身抗体，以减少自身抗体的致病作用而缓解病情。但该疗法只能短期缓解病情，还应在血浆置换后给予免疫抑制药以维持病情稳定。目前认为，血浆置换法对 SLE 特别是狼疮肾炎的远期预后没有明显作用。在使用血浆置换过程中可能出现：低血容量性低血压、输入异体血浆产生的变态反应、多次血浆置换丢失钾而导致低钾血症、血浆置换后免疫球蛋白减少而易发感染以及凝血功能异常。心律失常、溶血反应、低钙血症等。该治疗的禁忌证是休克、循环衰竭、严重呼吸衰竭和严重凝血功能障碍等。

（四）大剂量免疫去除和干细胞移植

所有的外周血细胞均来源于造血干细胞。环磷酰胺是一个较为理想的用于免疫去除的药物，大剂量的环磷酰胺对淋巴细胞的杀伤力较强，而对造血干细胞的杀伤作用较弱。一般造血干细胞在 10 ~ 12 d 即可逐渐自行恢复。为了进一步清除免疫细胞，在给予大剂量环磷酰胺的同时合并其他药物治疗，如抗胸腺细胞球蛋白抗体，以利于进一步有针对性地清除体内的免疫细胞。全身放射治疗可直接杀伤中枢神经内的免疫细胞，不受血脑屏障的限制。一般在移植前采用化疗加造血生长因子，促使造血细胞较快地生长，称之为动员。在进行动员后的 10 ~ 12 d 内，外周血中造血干细胞开始上升，在 10 ~ 12 d 后，进行外周血自身干细胞移植，一般称之为重建。一般外周血干细胞数量极少，而应用大剂量免疫抑制药治疗，造血干细胞可少量于外周血中，此后使用 CD34$^+$细胞分选器，可采集到大于 2×10^6CD34$^+$细胞/kg，再经冷冻后回输，以使免疫重建。

（五）生物制剂

目前研究的各种生物制剂主要从以下几个过程干扰免疫应答：①阻断 T 细胞活化和 T-B 细胞间的协同作用。②抑制抗 DNA 抗体的产生。③抑制抗 dsDNA 抗体沉积。④抑制补体激活和沉积。⑤调节细胞因子的产生。

（六）妊娠生育

过去妊娠生育曾经被列为 SLE 的禁忌证。而今大多数 SLE 患者在疾病控制后，可以安全地妊娠生育。一般来说，在无重要脏器损害、病情稳定一年或一年以上，细胞毒免疫抑制药（环磷酰胺、氨甲蝶呤等）停药半年，激素仅需小剂量时方可怀孕，多数能安全地妊娠和生育。非缓解期的 SLE 妊娠，存在流产、早产、死胎和诱发母体 SLE 病情恶化的危险。因此病情不稳定时不应怀孕。SLE 患者妊娠后，需要产科和风湿科双方共同随访。出现 SLE 病情活动时，每日泼尼松小于等于 30 mg 对胎儿影响不大，还可以根据病情需要加大激素剂量，泼尼松龙经过胎盘时被灭活，但是地塞米松和倍他米松可以通过胎盘屏障，影响胎儿。妊娠前 3 个月至妊娠期禁用环磷酰胺、氨甲蝶呤等免疫抑制药，因为这些药物均可能会影响胎儿的生长发育导致畸胎。对于有习惯性流产病史和抗磷脂抗体阳性的孕妇，主张口服低剂量阿司匹林（50 mg/d），和（或）小剂量肝素抗凝防止流产或死胎。

十一、中医诊疗

（一）概述

本病在中医学文献中无相似的病名，但对其临床表现有类似描述。SLE 因伴有较多的脏腑证候，很难明确地划属于某一病证。如有人根据其全身证候认为本病"近于中医所称温毒发斑之类"；有人从皮疹特点出发称之为"红蝴蝶""蝴蝶丹""阴阳毒"等；有人认为本病可累及周身，故称为"周痹"，而多关节疼痛属于"痹证"；有肾炎、肾功能损害属"水肿"；有肝脏损害属"黄疸""胁痛"；有急性心内膜炎、心肌损伤者属"心悸"；有胸腔积液者属"悬饮"等。红斑狼疮是一个全身性多脏器受损的疾病，很难归于祖国医学的某一独立病证之中，临证时必须根据其主要表现，与上述有关中医病证联系，进行辨证论治。

（二）病因病机

红斑狼疮病起于先天禀赋不足，肝肾阴亏，精血不足，加之情志内伤，劳倦过度，六淫侵袭，阳光暴晒，瘀血阻络，血脉不通，皮肤受损，渐及关节、筋骨、脏腑而成本病。

1. 先天不足

本病多有先天禀赋不足，阴阳失调，肾阴亏耗。女子体阴而用阳，阴常不足，少妇、少年正值气火旺盛之时，故多有阴虚内热，外邪乘虚而入，"邪入于阴则痹"，痹阻先在阴分，阴虚为本，血虚有火，如若房事不节，命相火动，水亏于下，火炎于上，阴火消烁，真阴愈亏，病久阴血暗耗，阴损及阳，气阴两虚，时有外感引发，病深则阴阳两虚。

2. 六淫外伤

在六淫中，风、暑、火、燥四邪，被称为阳邪，阳热亢盛，消灼阴液，是其主要外因，冬春有风寒外袭由腠理而入，与气血阻滞脉络，化热则伤阴；夏有湿热交阻，盛暑则阳光灼人，暑热由皮肤而入，酿成热毒；秋有燥气伤津，津亏血燥而口眼干燥，瘀滞痹阻则关节酸痛。风寒暑湿燥火，外能伤肤损络，内能波及营血、脏腑。

3. 瘀血阻络

血热则瘀，血寒则凝，不论真阴不足，水亏火旺，还是外感六淫，郁而化热，终致血热交结，阻塞脉络，故本病瘀热为多，瘀寒为少。瘀热阻塞体表脉络、则双手瘀点满布，五心烦热，甚至肢痛难忍。瘀热阻塞上焦，水道不能通调，水得热郁而为积饮，心肺受损；瘀热阻塞中焦，脾胃受损，生血不足，精华流失，血虚有火，热逼血行，血不循经，溢于脉外则衄血紫斑，月经不调，或见血尿。瘀热闭塞下焦水道，肝肾受损，精华大量流失，则腰酸，水肿，腹水，贫血；瘀热上入颠脑、则偏瘫痪疾。

本病基本病机是素体虚弱，真阴不足，热毒内盛，痹阻脉络，内侵脏腑。病位在经络血脉，以三焦为主，与心、脾、肾密切相关，可及于肝、肺、脑、皮肤、肌肉关节遍及全身多个部位和脏腑。本病的性质是本虚标实，心脾肾阳虚血虚为本，郁热，火旺、瘀滞、积饮为标。本病初病在表，四肢脉络痹阻，先表后里，由表入里，由四肢脉络入内而损及脏腑脉络。在内先在上焦由上而下，渐至中焦再及下焦，由轻渐重，由浅渐深。在表在上较为轻浅，在里在下较为深重，若表里上下多脏同病，当为重症；如再由下而上弥漫三焦，五脏六腑俱损，上入颠脑最为危重。

（三）辨证治疗

本病慢性活动期，患者以阴虚内热为最常见，可贯穿在整个病程各个证候中。阴虚内热常与血热、瘀热相互交结，较易为外邪所诱发而急性发作。急性发作病例，以气营热盛证为主，待高热退下后，向阴虚内热转化。狼疮肾炎的中晚期伴有低蛋白血症、肾性高血压、肾功能不全者，常由阴虚内热转为气阴两虚、脾肾两虚，阴阳两虚。

1. 阴虚内热证

主证：长期低热，手足心热，面色潮红而有暗紫斑片，口干咽痛，渴喜冷饮，目赤齿衄，关节肿痛，烦躁不寐。舌质红少苔或苔薄黄，脉细数。相当于SLE慢性活动期。

治法：养阴清热。

方药：玉女煎、增液汤加减。生地黄30g，生石膏30g，麦冬12g，玄参12g，黄芩15g，生薏苡仁30g，知母12g，羊蹄根30g，忍冬藤30g，虎杖30g，川牛膝12g，生甘草3g。

加减：关节痛者加海风藤；低热加青蒿、地骨皮；口干加石斛、鲜芦根；脱发加何首乌、熟地黄等。

2. 气营热盛证

主证：高热不恶寒或稍恶寒，满面红赤，红斑红疹，咽干，口渴喜冷饮，尿赤而少，关节疼痛。舌红苔黄，脉滑数或洪数。相当于SLE急性发作期。

治法：清热泻火。

方药：三石汤、清瘟败毒饮加减。生石膏30g，寒水石30g，滑石30g，生地黄30g，玄参12g，金银花12g，知母12g，黄芩15g，薏苡仁30g，牡丹皮15g，赤芍9g，人中黄9g。

加减：高热不退，加牛黄粉、羚羊角粉或紫雪散，以加强清热除火之力；关节痛加忍冬藤、桑枝治痹通络，又有清热乏力；衄血，尿血加藕节炭、白茅根、水牛角粉清热凉血；如有头痛呕吐寒战、舌苔转黄厚，有热毒之象者，加黄连、黄柏、大黄、贯众、板蓝根等清热解毒；有可疑神志不清者需服用安宫牛黄丸。

3. 热郁积饮证

主证：胸闷胸痛，心悸怔忡，时有微热，咽干口渴，烦热不安，红斑丘疹，舌红苔厚腻，脉滑数、濡数，偶有结代。相当于SLE引起心脏损害，表现为心包炎、心肌炎、心瓣膜炎及胸膜炎等。

治法：清热蠲饮。

方药：葶苈大枣泻肺汤、泻白散加减。葶苈子30 g，桑白皮30 g，知母12 g，生地黄30 g，沙参12 g，黄芩15 g，生薏苡仁30 g，猪苓12 g，茯苓12 g，郁金12 g，杏仁12 g，枳壳12 g，甘草6 g，大枣6枚。

加减：体壮实者可用制甘遂末吞服，以攻遂水饮，得泻即可，不宜多用；发热加生石膏加强清热之力；畏冷或白痰多者加桂枝、白芥子，以通调水道，反佐化饮；心悸、脉结代加玉竹、五味子、丹参、龙齿养心宁神；咳痰加浙贝母、炙百部清肺止咳；气急胸闷加炙苏子、瓜蒌皮、川朴宽胸顺气。

4. 瘀热痹阻证

主证：手足瘀点累累，斑疹斑块暗红，两手白紫相继，两腿青斑如网，脱发、口糜、口疮、鼻衄、肌衄，关节肿痛疼痛，月经延期，小便短赤，有蛋白血尿，却无水肿，低热或自觉烘热，烦躁多怒。苔薄舌红，舌光红刺或边有瘀斑，脉细弦、涩数。本证相当于SLE慢性活动期中手足血管炎、关节炎为主，并出现狼疮肾炎、蛋白尿。

治法：清热凉血，活血散瘀。

方药：生地黄散加减。生地黄30 g，玄参12 g，知母12 g，黄芩15 g，红藤30 g，丹参30 g，川芎9 g，落得打30 g，六月雪30 g，接骨木30 g，川牛膝12 g，甘草6 g。

加减：若肌衄鼻衄，血小板减少，加制首乌、茜草、生藕节、生地榆、水牛角；雷诺现象严重，寒热错杂者，加桂枝、红花活血通络，温凉并用；闭经加当归、益母草活血通络；关节肿痛，加忍冬藤、岗稔根、马钱子清热祛风、活血通络。

5. 脾肾两虚证

主证：面色不华，但时有潮红，两手指甲亦无华色，神疲乏力，畏寒肢冷时而午后烘热，口干，小便短少，两腿水肿如泥，进而腰股俱肿，腹大如鼓。舌胖、舌偏红或偏淡均有，苔薄白腻，脉弦细、细数、细弱。见于狼疮肾炎、低蛋白血症、肾性高血压、肾功能不全。

治法：滋肾填精，健脾利水。

方药：济生肾气丸加减。生地黄30 g，熟地黄30 g，麦冬12 g，龟甲12 g，黄芪12 g，白术12 g，猪苓15 g，泽泻12 g，赤小豆15 g，黑大豆15 g，大腹皮15 g，石龙芮30 g，脱水草30 g，枳壳12 g，川牛膝12 g。

加减：面色不华，血红蛋白、白细胞下降加黄芪、女贞子、制何首乌；膝酸腰痛加杜仲、川续断、桑寄生；面部升火潮红加知母、黄芩；畏冷舌淡，脉细弱，加桂枝、附子；蛋白尿加猫爪草，六月雪、接骨木；胃纳不振，大便溏薄，加山药、芡实、鸡内金、山楂；头晕头痛，血压升高者，加菊花、钩藤、白蒺藜、天麻，高血压必须及时控制。恶心呕吐，二便俱少者，加大黄、延胡粉、木香、川朴；已出现慢性肾功能衰竭、氮质血症或尿毒症，必须及时利尿通便，也可用桃仁承气汤灌肠。

6. 气血两亏

主证：面色无华，甲床苍白，气短无力，头昏目眩，皮肤红斑、瘀斑，甚至鼻衄、月经量多色淡。舌质淡苔薄白，脉细弱或沉细无力。血细胞减少为临床突出表现。

治法：益气补血。

方药：八珍汤加减。生地黄30 g，熟地黄30 g，何首乌12 g，女贞子30 g，山茱萸肉9 g，茜草12 g，藕节30 g，黄芪12 g，白术12 g，知母12 g，白芍12 g，陈皮6 g，生甘草6 g。

加减：鼻衄加阿胶、枳壳、墨旱莲；红细胞减少加当归、鹿角片、阿胶；血小板减少，加羊蹄根、花生衣，加重何首乌用量；白细胞减少，加生芪、白术、女贞子。

7. 脑虚瘀热

主证：头昏头痛，低热不退，口干口渴，甚至神昏谵妄，胡言乱语，躁狂不已，或四肢抽搐，口吐痰涎。皮肤瘀斑，舌质紫暗或有瘀斑，苔黄、脉数而滑。脑电图可以轻度异常改变。突出表现为轻度脑损害。

治法：健脑化瘀。

方药：补脑祛瘀方加减。生地黄 30 g，枸杞子 12 g，麦冬 12 g，何首乌 12 g，知母 9 g，天麻 9 g，蒺藜 30 g，蔓荆子 12 g，赤芍 12 g，川芎 9 g，泽兰叶 12 g，茯苓 12 g，半夏 12 g，陈皮 6 g，甘草 6 g。

加减：头痛严重加全蝎、蜈蚣、白蒺藜至 60 g；神志不清加安宫牛黄丸；癫痫样抽搐加钩藤、制南星、石菖蒲。

8. 瘀热伤肝

主证：低热绵绵，口苦纳呆，两胁胀痛，月经提前，经血暗紫带块，烦躁易怒；或肝脾大，皮肤红斑、瘀斑。舌质紫暗或有瘀斑，脉弦。实验室检查可发现肝功能有异常。

治法：活血养肝。

方药：大柴胡汤加减。柴胡 6 g，郁金 12 g，生地黄 30 g，女贞子 30 g，黄芩 30 g，知母 12 g，败酱草 30 g，蒲公英 30 g，茵陈 30 g，大黄 3 g，猪茯苓 15 g，甘草 3 g，大枣 5 枚，枳壳 6 g。

加减：便秘加大黄；腹水加脱水草、龙葵。

（四）单验方治疗

1. 尪痹冲剂

尪痹冲剂是以北京焦树德教授的尪痹汤为基础加减而成的制剂，上海中医药大学用于治疗 SLE 的关节肌肉疾病 300 多例。对其中 50 例住院患者总结，用药 1 ~ 4 周，有 45 例关节肌肉酸痛得到不同程度的减轻和缓解，有效率为 90%，其中完全不痛的有 35 例，显效率为 70%。

2. 尪痹口服液

本方是上海市中医医院治疗 SLE 基本方红斑汤的中成药制剂，主药有生地黄、生石膏、忍冬藤等，每支 10 mL，药性寒凉，具有养阴清热功效。治疗 500 多例 SLE、干燥综合征患者，有的已服用 10 年以上，病情获得缓解。用法：治疗用每日 2 ~ 3 次，每次 20 mL；巩固疗效用，每日 3 次，每次 10 mL。原有脾虚便溏者，服药期间大便稀薄次数增多。

3. 狼疮丸

狼疮丸由金银花、连翘、丹参、赤芍、蒲公英、白鲜皮、桃仁、红花、蜈蚣等 17 味中药组成。每丸 9 g，日服 2 次，持续 3 ~ 5 年。单用狼疮丸者 96 例，有效率 85%，激素加中药者 230 例，有效率 92%，对活动期患者，用狼疮丸和激素治疗 3 ~ 11 个月之后停用激素或减量者，有效率 72.6%，比单用激素症状控制快，体力恢复较好，很少出现激素不良反应。

4. 昆明山海棠

昆明山海棠对 SLE 及盘状红斑狼疮有一定疗效。每片 50 mg，每次 2 ~ 4 片，每日 3 次。

5. 青蒿制剂

青蒿制剂对盘状红斑狼疮有一定效果。青蒿蜜丸，每丸 10 g，每日 3 次，每次 1 ~ 2 丸。浸膏片，每片 0.3 g，约含青蒿生药 1 g，每次 3 ~ 5 片，每日 2 ~ 3 次。均口服。

6. 五倍子散和密陀僧散

外用药。用五倍子粉和密陀僧粉直接涂撒在红斑狼疮患者皮肤黏膜有溃疡糜烂处。可用盐水调敷。

7. 复方金荞片

有清热解毒功效，用治系统性红斑狼疮和盘状红斑狼疮。每片 0.6 g，每日 16 ~ 24 片，分 3 次服，4 周为 1 个疗程。

8. 三蛇糖浆

上海民间验方，蛇六谷、白花蛇舌草、蛇莓各等份制成浓缩糖浆，每次 10 ~ 20 mL，每日 3 次，治疗红斑狼疮有效。

（五）经方治疗

1. 六味地黄丸

熟地黄、山茱萸、山药、泽泻、牡丹皮、茯苓。

功效：滋阴补肾。

适应证：SLE肾阴不足，虚火上炎。症见面部红斑，口腔溃疡，口眼干燥，耳鸣，腰膝酸软，蛋白尿，舌质偏红，苔薄白，脉细弱。

2. 大补阴丸

黄柏、知母、熟地黄、龟甲。

功效：滋阴降火。

适应证：狼疮长期服用激素，出现精神兴奋，自汗、盗汗，腰酸足软，面红赤，舌质红，苔薄白，脉细数。

3. 增液汤

玄参、麦冬、生地黄。

功效：养阴润燥，增液润肠。

适应证：狼疮出现便秘，口舌生疮，口眼干燥，舌红绛干，苔薄白，脉细。

4. 沙参麦冬汤

沙参、玉竹、甘草、桑叶、麦冬、扁豆、天花粉。

功效：润燥生津，清养肺胃。

适应证：SLE口眼干燥以及肺部感染后期出现肺肾阴虚、咽干口渴、干咳无痰、苔薄，舌质红，脉细滑。

5. 白虎汤

生石膏、知母、甘草、粳米。

功效：清气泻热生津。

适应证：狼疮发热，持续不退或感染引起的高热，大汗，烦渴，鼻衄，脉洪大，薄苔。

6. 玉女煎

生石膏、熟地黄、麦冬、知母、牛膝。

功效：养阴清热。

适应证：红斑狼疮出现口舌糜烂，出血，口渴，齿浮，头痛，舌质偏红，苔薄或薄黄，脉数。

7. 犀角地黄汤

犀角（现以水牛角代替）、大生地黄、赤芍、牡丹皮。

功效：清热解毒、凉血散瘀。

适应证：高热，神志时清时糊，面部红斑加深，口涡，青紫瘀点，鼻衄、出血、舌红，苔黄，脉弦数。

8. 紫雪丹

人工麝香、羚羊角、犀角（水牛角代替）、朱砂、滑石，寒水石、磁石、生石膏、玄参、升麻、甘草、青木香、沉香、玄明粉、火硝、黄金、丁香。

功效：清热镇痉、开窍。

适应证：狼疮高热或各种感染高热、烦躁，神志不清，语言错乱，舌质红绛，苔黄厚且干。

本品为散剂，每次1.5～3g，吞服。现中成药中去黄金粉。

9. 清营汤

犀角（现用羚羊角代替）、生地黄、玄参、竹叶、金银花、连翘、黄连、丹参、麦冬。

功效：清营解毒。

适应证：狼疮或感染引起的高热、神志不清，舌红绛而干。

10. 牛黄清心丸

牛黄、黄连、郁金、栀子、朱砂。

功效：消心开窍。

适应证：狼疮合并肺部感染，出现咳嗽，黄痰，神志昏蒙，高热，苔黄厚腻，舌质红，脉滑数。

本品为片剂，每次 2 片，1 日 1 次。

11. 黄芩汤

黄芩、芍药、甘草、大枣。

功效：清热止痢。

适应证：狼疮患者合并肠道感染，发热，腹痛泻痢，口苦，苔黄，舌红，脉细滑。

12. 青蒿鳖甲汤

青蒿、炙鳖甲、生地黄、知母、牡丹皮。

功效：养阴清热。

适应证：狼疮低热不退，盗汗，口干，心烦，颧红，苔薄，质红，脉细数。

13. 桃红四物汤

当归、地黄、白芍、川芎、桃仁、红花。

功效：活血化瘀。

适应证：狼疮贫血，月经减少，闭经、头晕，乏力，面色泛白，肢麻，手足出现暗红色或鲜红色斑点与斑块，舌质暗红，苔薄，脉细涩。

14. 丹参饮

丹参、檀香、砂仁。

功效：活血理气止痛。

适应证：狼疮出现心包积液，胸前区刺痛，夜间尤甚、心悸，舌质暗红有瘀点，苔薄，脉细涩。

15. 局方当归散

当归、鬼箭羽、红花。

功效：养血活血化瘀。

适应证：狼疮肾炎，蛋白尿，手足肌肤斑点或斑块呈暗红色。面部红斑，闭经，舌质暗淡，苔薄自，脉细带涩。

16. 四生丸

生荷叶、生艾叶、生侧柏叶、鲜生地黄。

功效：凉血止血。

适应证：狼疮出现红细胞，血小板下降，低热，鼻衄，齿衄，血色鲜红，口干咽燥，苔薄白，舌质红。

17. 蠲痹汤

羌活、独活、桂枝、秦艽、当归、川芎、海风藤、桑枝、乳香、木香、甘草。

功效：祛风湿，止痹痛。

适应证：肢体关节酸痛、沉重、麻木，遇冷加剧，畏寒，面色淡白，舌质淡，苔薄白。

18. 二仙汤

仙茅、淫羊藿、当归、巴戟天、黄柏、知母。

功效：温肾阳，补肾阴，泻肾火。

适应证：狼疮肾炎，高血压，足软，骨蒸潮热，腰酸，乏力，怕冷，心烦，动则汗出，口苦，苔薄白，舌质淡，脉细弱。

19. 龟鹿二仙胶

鹿角、龟甲、人参、枸杞子。

功效；填补精血，益气壮阳。

适应证：SLE 红、白细胞减少，蛋白尿，腰酸膝软，乏力少气，月经不调，梦泄遗精，苔薄白，舌质淡红或偏红，脉细弱。

20. 七宝美髯丹

制何首乌、茯苓、牛膝、当归、枸杞子、菟丝子、补骨脂。

功效：补肾养血，壮骨生发。

适应证：狼疮脱发量多，腰酸足软，目糊，耳鸣，苔薄白，舌质淡红，脉细弱。

21. 五苓散

茯苓、猪苓、泽泻、白术、桂枝。

功效：通阳化气，健脾利水。

适应证：狼疮肾炎，腹水，小便量少不利，肢体水肿，舌苔滑润，脉细滑。

22. 葶苈大枣泻肺汤

葶苈子、大枣。

功效：泻肺利水，平喘化痰。

适应证：SLE 胸腔积液，咳逆痰多，气喘，心包积液，面目水肿，小便短少，苔薄滑，脉滑细。

23. 天麻钩藤饮

天麻、钩藤、石决明、桑寄生、杜仲、牛膝、栀子、黄芩、益母草、茯神、夜交藤。

功效：平肝熄风。

适应证：SLE 高血压或慢性脑损害头晕且痛，失眠，腰酸，面赤，口干，心烦易怒，苔薄黄，脉弦有力。

24. 羚角钩藤汤

羚羊角、桑叶、川贝母、钩藤、菊花、白芍、竹茹、茯神、鲜生地黄。

功效：清肝熄风。

适应证：SLE 脑损害，出现神昏，手足抽搐，头痛且晕，高热不退。

25. 撮风散

蜈蚣、钩藤、朱砂、僵蚕、全蝎、人工麝香、竹叶。

功效：祛风通络，开窍镇惊。

适应证：SLE 癫痫样抽搐，头痛以及关节酸痛游走不定，肢体麻木，苔薄白，舌质淡红，脉滑弦。
本品可研为末，每次服 3 g，1 日 2 次。

26. 安宫牛黄丸

犀角（现以羚羊角代替）、人工麝香、珍珠、牛黄、冰片、黄连、雄黄、朱砂、黄芩、栀子、郁金。

功效：清热解毒，开窍镇惊。

适应证：狼疮高热持续不退，烦躁，神志不清，语言错乱，肌肤斑疹，苔黄腻，舌质红，脉滑而数。

27. 左归丸

熟地黄、山药、山茱萸、鹿角胶、菟丝子、枸杞子、川牛膝、龟板胶。

功效：滋肾填精。

适应证：狼疮肾炎蛋白尿，腰酸肢软，形体消瘦，眩晕，口干，跛行，股骨头无菌性坏死，苔薄白，舌质偏红或红，脉细。

28. 五虎追风散

蝉蜕、南星、天麻、全蝎、僵蚕、朱砂。

功效：平肝熄风，止抽搐。

适应证：SLE 癫痫样抽搐。

29. 清瘟败毒饮

生石膏、生地黄、犀角（以水牛角代替）、黄连、栀子、玄参、黄芩、知母、赤芍、牡丹皮、竹叶、连翘、桔梗、甘草。

功效：清热解毒。

适应证：SLE 血管炎合并溃疡感染。

30. 胶艾汤

川芎、阿胶、甘草、艾叶、当归、赤芍、生地黄。

功效：调经理血。

适应证：SLE 月经不调，淋漓不尽。

31. 龙胆泻肝汤

龙胆草、黄芩、当归、栀子、泽泻、车前子、生地黄、木通、柴胡、生甘草。

功效：清热解毒。

适应证：SLE 继发带状疱疹。

32. 普济消毒饮

黄连、橘红、柴胡、桔梗、黄芩、玄参，牛蒡子、连翘、板蓝根、马勃、升麻、人参、僵蚕。

功效：清热解毒。

适应证：SLE 继发病毒，细菌感染。

33. 白头翁汤

白头翁、黄柏、黄连、秦皮。

功效：清肠化湿。

适应证：SLE 继发肠道细菌、真菌感染。

34. 五味消毒饮

金银花、野菊花、蒲公英、紫花地丁、紫背天葵子。

功效：清热解毒。

适应证：SLE 继发下肢感染。

35. 四妙勇安汤

金银花、玄参、当归、甘草。

功效：清热解毒，凉血活血。

适应证：SLE 血管炎溃疡坏死。

36. 桃仁承气汤

桃仁、芒硝、大黄、桂枝、甘草。

功效：破血下瘀。

适应证：狼疮肾炎合并氮质血症，尿毒症。

37. 酸枣仁汤

酸枣仁、知母、茯苓、川芎、甘草。

功效：除烦安神。

适应证：烦躁失眠或服激素后精神亢奋。

38. 泻心汤

大黄、黄连、黄芩。

适应证：SLE 患者服激素后胃疼、便秘。

39. 防己黄芪汤

防己、黄芪、白术，甘草、生姜、大枣。

功效：益气利水。

适应证：狼疮肾炎之水肿、乏力。

40. 右归饮

熟地黄、山药、附子、枸杞子、山茱萸、肉桂、杜仲、甘草。

功效：温肾填精。

适应证：狼疮肾炎患者久服激素后肾上腺皮质功能减退。

（六）针灸治疗

1. 针刺疗法

治疗 SLE 取穴分为两组。甲组：风池、间使穴，华佗夹脊之胸 3、胸 7、胸 11、足三里穴。乙组：大椎，合谷穴，华佗夹脊之胸 5、胸 9、腰 1、复溜穴。上述两组穴位交替使用，10 次为 1 个疗程，一般连续 3 个疗程。

2. 穴位封闭疗法治疗盘状红斑狼疮

在三叉神经分布部位取穴，每支取 1 个穴位。第 1 支取阳白穴；第 2 支取四白、巨髎、下关穴之一；第 3 支取颊车、大迎、承浆穴之一，每次取上述 3 个穴位加合谷穴，交替使用。均为双侧，隔日 1 次，用 0.25% 普鲁卡因溶液做皮丘注射，然后垂直注入，边推边注射，直至患者觉注射部位麻胀感，每穴位注射普鲁卡因溶液 1 ~ 3 mL，然后局部按摩。

3. 挑治疗法治盘状红斑狼疮

取大抒（双），风门（双）、肺俞（双）穴，用 20% 普鲁卡因皮丘局麻，用三棱针刺破皮肤约 0.2 cm，继用直圆针挑起肌筋膜，左右摆动以加强刺激，每次挑 1 对穴位，间隔 30 ~ 40 d 再挑，1 ~ 4 次为 1 个疗程。

4. 皮内针疗法治盘状红斑狼疮

皮肤常规消毒后，用 26 号针顺边缘向中央点刺至微出血，用棉球擦去，再在中央进针使酸感向四周扩散，隔日 1 次。

5. 耳针疗法治盘状红斑狼疮

针刺心、肺、神门、肾上腺、脑等耳穴。留针 1 ~ 3 h。每隔 3 d 一次、10 ~ 15 次为 1 个疗程。

（七）预防与调护

系统性红斑狼疮的发病，与外邪、饮食、七情所伤有关，因此保持情志豁达、饮食有节、起居有常，使人体脏腑功能协调，气血调和，阴平阳秘，以防止疾病的发生。既若得病，更宜注意调养。本病之病机，大多与火邪内盛，伤及五脏六腑而为病，因而必须重视精神调养。忧郁悲伤、喜怒无常、五志过极均能化火，加重病情。应采取既来之则安之，保持乐观和积极的态度。SLE 患者的饮食和起居是配合临床治疗必不可少的一个重要部分，它将直接影响到 SLE 患者的康复，因此在饮食和服用药物上要注意忌口。

1. 药物忌口

人参、西洋参、绞股蓝含有人参皂苷，能提高人体免疫功能，但它既能提高人体的细胞免疫，同时又能提高人体的体液免疫，提高免疫球蛋白，使免疫复合物增多，激活抗核抗体，从而加重和诱发 SLE。因此，人参、西洋参、绞股蓝及其复方制剂、药品保健品等均应慎用，一般不宜使用。能引起光敏感的药物：补骨脂、独活、紫草、紫浮萍、白蒺藜、白芷，这些药物除非对症治疗需要，可以短期使用，但不可常用。紫河车（胎盘）、脐带、蛤蟆油、蜂王浆，含雌激素的避孕药等，因为人体内雌激素增高是 SLE 发病的一个不可忽视的重要因素，故应避免使用。有些药物对正常的肝肾功能并无影响，但是一旦出现肝肾功能损害的情况，则会因服用而加重病情，这些药物有生甘遂、杜仲、佩兰、木通、铁树叶、望江南子、萱草根、苍耳子、川楝子、苦楝根皮、黄药子等，临床应避免使用。一些西药常引发或加重本病，应避免使用，如肼屈嗪、普萘洛尔、氯丙嗪、丙或甲硫氧嘧啶、金制剂、D- 青霉胺、苯妥英钠、异烟肼、链霉素、青霉素、磺胺类等。

2. 食物的忌口

羊肉、狗肉、马肉、驴肉、鹿肉等，由于性温热，食用后不仅会加重 SLE 患者的内热症状，而且在临床上发现个别患者因此加重和诱发了狼疮的病情，造成不良后果，故不宜食用。菠菜传统认为能发疮，现知菠菜能增加狼疮肾炎的蛋白尿和管型，并能引起尿浑浊和尿路结石（草酸盐结晶），故不宜食用。脱发的患者不宜用花菜，花菜能加重脱发的进程。香菇、芹菜、草头（南苜蓿、紫云英），能引起光敏感、面部红斑、皮疹，故 SLE 患者不宜食用。辣椒、青椒、大蒜、大葱、韭菜、桂圆等过于热性的食物并不绝对忌口，但不宜多食、常食。对于长期服用激素而引起高脂血症的患者，应注意少吃脂肪和胆固醇含量较高的食物，如肥猪肉、猪油、猪内脏、鸡油、肥鸭、肥鹅、肥牛肉、羊肉、带鱼、鳗鱼等，含糖的甜食在体内能转化脂肪，也应少食。不宜饮酒，也不能随便用药酒或补酒进行治疗，以免加重病情。香烟中烟碱等有害成分能刺激血管壁而加重血管炎，应戒掉。狼疮肾炎患者由于长期蛋白从小便中丢失，使体内清蛋白降低，故应及时补充优质蛋白如牛奶、鸡蛋、瘦肉、鱼等动物蛋白，而狼疮肾炎后期肌酐、尿素氮增高的氮质血症以及尿毒症的患者，应少食或不食豆类制品，以免加重肾脏负担。

3. 生活调理

急性活动期患者应卧床休息，慢性期或病情稳定的患者可适当参加社会活动和工作。注意劳逸结合、适当锻炼、性生活应节制，不能过度疲劳，防止感冒，感冒是诱发和加重 SLE 病情的主要因素之一。有光敏感者，应避免皮肤直接暴露于阳光下。

十二、预后

系统性红斑狼疮的预后与多种因素有关，如发病年龄、性别、妊娠、发病经过、脏器损害程度，有无并发症及治疗是否恰当等都影响其预后。不定期随诊、不遵循医嘱、不规范治疗是致死的重要原因。近年来，由于加强了对患者的教育以及诊疗水平的提高，SLE 的预后与过去相比已有显著提高。经正规治疗，1 年存活率为 96%，5 年存活率 85%，10 年存活率已超过 75%。急性期患者的死亡原因主要是 SLE 的多脏器严重损害和感染，尤其是伴有严重神经精神狼疮和急进性狼疮肾炎者；而慢性肾功能不全、药物（尤其是长期使用大剂量激素）的不良反应和冠状动脉粥样硬化性心脏病等是 SLE 远期死亡的主要原因。由于绝大多数系统性红斑狼疮患者的关节炎为一过性、非破坏性和非畸形性。故本病患者的关节炎一般不遗留残疾后果。

第二节　狼疮性肾炎

狼疮性肾炎（lupus nephritis，LN）是系统性红斑狼疮（SLE）最为常见和严重的临床表现，主要由自身抗原抗体复合物沉积在肾小球和肾小管间质所致。临床上可为血尿和（或）蛋白尿、肾病综合征、急性或慢性肾衰竭。SLE 患者肾活检几乎 100% 存在。肾脏病理改变，50%~70% 伴有肾损害的临床表现。

一、病因

狼疮性肾炎发病可能与遗传、病毒感染、雌激素及心理因素等有关。外来抗原（如病毒）和内源抗原（如 DNA、免疫球蛋白）作用于免疫功能异常的患者，使 B 淋巴细胞高度活跃增殖，产生大量自身抗体，并与相应抗原结合形成免疫复合物沉积于肾小球或肾小管导致疾病。

二、发病机制

主要与自身抗原抗体复合物在肾小球、肾小管及间质和小血管的沉积有关，属免疫复合物型肾小球肾炎。可为循环免疫复合物或原位免疫复合物沉积。

三、免疫学特征

肾小球病变可见：①系膜细胞及内皮细胞增殖，可有新月体形成。②以 IgG 为主的免疫复合物广泛沉积于系膜区、基底膜、上皮下和内皮下，常伴 IgM、IgA、C_3、C_4 沉积，如 IgG、IgM、IgA 均阳性，称"满堂亮"现象；大量免疫复合物如沉积在内皮下使毛细血管壁增厚，称"白金耳环"现象；如沉积在毛细血管腔，则形成透明血栓。③炎症细胞浸润：主要为单核 – 巨噬细胞和 T 淋巴细胞。

根据肾小球病理改变，狼疮性肾炎可分为 6 型：①Ⅰ型，轻微系膜型。②Ⅱ型，系膜增生型。③Ⅲ型，局灶型。④Ⅳ型，弥漫增殖型。⑤Ⅴ型，膜性病变型。⑥Ⅵ型，晚期肾小球硬化型。免疫复合物亦可沉积于肾小管基底膜、肾内小血管壁，在肾内小血管形成透明样血栓、非炎症性坏死和血管炎。

四、临床表现

除系统性红斑狼疮的全身表现外，狼疮性肾炎患者肾脏病变表现与病理分型有关，主要为肾小球病变表现，可有肾小管间质和肾血管性病变等症状。其特点是病程迁延，容易反复。

Ⅰ型 LN 常无明显肾损害表现；Ⅱ型 LN 多表现为镜下血尿和轻中度蛋白尿；Ⅲ型 LN 除血尿外，30% 有肾病综合征，20% 有肾功能减退，可有高血压；Ⅳ型 LN 约 50% 有肾病综合征及肾功能减退，血尿明显，高血压多见；Ⅲ型和Ⅳ型 LN 常有明显血补体下降及抗 ds-DNA 抗体升高；Ⅴ型 LN 主要表现为肾病综合征，肾功能减退少见，肾小管 – 间质损害多见，表现为肾小管酸中毒、多尿、低钾血症或高钾血症等；狼疮性肾炎晚期常出现慢性肾衰竭，在病程中亦常有肾功能在短期内急剧恶化，甚至为急性肾衰竭，常为一些严重的活动性病变引起，对治疗的反应较好。

五、实验室检查

1. 尿常规

可有不同程度的蛋白尿，镜下血尿，白细胞、红细胞及管型尿。

2. 血液检查

多数有中度贫血，血红蛋白降至 60 ~ 80 g/L，白细胞、血小板减少，90% 以上病人血沉增快。

3. 免疫学检查

血清中可出现多种自身抗体，如抗核抗体、抗 ds-DNA、抗 Sm 抗体。γ – 球蛋白显著增高，血液循环免疫复合物阳性，低补体血症，尤其在活动期。血红斑狼疮细胞及皮肤狼疮带试验阳性。

4. 肾功能检测

重型活动性狼疮性肾炎伴有可逆性的内生肌酐清除率（Ccr）不同程度下降、血尿素氮和肌酐升高、血清蛋白降低或肝功转氨酶增高；终末期患者 Ccr 明显下降，血肌酐、尿素氮显著升高。

六、诊断和鉴别诊断

（一）诊断

确诊的 SLE 患者伴有肾脏病变，排除合并其他病因引起的尿检异常或肾功能损害，如药物、肾盂肾炎等，即可诊断。诊断依据包括：①多系统损害：反映病情活动的肾外表现包括发热、皮疹、关节痛、狼疮脑病等。②特异性的免疫学指标：活动期补体下降，抗 ds-DNA 升高。③病理学改变，如"白金耳环"和"满堂亮"现象，毛细血管纤维素样坏死等。④临床表现有明显血尿和红细胞管型、不同程度的蛋白尿。肾活检不仅可确诊，还可提供病情活动性资料。

（二）鉴别诊断

以肾病综合征起病而无明显系统性红斑狼疮表现者，应排除原发性肾病综合征；伴有肺出血者应与 Goodpasture 综合征及小血管炎鉴别。

七、治疗

（一）治疗原则

采用个体化、联合用药和分期治疗，控制狼疮活动、预防复发、防治并发症，保护肾功能。

（二）治疗方案

1. Ⅰ型和Ⅱ型 LN

尿液检查正常或病理改变轻微，仅做一般处理。Ⅱ型有血尿或蛋白尿者，可给予泼尼松 10 ~ 15 mg/d。Ⅱ型病情活动、肾功能减退者，可增加泼尼松剂量，病情稳定后，逐渐减量并维持 3 ~ 5 年。

2. Ⅲ型和Ⅳ型 LN

糖皮质激素为基本治疗药物，多需加用其他免疫抑制剂治疗。可分为诱导治疗和维持治疗，前者主要针对狼疮活动引起的严重情况，应用较大剂量的糖皮质激素和免疫抑制剂；后者为一种长期治疗，主要是维持缓解、预防复发、保护肾功能，主要药物包括泼尼松、硫唑嘌呤或环磷酰胺、雷公藤等。

3. Ⅴ型 LN

50% 可自行缓解。伴有大量蛋白尿时，应积极治疗。首选泼尼松每日 1 mg/kg，共 8 周，3 ~ 4 个月内逐渐减量至 0.25 mg/kg，隔日服用，同时应用环孢素 A，并积极控制高血压。

4. Ⅵ型 LN

以减少蛋白摄入、控制血压、降低血脂及抗凝治疗为主。可将 ACEI 和（或）ARB 合用，或大黄制剂，保护肾功能。有活动性病变者，给予泼尼松和其他免疫抑制剂治疗。具有明显肾功能不全者，考虑肾替代治疗。

八、预后

狼疮性肾炎是系统性红斑狼疮的主要死亡原因，与预后有关的因素包括：①年轻男性发生肾衰的危险性高。②氮质血症缓慢进展预示慢性不可逆肾衰的来临，而肾功能迅速恶化，表示存在活动性或潜在可逆性。③持续低补体血症较易发生慢性肾衰。④及时控制狼疮活动可明显改善狼疮性肾炎预后。

第三节　神经精神性狼疮

一、概述

SLE 的神经系统病变和精神障碍，即神经精神性狼疮（neuropsychiatric systemic lupus ery-thematosus，NP-SLE），是 SLE 的主要临床表现之一。1999 年，美国风湿病学会（ACR）提出了对 NP-SLE 的 19 条分类定义，不仅对实际的诊疗和研究工作提供了诊断标准，更反映出 NP-SLE 多种多样的病理过程。由于 NP-SLE 临床表现的多样性，以往学者对 NP-SLE 的定义不尽相同，其发病率的报告也不相同，文献报道约为 25% ~ 80%。文献中对 NP-SLE 曾有多种命名，如 SLE 的神经性特征（neuropsychiatric features of systemic lupus erythematosus）、中枢神经系统狼疮（CNS lupus）、狼疮脑病（lupus encephalopathy）等。NP-SLE 则较好地概括了 SLE 的中枢、外周、自主神经和精神症状而被多数学者所认可。

NP-SLE 的发病机制尚不完全清楚，一般认为是由缺血、出血、脑白质受损、神经特异性抗体、抗磷脂抗体与血栓形成、免疫复合物和细胞因子参与神经系统的免疫损伤、神经元功能不良及精神因素单独或相互联合所致。这些损伤可能是可逆性和不可逆性的病理改变，因此预后也不尽相同。

二、诊断思路

NP-SLE 的症状轻重不一，从轻微的行为异常到重度意识障碍、癫痫、脑出血、高位截瘫均可见到，可表现为中枢神经器质性损害、周围神经病、自主神经病，也可有精神病样反应、器质性脑病综合征、神经症反应和认知功能障碍。神经系统的各个层面（脑、脊髓和周围神经）都可受到影响，中枢神经受累比周围神经受累更常见，神经精神症状可单独出现，但大部分病人均有其他狼疮表现。NP-SLE 可出现在病程的任一时刻，但大多见于确诊后的前几年内，需要仔细观察。符合 19 种 NP-SLE 表现之一，并符合 SLE 分类标准其他 3 条以上者可诊断为 NP-SLE。

（一）病史要点

1. 中枢神经系统表现

（1）弥漫性表现：①器质性脑综合征，可分为急性和慢性器质性脑综合征，因血栓、栓塞或血管炎引起脑组织瘢痕，造成认知功能障碍、性情和人格改变、痴呆等。a. 器质性遗忘综合征：66% SLE 有认知功能障碍，思维表达、记忆和计数等困难，患者血清中存在抗 ds-DNA 抗体和（或）淋巴细胞毒性抗体，脑脊液（CSF）中有 IgG 型抗神经元抗体。精神测验反映注意力、智力、记忆、精神运动速度、解决问题能力受累。b. 痴呆：慢性病人有完全性认知功能不全，判断、抽象思维受累，丧失独立生活能力，与 NP-SLE 后遗或抗磷脂抗体引起的多发梗死有关。c. 意识改变：谵妄、呆滞、昏迷为活动性 SLE 急性器质性脑综合征，短程大剂量激素有效。②精神性障碍：发第六章　系统性红斑狼疮及相关综合征生率高，约为 NP-SLE 的 65%。a. 精神病：思维障碍、稀奇古怪意念、妄想、幻觉、突发行为异常。b. 器质性情绪 / 焦虑综合征：抑郁、焦虑、恐慌等，要与反应性抑郁鉴别。c. 其他精神症状：焦虑、恐惧、躁狂和抑郁等，常有狼疮性格（神经症）。

（2）局限性表现：①颅神经病，3% ~ 16% SLE 有颅神经病，短暂性，激素有效，可有眼肌麻痹、三叉神经痛或面瘫。②脑血管意外：尸检表明 SLE 的脑血管病变相当普遍，可无临床表现，分为脑血管炎和脑血管病。a. 非血栓性中枢神经系统狼疮（包括血管炎）：脑血管炎一般为弥漫性病变，多发生在 SLE 的活动期，伴有其他脏器损害和补体水平降低，可有发热、精神错乱、头痛，继而抽搐、精神异常、脑脊髓炎，进而导致昏迷、死亡。b. 脑出血：脑出血可发生于大脑、脑干、小脑，引起不同的神经症状，如偏瘫、四肢瘫、交叉性瘫痪、共济失调。c. 脑梗死：SLE 脑梗死常与 APS 有关，可有血栓栓塞相应的定位体征。APS 与 SLE 的局灶性神经症状有关，特点为短暂性缺血发作或瘫痪，APS 占所有 NP-SLE 并发症的 40%。脑动脉栓塞、微静脉炎、微静脉血栓形成、狼疮脑静脉炎、脊髓前动脉综合征、舞蹈症、痴呆、偏头痛、横贯性脊髓炎和抽搐，也可能与 APS 有关。③脊髓病：SLE 肾髓病变罕见、发生率为 SLE 的 0.8% ~ 1.7%，可为首发症状，其中 83% 为女性，年龄 20 ~ 40 岁居多。④运动障碍：舞蹈症、投掷症、共济失调和帕金森病——锥体外系受损。a. 震颤：约 5% SLE 有各种类型的震颤——静心性、动作性或姿势性等。b. 舞蹈症：约 4% SLE 有舞蹈症，男女比例 1∶6，平均年龄 18 岁。c. 投掷症：肢体大幅度地不自主地做投掷动作，偏侧多见，可能与丘脑下核梗死有关。d. 小脑共济失调：少见、发生率小于 1%，表现为行走不稳、辨距不良、讷吃。e. 帕金森病：罕见，表现为静止性震颤、肌张力增加、动作缓慢。

（3）抽搐：NP-SLE 可表现各种类型抽搐，癫痫大发作约占 25%，也有部分强直阵挛发作。脑电图背景活动变慢，有时有阵发性活动，提示弥漫性功能障碍。需考虑疾病抑或治疗因素引起，但区分很困难，此时应分析停用糖皮质激素、糖皮质激素冲击治疗、血管后遗瘢痕灶、感染、氮芥、大剂量奎宁和氯喹与头痛的关系。

（4）其他：①狼疮性头痛，头痛是 SLE 患者的常见症状，头痛的程度、部位、持续时间、伴随症状、预后则因原因不同而异。高血压、尿毒症、颅内高压、应用类固醇激素、蛛网膜下隙出血、颅内感染、狼疮活动等均可引起。狼疮头痛可表现为偏头痛，疾病活动时，CSF 和 EEG 有异常，糖皮质激素治疗有效。偏头痛可能还与狼疮抗凝物、血栓形成有关。②无菌性脑膜炎：不多见，发生率小于 1%。表现为头痛、发热、脑膜炎等症状，CSF 中白细胞增加、淋巴细胞为主，蛋白正常或增高、糖正常，糖皮质激素治疗有效，需注意排除感染、药物引起，如异丁苯丙酸、硫唑嘌呤。③假性脑瘤：是一种不伴有局灶定位性神经系统障碍的良性颅内压增高，临床表现头痛、视盘水肿等，CSF 除压力增高外，常规、生化均正常，可能与血管通透性增加、静脉窦血栓形成或过快停激素有关，可用糖皮质激素和抗凝治疗。④正常颅压性脑积水：有精神异常、下肢共济失调、排尿障碍等表现，CT 显示脑室扩大，CSF 压力正常。⑤狼疮样硬化：多发性硬化与 SLE 症状重叠。

2. 周围神经系统表现

2% ~ 21% SLE 病人可出现周围神经系统损伤。

（1）周围神经病：表现为多发性周围神经病，可见末梢神经炎、多发性单神经炎、臂丛神经炎、腕管综合征、吉兰 - 巴雷综合征（格林 - 巴利综合征）等。周围神经血管炎患者常有严重的中枢神经异常，CSF 中蛋白增高，感觉障碍，神经传导速度测定和活检可以明确诊断，要与单独 SLE 周围神经病变相鉴别。

（2）其他：①自主神经性神经病，SLE 的自主神经系统易受累，但常不被注意，表现为自主神经功能不良，如烧灼感、麻木、刺痛、青斑、头痛等。急性自主神经功能不良可分交感和副交感性，如胃肠、心血管、泌尿生殖、出汗、瞳孔异常等。②重症肌无力：重症肌无力可和 SLE 同时发生，也有重症肌无力病人胸腺切除后发生 SLE，在 85% 的重症肌无力患者，可有抗胆碱酯酶抗体增高。③ Eaton-Lambert 综合征：类似重症肌无力，有报道与 SLE 合并发生，新斯的明应用效果不明显，肌电图表现为低频刺激肌肉电位下降，而高频刺激电位呈增幅现象。

3. 精神症状

（1）功能性精神障碍：焦虑与抑郁是 SLE 患者最常见的功能性障碍，往往未引起足够的重视。其中以抑郁多见，可为反应性、也可为内因性，表现为躯体和心理症状两方面。

（2）急性意识障碍：定向力差（包括时间、地点、人物定向力），言语零乱，行为躁动不安。严重时可有痉挛发作，并有神经系统阳性体征。

（3）慢性脑器质性症状群：主要表现为认知功能障碍。

（二）查体要点

SLE 的多系统多脏器损害是其主要的临床特点，症状和体征多种多样、变化多端，NP-SLE 的表现又繁多，因此查体需要仔细和认真，寻找器官损害的体征。

1. 全身体格检查

2. 神经系统检查

NP-SLE 可累及神经系统任何部位，以中枢神经系统最多见，精神障碍及行为的异常可出现幻觉、猜疑、妄想等；神经系统表现可有癫痫发作；其他如偏瘫、脊髓炎、颅神经及周围神经病变等。

（1）神经心理测定：测定功能缺陷的方法，包括认知与智能，感觉与体验功能，活动与精神运动能力，言语技能，空间定位，业务技能等；测定各种感觉方式（即听、触、视）及每种反应方式（即口头、书写、动作）；四个分析指标：操作水平，特殊病理性征象，左右脑功能，模式分析。

目前常用的神经心理测定有：Halsted-Reitan 成套测验及 Luria-Nebraska 系统测验。

（2）对精神障碍及行为异常的检查：临床工作中常用床边认知功能量表，有简明精神状态量表、长谷川痴呆量表、画钟测验、7 min 神经认知筛查量表。

（三）辅助检查

1. 常规项目

了解器官损害程度和疾病活动度。

（1）血常规：可有不同程度的白细胞、红细胞、血小板减少，疾病活动时血沉增快。溶血性贫血时，网织红细胞可明显升高。

（2）尿常规：狼疮性肾炎时可有不同程度的血尿、蛋白尿及管型尿。

2. 免疫检查

（1）抗核抗体：SLE 筛选性试验为抗核抗体（ANA）荧光试验，98% 以上 SLE 病人 ANA 试验阳性。ANA 试验阳性应进一步检查抗 ds-DNA 抗体及抗 ENA 抗体，高滴度抗 ds-DNA 抗体对 SLE 有特异性诊断价值。抗 ENA 抗体中，抗 Sm 抗体是 SLE 的一种具有高度特异性的标志抗体，约 25% ~ 30% 的患者为阳性；抗 SSA 抗体，大约 63% SCLE 抗 SSA 抗体阳性，具有环状皮损的 SCLE 阳性率更高，对诊断 SCLE 有一定价值。

（2）补体：约 75% ~ 95% 的患者血清总补体值下降，C_3、C_4 亦下降，特别 C_3 下降明显。

（3）免疫球蛋白：可有 IgG 及 IgM 升高。

（4）类风湿因子：可有 30% 患者阳性。

（5）其他：抗血小板抗体、抗心磷脂抗体、Coomb 试验、梅毒试验均可阳性。

3. 神经系统有关检查

（1）脑脊液（CSF）：怀疑 NP-SLE 时需测定 CSF 压力、白细胞计数及分类、蛋白、糖及氯化物 NP-SLE 患者 CSF 大多（22% ~ 50%）有蛋白指数增加，当 SLE 合并吉兰-巴雷综合征、SLE 脊髓炎时可有大量蛋白。部分病人 CSF 中白细胞数、压力增高，多为单核细胞，中性粒细胞不增加，如中性粒细胞增高可能合并感染，少数病人有糖的轻度下降，氯化物大多正常。

（2）脑电图（EEG）：约 54% ~ 84% 的 NP-SLE 患者有 EEG 异常，48% SLE 病人无 NP-SLE 时有 EEG 异常，表现无特异性，有弥漫性慢波，类固醇精神症状者 EEG 正常。

（3）脑 CT：约 27% ~ 61% 6NP-SLE 脑 CT 见脑萎缩，其中 50% 脑沟周围萎缩，脑萎缩也可由于皮质类固醇引起，10% ~ 25% 脑梗死和出血。

（4）MRI：①在全部 NP-SLE 中约有 77% MRI 出现异常，无特征性病灶，脑萎缩占 28% ~ 71%。②仅有弥漫性病变的 NP-SLE 症状（抽搐、精神病、昏迷）MRI 异常率小于 50%，如在治疗的 48 h 内则大多异常，他加权像上有灰质加强为有脑水肿。③中枢局限性症状的 NP-SLE，MRI 接近 100% 异常，白质高信号为有梗死。④SLE 病人与 NP-SLE 无关的中枢系统症状患者，有 31% 异常。⑤SLE 病人（小于 45 岁）无中枢神经系统症状患者，异常率小于 5% ~ 10%。

（四）诊断标准

符合 1982 年 ACR 提出的 SLE 诊断标准，病情处于活动期，出现抽搐或其他神经精神症状，且排除其他疾病所致，脑脊液检查示白细胞和蛋白轻度升高、糖无明显降低，可诊断为NP-SLE。但当病人为初发病人，且以神经精神症状为首发症状，而其他症状又不明显时会给诊断带来一定困难，容易造成漏诊和误诊。1999年，ACR提出关于NP-SLE的分类标准（表2-3），该标准对NP-SLE的19种症状提出了病例定义，包括基本的临床描述、诊断标准、重要的排除条件和确定方法，提出了相关实验室、影像学检查和神经心理学测试的建议。符合19种神经精神表现之一和SLE分类标准3条以上者可诊断为NP-SLE。

表2-3　NP-SLE的临床表现（1999年，ACR）

中枢神经系统	周围神经系统	中枢神经系统	周围神经系统
尤菌性脑膜炎	吉兰-巴雷综合征	精神异常	多神经病变
脱髓鞘综合征	自主神经障碍	头痛（偏头痛、良性颅压升高）	
运动障碍（舞蹈病）	单神经病变（单/多支）	癫痫	
急性意识障碍	重症肌无力	脑血管病	
抑郁症情感障碍	颅神经病变	肌病	
认知功能障碍	神经丛病	性格改变	

（五）诊断流程（图2-1）

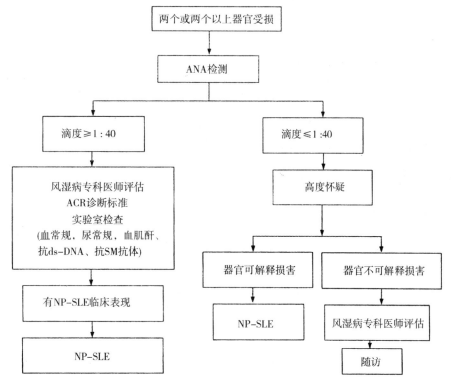

图2-1　NP-SLE诊断流程图

（六）鉴别诊断

神经精神症状可为NP-SLE的表现，也可由与狼疮同时存在的其他因素引起，需与以下情况鉴别：中枢神经系统感染、高血压、尿毒症、电解质失衡、缺氧、发热、甲状腺瘤、血栓性血小板减少性紫癜、脑动脉硬化、瓣膜赘生物栓子、硬膜外血肿、脑淋巴瘤、药源性疾病包括：药物过量或应用皮质类固醇（精神异常）、非甾体抗炎药不良反应（耳鸣、精神错乱）、氯喹不良反应（兴奋、抽搐）、硫唑嘌呤不良反应（无菌性脑膜炎）等。

1. 各种并发疾病

（1）颅内感染：SLE患者多伴脏器功能不良，长期使用糖皮质激素和（或）免疫抑制剂，易继发感染，特别是结核、真菌感染及新型隐球菌感染。脑脊液培养或血清学或影像检查可提示诊断，新型隐球菌乳胶凝集法检测新型隐球菌病患者的荚膜多糖抗原有助于新型隐球菌感染的诊断。

（2）电解质紊乱：在急性和慢性低钠血症，脑细胞水含量增加，然而由于降低脑细胞电解质含量，慢性低血钠时，脑与血浆之间的渗透平衡，允许水进入脑内，而脑肿胀不如预计的严重。急性低钠血症，脑细胞不可能矫正其张力接近正常，结果产生水肿。因此 CNS 功能障碍症状比较常见，急性低钠血症死亡率高于慢性低钠血症。血钠水平小于 125 mmol/L 者常引起恶心、不适；血钠水平 115～120 mmol/L 时则有头痛、乏力、感觉迟钝，血钠进一步降低则可出现抽搐、昏迷等。高钠早期可出现乏力、头痛、易激动兴奋，而后逐步进展为震颤、抽搐、昏迷；高镁和低镁血症也都可有神经精神表现。

（3）高黏滞度综合征和冷球蛋白血症可引起头晕，神志模糊。

（4）甲状腺疾病：甲状腺功能亢进可引起兴奋多动，性情急躁，甚至躁狂，或焦虑、抑郁。

（5）其他：高血压、尿毒症、肝性脑病、动脉粥样硬化性中风、瓣膜赘生物脱落栓子、硬膜下血肿、低氧血症、发热、脑内淋巴瘤等。

2. 药物因素

（1）类固醇精神病：精神症状的发生与糖皮质激素的日用量呈正相关，以泼尼松计算，40 mg/d 时发生率为 1.3%，上升到大于 80 mg/d 时发生率高达 18.4%，糖皮质激素减量，抗精神药物治疗后，24 h 内症状改善。

（2）布洛芬和相关的 NSAIDs 可引起无菌性脑膜炎。

（3）大剂量抗疟药产生狂躁、眩晕、头痛、耳鸣。

（4）抗凝药引起的颅内出血。

（5）α–甲基多巴最常有运动障碍，其他的不良反应（2% 以上）有幻觉、精神错乱、头晕、舞蹈病和口干。偶有（1%～2%）做梦异常、肌张力障碍、嗜睡、失眠、忧郁、罕见头痛（0.5%～1%）、定向力障碍、感觉异常、呼吸困难、锥体外系症状和运动障碍、脑敏感性下降、激动、焦虑、跌倒、步态异常和视觉模糊。

（6）西咪替丁可通过血脑屏障，具有一定的神经毒性。头痛、头晕、嗜睡较常见。

（7）环孢素 A 可引起抑郁、狂躁、嗜睡、甚至不可逆性痴呆。

三、治疗措施

（一）治疗原则

糖皮质激素、免疫抑制、抗凝治疗和支持治疗是目前 NP-SLE 的主要治疗方法，对症治疗是处理 NP-SLE 的常用措施。分辨神经精神症状的原因十分重要，狼疮活动所致，还是其他因素诱发，其治疗不尽相同。如有可能，尽量去除诱发因素，积极控制精神神经症状。NP-SLF 虽可单独出现，但大部分患者同时有其他严重临床表现，如急进性狼疮性肾炎、严重的溶血性贫血、血小板减少性紫癜、粒细胞缺乏症、严重心脏损害、严重狼疮性肺炎、严重狼疮性肝炎、严重的血管炎等，应采取积极的治疗措施。

（二）药物治疗

1. 糖皮质激素

糖皮质激素是治疗 NP-SLE 的主要药物。治疗前，评估疾病的严重程度，根据器官损害的程度选择糖皮质激素的剂量、给药方法，明确治疗目标，在预期的时间内病情未减轻或加重，未达到预期治疗目标，应及时修正或改变治疗策略。NP-SLE 如有急性精神紊乱、严重头疼、弥散性脱髓鞘综合征、癫痫大发作、昏迷以及头颅 MRI 显示脑灰质、白质弥漫性损害等重症 NP-SLE 表现的患者，应在几天内得到改善，而其他表现如精神病、运动障碍和认知障碍需几周才能改善。急性重症患者可静脉输注甲泼尼龙 500～1 000 mg/d×3 d，以后改为口服泼尼松 1～2 mg/（kg·d）治疗。横断性脊髓炎早期（1 周内）大剂量激素静脉冲击治疗预后较好。观察患者对激素用量的反应有助于鉴别精神异常是 SLE 引起的还是糖皮质激素诱发。要注意观察及预防药物的不良反应如糖尿病、高血压、消化性溃疡病等。

2. 免疫抑制剂

常选用环磷酰胺、硫唑嘌呤、氨甲蝶呤、霉酚酸酯。环磷酰胺冲击适用于重症 NP-SLE，10～20 mg/kg，每 2～4 周 1 次。难治性 NP-SLE 可用鞘内注射氨甲蝶呤 10 mg + 地塞米松 10 mg/ 次，1 次 / 周，辅助全身用药。

3. 抗凝治疗

抗凝/抗血小板聚集治疗是 NP-SLE 一个重要的治疗措施，APL 与短阵性脑缺血、缺血性卒中、一过性黑蒙和脑静脉血栓、舞蹈病、认知功能不全、头痛、横断脊髓炎和癫痫发作显著相关，阿司匹林 75 ~ 100 mg/d 作为首选。发生过血栓事件的患者可用华法林长期抗凝治疗，使国际标准化比率（INR）控制在 2 ~ 3 是抗栓、预防复发最有效的治疗，有高危因素的患者（如动脉、静脉血栓），有人建议提高 Target INR 至 3 ~ 4，但出血风险增加，狼疮抗凝物可影响患者 INR 测定结果，使 INR 值升高，应注意。在血栓急性期需要肝素治疗。对横断性脊髓炎抗凝治疗亦有效。

4. 对症治疗

（1）精神症状：合用抗精神药如，奋乃静、氯丙嗪、氯普噻吨、百忧解等治疗。

（2）认知功能不良：可应用百路达（银杏叶制剂）、阿米三嗪/梦巴新（都可喜）、吡拉西坦（脑复康）、茴拉西坦（三乐喜）、双氢麦角碱（喜德镇）、氢麦角碱等治疗。

（3）痴呆：可用细胞代谢药如，胞二磷胆碱、三磷腺苷（ATP）、阿米三嗪/梦巴新（都可喜）、艾地苯醌（雅喜）、双氯麦角碱等治疗。

（4）抽搐：可用卡马西平、丙戊酸钠、苯妥英钠治疗。

（5）运动障碍：舞蹈症—投掷症可用氟哌啶醇、氯硝西泮、硫必利等治疗。帕金森病可用苯海素、美多巴、培高利特等治疗。

（6）瘫痪：可用细胞代谢药、减低肌张力药（巴氯芬、乙哌立松）、中药、理疗、针灸治疗。

（7）狼疮头痛：按偏头痛治疗给予氟桂利嗪、苯噻啶、皮质类固醇或血小板拮抗剂。

5. 根据病情选择治疗

（1）轻度弥漫性症状：头痛、抑郁、精神病，对症治疗。

（2）严重或进行性弥漫性症状：①泼尼松 1 mg/（kg·d），分次口服，每 24 h 剂量加倍，直到病人症状改善。②甲泼尼松 1 g/d，静脉滴注，用 3 d 后减至 1 mg/（kg·d）。③环磷酰胺 0.75 ~ 1 g/m^2，每 3 ~ 6 周 1 次。④血浆置换。⑤丙种球蛋白。⑥鞘内注射地塞米松和氨甲蝶呤。

四、预后评估

NP-SLE 仍然是 SLE 患者危及生命的重要因素，一般认为 NP-SLE 的病死率为 7% ~ 19%。NP-SLE 中以急性精神紊乱、严重头痛、弥散性脱髓鞘综合征、癫痫大发作、昏迷以及头颅 MRI 显示脑灰质、白质弥漫性损害、危及生命的脑血管病及横断性脊髓炎等为重症 NP-SLE。

五、最新进展及展望

对 NP-SLE 复杂的病因及发病机制的研究成为自身免疫病和神经科学研究的热点，NP-SLE 的易感基因还不十分明确，抗神经元抗体在发病中的作用还需进一步阐明。治疗上干细胞移植、生物制剂应用还在临床研究中。

（李荣良）

微信扫码
◆ 临床科研
◆ 医学前沿
◆ 临床资讯
◆ 临床笔记

第三章

类风湿性关节炎

类风湿性关节炎（rheumatoid arthritis，RA）是一种原因不明的慢性多系统疾病。对称性的累积外周关节的持续性滑膜炎则是 RA 的特征性表现。RA 的标志是滑膜炎症会破坏软骨和侵蚀骨质，最终影响到关节的完整性。

RA 分布在世界各地，不同人群的患病率从 0.18％到 1.07％不等。RA 有一定种族差异。印度人比白种人高，高加索人高于亚洲人。中国患病率较低，约为 0.32％~0.36％。RA 可以发病于所有年龄段，高峰年龄在 30~50 岁。RA 发生于女性较多，男女比例约为 1：（2~4）。

类风湿关节炎类似于中医的尪痹，尪痹属于痹病的范畴，又不完全同于痹病，具有自身的病机及诊治特点。

一、中医病因病机

（一）病因

从发病学角度看，可将其概括为正虚、邪侵。然而其中又由各自不同的原因引起，而引起正虚邪侵的直接和间接原因，就是尪痹发生的原因。

1. 外邪侵袭

对于痹病产生的原因，历代医家均相当重视外邪致痹，《素问·痹论》开篇即曰："痹之安生？岐伯对曰：风寒湿三气杂至，合而为痹也"，又曰："所谓痹者，各以其时重感于风寒湿之气也……不与风寒湿气合，故不为痹"。后世医家多循此说，明龚信和龚廷贤在其《古今医鉴》曰："至如白虎历节风……无非风寒湿三气乘之也"。清·庆云阁《医学摘粹》中曰："历节风者，风寒湿之邪，伤于筋骨者也"。与外邪入侵有关的因素主要有如下几个方面。

（1）季节气候异常：季节气候异常是指季节气候发生异常变化，如"六气"发生太过或不及或非其时而有其气，春天当温反寒，冬天当寒反热；或气候变化过于急骤，暴寒暴暖，超过了一定的限度，超过了人体适应和调节能力，此时"六气"即成"六淫"而致痹。如《素问·本病论》曰："天埃黄气，地布湿蒸，民病四肢不举，昏眩肢节痛，腹满填臆""少阴不迁正，即冷气不退，春冷后寒，暄暖不时。民病寒热，四肢烦痛，腰脊强直"。《素问·至真要大论》曰："太阳在泉，寒复内余，则腰尻痛，屈伸不利，股胫足膝中痛"；"厥阴在泉，客胜则大关节不利，内为痉强拘瘛，外为不便，主胜则筋骨繇并，腰腹时痛"。"六淫"中与痹病的产生较为密切的，莫过于风、寒、湿，上述《内经》条文，"地布湿蒸"示湿也，"少阴不迁正……春冷后寒""寒复内余"示寒也，"厥阴在泉"示风也。本为六气，当至而未至，当去而未去，不当来而来，均可导致疾病的产生。另一方面，如清·尤怡《金匮翼·热痹》言："热痹者，闭热于内也"，清·叶天士在《临证指南医案·卷七·痹》也指出："有暑伤气湿热入络而为痹者"，《儒门事亲》则认为"痹病以湿热为源，风寒为兼，三气合而为痹"。提示热邪致痹，也可见之。从临床上看，类风湿关节炎患者往往遇寒冷、潮湿的气候而发病，且往往因气候变化而加重或缓解，均说明四季气候变化异常是类风湿关节炎的重要外因。

（2）居处环境欠佳：《素问·痹论》指出："食饮居处为其病本"。其人居住在寒冷、潮湿地区或长期在高温、水中、潮湿、寒冷、野外等环境中生活工作而易患痹病。《金匮要略·痉湿暍病脉证治》："此病伤于汗出当风，或久伤取冷所致也"。临床上，也常有患者是因为长期生活在潮湿环境中，或者是长期在湿冷环境中工作，而导致病发。现代研究亦表明，寒冷和潮湿作为一种全身刺激因子，作用于具有某些遗传特征者的免疫系统，使其发生改变，从而促使类风湿发病。另外，寒冷和潮湿作为不良的环境因素，可能诱发或加剧某些致病因子的作用，从而通过自身免疫机制发生类风湿关节炎。

（3）调摄不慎：导致邪侵引发痹病的另一个原因是调摄不慎，即日常生活不注意防护。《素问·五藏生成篇》曰："卧出而风吹之，血凝于肤者为痹"。《症因脉治·湿痹》也说："或冲风冒雨，湿留肌肉，内传经脉，或雨湿之年，起居不慎，而湿之症作矣"。风寒湿为外在因素，如人能适时适地加衣添被，则可拒病于门外。如睡眠时不着被褥，夜间单衣外出，病后及劳后居外檐下、电扇下受风，汗出入水中，冒雨涉水等，则风寒湿之邪随而入体，成为致病因素。

因此，无论是季节气候异常、居处环境欠佳，还是调摄不慎均可引发外邪侵袭而为痹病。

2. 内伤脏腑

外邪，无论是风寒湿，还是暑热之邪，其于尪痹而言，更多的是作为诱因，而真正的病因在于内虚，尤其是肾之虚损。《中藏经》云："五脏六腑，感于邪气，乱于真气，闭而不仁，故曰痹也"，指出脏腑之亏虚而致痹也。同时，我们一再强调，尪痹有别于一般的痹病，因本病容易导致关节变形，若得不到有效的治疗，致残率相当高。"肾主骨生髓"，关节变形与肾之虚损有着密不可分的关系。其次为肝，《金匮要略·中风历节病脉证并治》曰："寸口脉沉而弱，沉即主骨，弱即主筋，沉即为肾，弱即为肝"，阐述了肝肾先虚是外邪发为本病的决定性因素。再者为脾，肾为先天之本，而脾则为后天之本，先天有赖于后天的营养，故脾虚也在本病"内虚"中占有重要位置。凡可引起的肾、肝、脾亏虚的原因都有可能导致本病的发生。

（1）禀赋不足：历代医家早已认识到禀赋不足是痹病发生的主要因素之一。或年迈体弱受孕，或早婚早孕，或多孕多产，或妊期失养，上述种种情况下出生之儿，均有可能出现肾气不足情况。其于痹也，如《医门法律·中风门》言"非必为风寒湿所痹，多先天禀赋肾气衰薄，阴寒凝聚于腰膝不解"，清·尤在泾指出："盖非肝肾先虚，则先得水气，未便入筋骨；非水湿内侵，则肝肾先虚，未必便成历节。仲景欲举其标，而先究其本，以为历节多从虚得之也"。禀赋不足是痹病发生不可忽视的重要因素。先天禀赋不足，肾气亏虚，肾主骨生髓，肾气之亏虚，导致骨之破坏。

（2）劳逸过度：过度劳累或安逸均可损伤正气，成为痹病的发病因素之一。首先，劳力过度致正虚进而可致痹。《素问·宣明五气篇》曰："久视伤血，久卧伤气，久坐伤肉，久立伤骨，久行伤筋，是谓五劳所伤"。是提示劳力过度而导致正气的亏虚，损及五脏。《金匮要略·血痹虚劳病脉证治》曰："血痹病从何得之？师曰……重因疲劳汗出，卧不时动摇，加被微风遂得之"。其次，劳神过度及劳欲过度同样有损正气而致痹。劳神过度，主要指长期思考用脑过度，劳伤心脾，损伤肝血。《三因极一病证方论–五劳证治》说："以其尽力谋虑则肝劳，曲运神机则心劳，意外致思则脾劳"。其致痹也，如《中藏经》言："气痹者，愁思喜怒过多，则气结于上"。劳欲过度，《中藏经·论骨痹》中说："骨痹者，乃嗜欲不节，伤于肾也"。或以身强而不惜精，或不知衰老而强入房，均可导致肾精之亏虚，下元不足，一旦感受外邪则直中于肾，而伤骨成残。再次，不仅过劳易伤正气，过逸同样有所遗害。因为"生命在于运动"，若长期不劳动、不锻炼，易使气血运动迟缓，营卫不足，运行不畅，而致痹矣。《金匮要略·血痹虚劳病脉证并治》提到"夫尊荣人骨弱肌肤盛"，是对养尊处优者最贴切的描述。

（3）大病、久病或产后：首先是病后。无论患何种疾病，都是机体内外环境平衡失调的反映，病瘥之后，多具有以下基本特点：一为阴阳未和，二为气血亏虚，三为正虚邪恋。总之，此时机体防御、抗病、调节能力下降，而易感邪致痹。病后所致正虚，可有营卫气血阴阳之不同，此时感受外邪易致痹病发生。《素问·痹论》说："病久入深，营卫之行涩，经络时疏故不通"；其次是产后。妇女以血为本，《灵枢·五音五味》曰："妇人之生，有余于气，不足于血，以其数脱血也"。这里"数脱血"除经、孕、乳外，产后脱血更为突出，然气血之间相互依存，相互资生，血脱而气往往随之也脱，以致气血亏虚，易感邪罹痹。清·傅山《傅青主女科》中曰："产后百节开张，血脉流散，气弱则经络间血多阻滞，累日不散则筋牵脉引，骨节不利，故腰背不能转侧，手足不能动履"。宋·陈自明《妇人良方》曰："妇人鹤膝风症，因胎产经行失调……而为外邪所伤"。古代医籍多称之产后身痛，临床上所见产后防护不慎，引发痹病甚多，且产后表现为气血亏虚的痹病。

（4）饮食不当：首先，民以食为天，凡过饥或过饱均会导致脾胃受伤，长期的饥饿，或者长期的暴饮暴食，脾胃之气均会受损，是饮食不当的直接原因，如《素问·痹论》曰："饮食自倍，肠胃乃伤……淫气忧思，痹聚在心"。《中藏经》曰："肉痹者，饮食不节，膏粱肥美之所为也"；"血痹者，饮酒过多，怀热太盛"。其次，为食物的偏嗜，《金匮要略·中风历节病脉证并治》曰："味酸则伤筋，筋伤则缓，名曰泄，咸则伤骨，骨伤则痿，名曰枯"。五味有偏嗜，即五脏有所伤。过酸伤肝，过甘伤脾，过咸伤肾，肝脾肾之气有所伤，即又有痹成之机矣。再次，饮食不洁，污浊之气入侵，寒湿、湿热、疫毒三邪蕴积肠内，由里出表，闭阻经络，流注关节，发为肿痛。

（5）七情失调：七情者，喜、怒、忧、思、悲、恐、惊。七情与人体五脏密切联系，与五脏的生理、病理变化相关联。怒伤肝，喜伤心，思伤脾，悲忧伤肺，恐惊伤肾。《中藏经》曰："气痹者，愁忧思喜怒过多，则气结于上，久而不消则伤肺，肺伤则生气渐衰，则邪愈盛。留于上，则胸腹痹而不能食；注于下，则腰脚重而不能行"。并提出"宜节忧思以养气，慎喜怒以全真，此最为良法"的防治原则。宋·陈自明《妇人良方》指出："妇人鹤膝风……或郁怒亏损肝脾，而为外邪所伤"。临床上，也可见到因于家庭变故或自身情绪剧变而发病者，也有因情绪波动而加重病情者。

此外，痰浊瘀血是人体受某种病因作用后，在疾病过程中所形成的病理产物，这些病理产物能直接或间接作用于人体，引发新的病症。宋·陈言《叙痹论》谓："凡人忽患胸背、手脚、颈项、腰胯隐痛不可忍，连筋骨，牵引钓痛，坐卧不宁，时时走易不定……此乃是痰涎伏在心膈上下，变为此疾"。清·林珮琴《类证治裁·痹证》云："诸痹……良由营卫先虚，腠理不密，风寒湿乘虚内袭，正气为内所阻，不能宣汗，因而留滞，气血凝涩，久而成痹"。瘀血者，可以是久病而血气运行不畅成瘀，也可以是跌仆外伤，《灵枢·贼风》篇说："若有所堕坠，恶血在内不去，卒然喜怒不节，饮食不适，寒温不时，腠理闭而不通，其开而遇风寒，则血气凝结，与故邪相袭同为寒痹"。《类证治裁·痹证》还指出："必有湿痰败血瘀滞经络"。《临证指南医案》则曰："经以风寒湿三气合而为痹，然经年累月，外邪留著，气血皆伤，其化为败瘀凝痰，混处经络"。痰瘀致病，可以单独致病，或痰浊致痹，或瘀血致痹，或痰瘀合而着于关节、肌肤，导致局部肿胀、疼痛，也可以相参致病，或参与风寒湿等外邪，或参与脾肾亏虚，甚者，贯穿于整个痹病过程中。

综上所述，类风湿关节炎病因在于气候异常，居处环境欠佳，起居不慎，禀赋不足，劳逸过度，久病大病之后、产后，七情，饮食，跌仆外伤等诸多因素，致邪侵、内伤、痰瘀相互作用而发病。即在正虚的基础之上，风寒湿邪侵入人体，注于经络，留于关节，或内生痰瘀之邪，痹阻经络，气血不通而发为本病。

（二）病机

尽管对类风湿关节炎病因病机的认识不尽相同，但多数医家基本认可本病"正虚外感"这一病机，本病是本虚标实之证，虚实夹杂是其特点，以肝肾不足、脾胃亏虚为本，外邪侵袭、湿热阻滞及痰瘀互结为标。其中痰瘀既是病理产物，又是致病因素。

焦树德教授对本病有着深刻的认识，提出了"尪痹"的病名，以区别于其他痹病，并指出了"肾虚寒盛"是本病的根本病机，本病比一般的风寒湿痹更为复杂，病情更为深重，主要是风寒湿三气杂至之邪，尤其是寒湿之邪，已经深侵入肾，并影响到肝，而致骨损筋挛。然而因本病病程长，病情复杂，在疾病发展过程中、在不同的阶段又错杂了脾胃虚弱、湿热痹阻、痰瘀阻络等病机。

1. 肾虚寒盛

有学者认为，肾虚寒盛是尪痹的根本病机，其特点主要表现在：①素体肾虚，寒湿深侵入肾。或先天禀赋不足或后天失养，遗精滑精，房事过度，劳累过极，产后失血，月经过多等而致肾虚，正不御邪。肾藏精、生髓、主骨，为作强之官。肝肾同源，共养筋骨，肾虚则髓不能满，真气虚衰。风寒湿三气杂至之邪，如寒湿偏胜，则乘虚深侵入肾。肾为寒水之经，寒湿之邪与肾同气相感，故深袭入肾。肾主骨，肾虚邪侵，经络痹阻，血气不行，关节闭塞。肾虚不能生养肝木，肾主骨，肝主筋，筋骨失养，渐至骨松筋挛，关节变形不得屈伸。甚至卷肉缩筋，不得屈伸，尻以代踵，脊以代头，几成废人。②冬季寒盛，感受三邪，肾气应之，寒袭入肾。《素问·痹论》"所谓痹者，各以其时，重感于风寒湿之气也"。"时"指五脏气旺之时（季节），肾旺于冬，寒为冬季主气。冬季寒盛，感受三邪时，肾先应之，故其中的寒邪可伤肾入骨，致骨重不举，瘦削疼痛。肾为肝母，肝肾同源，肾主骨，肝主筋，筋骨失养，久而关节肢体变形，成为尪羸难愈之疾。人于冬季感受风寒湿三气杂至之邪，则寒湿之邪可首先侵肾入骨，而渐成尪痹。③复感三邪，内舍肾肝。宋·张锐："夫痹者……此由人体虚，腠理开，则受于风邪也，其邪先中经络，后入于五脏。其以春遇痹者为筋痹，筋痹不已又遇邪者，则移入于肝也……冬遇痹者为骨痹……骨痹不已又遇邪者则移入于肾"。痹病若迁延不愈，又反复感受三气之邪，则邪气可内舍其所合而渐深入，使病变复杂而深重。冬春之季，天气尚寒冷，此时复感三邪，寒风气胜则可内舍肾肝，筋骨同病，渐成尪痹。正如《素问·痹论》所说："五藏皆有合，病久而不去者，内舍于其合也。故骨痹不已，复感于邪，内舍于肾。筋痹不已，复感于邪，内舍于肝"。

2. 脾胃虚弱

多年临床实践发现，除肾虚寒盛外，脾胃虚弱亦可引发尪痹。金·李东垣《脾胃论》曰："脾病，体重节痛，为痛痹，为寒痹，为诸湿痹"，并提出使用"诸风药，皆是风能胜湿也，及诸甘温药亦可"。《灵枢·百病始生》曰："风雨寒热，不得虚，邪不能独伤人，卒然逢疾风暴雨而不病者，盖无虚，故邪不独伤人，此必因虚邪之风，与其身形，两虚相得，乃客其形"。此虚也，一则虚邪贼风，一则人之正气虚也。脾位于中焦，主运化、升清和主统血，为气血生化之源，机体生命活动的维持和气血津液的化生有赖于脾所运化的水谷精微，脾为后天之本。脾胃虚弱致痹，其一，"太阴之上，湿气主之"，太阴脾在天气即为湿，故湿气也最易伤及予脾，脾喜燥而恶湿也。《素问·至真要大论》曰："太阴司天，湿淫所胜，则沉阴且布，雨变枯槁，胕肿骨痛阴痹，阴痹者按之不得，腰脊头项痛……病本于肾。太溪绝，死不治"。太阴司天，湿气偏胜，民病脾虚湿盛者，也会见及骨痛阴痹。其二，脾虚运化无力，气血生化之源不足，营卫失调，卫外不固。此时再加之调摄不慎，感受风寒湿邪，则易成痹。故《金匮要略·中风历节病脉证并治》曰："营气不通，卫不独行，营卫俱微，三焦无所御，四属断绝，身体羸瘦，独足肿大，黄汗出，胫冷，假令发热便为历节也"。其三，脾虚也可导致先天之本功能失调，肾主骨，故直接与骨有关系非肾无疑，但脾为后天之本，肾的功能得以正常进行，也需脾的支持，如前所引《素问·至真要大论》言太阴司天"骨痛阴痹，阴痹者，按之不得，腰脊头项痛"，"病本于肾"，是脾病及肾也。其四，脾虚不能运化水湿，《素问·至真要大论》曰："诸湿肿满皆属于脾"，水湿停滞于体内则形成痰，阻滞经络，影响气血运行，则成痹病。故脾胃虚弱是尪痹发生的重要原因之一。

3. 湿热痹阻

岭南地处祖国的南端，其南濒临南海，北以五岭为屏障，属亚热带季节性气候。又由于长年受偏东或偏南暖湿气流影响，气候炎热多雨，空气湿度大。长居此者，易生湿热而致病，湿热郁结四肢、关节，则产生痹病，可见关节肿痛，触热，伴见发热，口干口渴。人体感受湿邪，随人体阴阳的盛衰以及湿浊停留的久暂发生转化。邪气侵入人体后，素体阳盛者，虽感受寒湿之邪，邪气入内之后，从阳化热，从而不见寒象，反而出现湿热证。如清·薛生白《湿热病篇》曰："太阴内伤，湿饮停聚，客邪再至，内外相引，故病湿热"。湿热内生，影响气机运行，外则痹阻四肢，而产生关节红肿热痛等不适，如清·尤怡《金匮翼·热痹》言："热痹者，闭热于内也……脏腑经络，先有蓄热，复遇风寒湿气客之，热为寒郁，气不得通，久之，寒也化热，则热痹熻然而热也"。又有因于暴饮暴食，饥饱无度，偏嗜醇酒厚味或过食辛辣，则损伤脾胃，导致中焦运化失司，湿浊内生，积久化热，而成湿热。金·李东垣《脾胃论》："元气之充足，皆由脾胃之气无所伤，而后能滋养元气。若胃气之本弱，饮食自倍，则脾胃之气既伤，而元气亦不能充，而诸病之所由生也"。其致痹也，如明·张景岳《景岳全书》所言："有湿从内生者，以水不化气，阴不从阳而然也，由于脾胃之亏败。其为证也……在经络则为痹，为重，为筋骨疼痛，为腰痛不能转侧，为四肢痿弱酸痛"。清·叶天士认为"湿热入络为痹"，顾松园则于《顾氏医镜》中提出："邪郁病久，风变为火，寒变为热，湿变为痛"。湿者，阴邪也，感受湿邪，与脾相求，而伤脾，阴邪则伤阳，轻者，脾阳受伤，重者，则更深侵于肾，脾虚失健运，肾虚则温煦、推动无力。湿邪凝聚则成痰，阻滞经脉。热者，阳邪也，易伤津耗气，津伤则结，气伤则推动无力，是又为痰为瘀。

4. 痰瘀阻络

瘀血痰浊可以是诱发类风湿关节炎的病因，也是类风湿关节炎病邪作用人体的病理性产物。痰、瘀的病理变化，似乎各有其源，然而追溯其本，痰来自津，瘀本乎血，津血同源，津液是血液重要组成部分，而血的一部分渗出脉，也成津液，二者均源于脾胃之水谷精微。二者皆属阴精，而阴精为病，必然表现为津血的亏耗和留滞，津灼为痰，血滞为瘀，此痰瘀实为同源。有因风寒湿邪侵袭，血气凝结可致津液停聚，变生痰饮而致痹。《素问·五藏生成》曰："卧出而风吹之，血凝于肤者为痹"。指出瘀血与痹病的关系。《灵枢·周痹》："风寒湿气客于外肉之间，迫切而为沫，沫得寒则聚，聚则排分肉而分裂也，分裂则痛，痛则神归之"。《灵枢·痈疽》："寒邪客于经络之中则血泣，血泣则不通"。寒性收引，而致津血运行不畅，又湿性重浊黏腻，停聚日久则凝而为痰，又热伤津耗液，炼液为痰。《医林改错》言："总滋阴，外受之邪，归于何处？总逐风寒、去湿热，已凝之血，更不能活。如水遇风寒，凝结成冰，冰成风寒已散。明此义，治痹症何难"。提出了"痹有瘀血说"。有因脏腑功能失调而致痰瘀，如脾胃，脾胃化生津血，脾胃受损，失健运之能，推动无力，水液不能运行，停于体内，或注于关节，导致痰瘀内生。如《冯氏锦囊秘录》曰："津液受病，化为痰饮，或吐咯上出，或凝滞胸膈，或留聚肠胃，或流注经络四肢，遍身上下，无处不到。其为病也……或四肢麻痹不仁，百病中多有兼痰者"。有因久病而入络者，久病不愈，必耗伤正气，气虚运行津血无力则津停为痰，血滞为瘀；阳气亏虚，温煦气化功能减退，虚寒内生，血行不畅，水液停聚，导致瘀血、水湿及痰饮内生；阴血亏虚则血脉不充，血行不畅而为瘀，阴血亏虚，虚火内生，灼津为痰。血行不畅或血溢脉外，留滞局部，而致使局部血行不畅，筋脉肌肉失养，抗御外邪能力低下，风寒湿或风湿热邪乘虚而入，加重脉络痹阻，导致痹病。如《痹证治验》曰："血行不畅或血溢脉外，留滞局部，而致使局部血行不畅，筋脉肌肉失养，抗御外邪能力低下，风寒湿或风湿热邪乘虚而入，加重脉络痹阻，导致痹证"。痰浊瘀血致痹初起并不一定兼夹，而是以痰浊或瘀血为主。痰浊瘀血既是脏腑功能失调的病理产物，又是导致疾病发生的原因。所以痰浊瘀血导致的痹病往往病因互相交错，病机错综复杂，痰浊瘀血并见，病程较久，症状复杂怪异，诸多症状交互出现。

综上，类风湿关节炎是一种以正虚为本，邪实为标，全身属虚，局部属实的病证。类风湿关节炎整个发病过程中的病机特点是本虚标实，正气虚则易感受风寒湿等外邪而发病，随病情的发展，病邪的深入，又进一步损伤正气，正虚应贯穿于疾病的全过程，但疾病进程中的每一阶段又有其主要矛盾。临床重视本虚标实之病理基础，本虚主要是肾气不足、脾胃虚弱，标实为外邪及有形病理产物，如瘀血、痰浊等。

类风湿关节炎是一种比较特殊的关节炎，其有别于其他关节炎之处，主要在于一则病程长，缠绵不愈，二则会引起关节变形，三则会在疾病过程中出现其他脏器的病变。究其原因，本病之起病，起于其人体之正气虚衰，尤其是肾气亏虚。太阳为表，卫外而为固，少阴与太阳相表里，若少阴先虚于前，则太阳不能卫外于后，若此时或因于气候异常、或因子居处环境不佳等，风寒湿之邪袭于人体表，遂乘虚而入，直中于少阴，从阴内注于骨，而导致关节疼痛，肾不能生骨，则又会令骨节变形。因于体虚，如脾气亏虚，邪气深侵，其中又兼有湿邪或湿热之邪，久留而不去，故使疾病缠绵而难愈。痰瘀因滞而生，寒、湿、热、痰、瘀相互纠结，结节、痰核遂生，骨节亦为之变形，病势亦因之而缠绵。阳气者，养生之本，肾者，五脏六腑之精而藏之，而肾阳不足，则一身之根本动摇，余脏不能得肾精之温养，又加之寒湿痰瘀之纠结，故易使其他脏器受累。

二、西医病因病理

（一）病因

类风湿性关节炎的病因尚未完全明确，目前认为类风湿性关节炎的发病与感染、遗传、内分泌、营养和吸烟等其他因素有关。

1. 感染因素

许多病原体与 RA 的发病有关，包括病毒、逆转录病毒和支原体，但确切的病原学联系尚未建立。

RA 的回顾性研究发现，既往有扁桃体炎、风疹、腮腺炎病史的人群发生 RA 的风险加倍。

（1）细菌感染：据统计，50%～80% 的类风湿关节炎患者在反复链球菌感染后 2～4 周即开始发病；1958 年 Simian 等人将溶血性链球菌注射进兔子的鼻旁窦中引发了类似于类风湿性关节炎的关节炎。实验研究已经表明，A 组链球菌和菌壁有肽聚糖可能是类风湿关节炎发病的一个持续的刺激原，A 组链球菌长期存在于体内转化为连续的抗原，刺激机体产生抗体，发生免疫病理损害从而致病性。支原体所制造的关节炎动物模型与人的类风湿关节炎相似，但不产生人类风湿性关节炎特有的类风湿因子。奇异变形杆菌和结核分枝杆菌可能是与类风湿性关节炎相关的两种最常见的细菌类型。前细菌细胞表面抗原和 HLA-DR4 以及 II 型胶原 α_1 链具有相同的序列。后者中的热休克蛋白 65（HSP65）含有与软骨中发现的糖蛋白之一同源的氨基酸序列。这些细菌可能通过菌体蛋白与患者自身蛋白的交叉免疫反应而引起疾病。

（2）病毒感染：EB 病毒被认为在 RA 的发病机制中起间接作用。它是 B 细胞的多克隆活化剂，能够促进 RA 发生，并且巨噬细胞和 T 细胞缺乏抑制人 B 细胞增殖的能力。与对照组相比，在 RA 患者的咽喉冲洗液中洗脱的 EB 病毒水平更高，并且针对正常和瓜氨酸化的 EB 病毒抗原的抗体水平也较高，以及 EB 特异性细胞毒性 T 细胞反应异常。

1985 年，White 和 Reid 等人首次报道了细小病毒 B19 感染与人类关节疾病有关。后来多项研究发现 RA 患者骨髓、滑膜及关节积液可检测到细小病毒 B19 基因，B19 基因不直接导致关节炎的发生，但可增强关节炎相关基因对环境刺激的反应性。90% 的成人在感染 B19 后出现关节炎症，并且相当大比例的 B19 相关性关节炎患者符合 RA 诊断标准。

由于风疹病毒疹疫苗会引起人类滑膜炎，与细小病毒 B19 感染一样，一些慢性多发性关节炎患者可能与直接感染野生型或减毒风疹病毒有关。

对炎性和非炎症性关节病的滑膜组织的研究也表明存在其他病毒 DNA，如巨细胞病毒和单纯疱疹病毒。

（3）支原体，衣原体感染：支原体和衣原体在关节炎中的潜在作用受到广泛关注。例如，来源于支原体的超抗原可以直接通过巨噬细胞诱导产生非 T 细胞依赖的细胞因子，并促发或者加剧被 II 型胶原免疫的小鼠发生支原体关节炎。在类风湿患者的外周血和滑液中可以检测到发酵支原体。2002 年，Antonio 等人用发酵支原体 P-140 和 P-18 分别免疫家兔，并成功诱导兔关节炎模型，提示发酵支原体感染可能与 RA 有一定联系。

2. 遗传因素

目前的研究表明 RA 的发病率与基因有关。在患有自身抗体—类风湿因子相关疾病的患者的一级亲属中，严重 RA 的发病率约为预计值的 4 倍，而约 10% 的 RA 患者患有一级亲属患病。此外，单卵双胞胎发生 RA 的概率至少是双卵双胞胎的 4 倍，而双卵双胞胎与非双胞胎兄弟姐妹发生 RA 的风险相似。然而，只有 15%～20% 的单卵双胞胎伴有 RA，这提示除遗传之外的其他因素可能在 RA 的发病机制中起重要作用。遗传风险因素不能充分解释 RA 的发病率，环境因素在基本病因中起一定作用。流行病学证据强调了这一点的重要性，非洲的流行病学研究表明，遗传背景相似的人群中，气候和城市化对 RA 发病率和潜在严重程度有重大影响。

3. 内分泌因素

类风湿性关节炎多见于女性，更年期发病率达高峰，妊娠可缓解，产后加重，口服避孕药的女性发病率低，提示雌激素与 RA 发病有关。除性激素外，其他多种内分泌激素与 RA 的疾病过程均有关。早在 1949 年，Hench 等人提出缺乏皮质醇是 RA 的重要致病因素之一。后来的研究也表明 HPA 在抑制 RA 的炎症反应和免疫功能方面起着重要作用。RA 的发生和发展与 HPA 功能障碍、肾上腺皮质储备下降有关。疾病活动（关节僵硬、手握力下降等）与血浆皮质醇水平的下降明显相关。近年来，关于 RA 病因和发病机制的研究证实，RA 患者 HPA 功能下降可能是滑膜炎症发生和持续存在的重要因素。RA 患者常伴有甲状腺功能减退或甲状腺功能亢进，甲状腺分泌减少。RA 患者肾上腺皮质激素水平下降，峰值分泌时间明显延迟，17- 羟基皮质酮需求量成倍增加。正常皮质醇分泌早晨 7:00～8:00，而 RA 患者可推迟在 8:00～12:00 之后，是晨僵的原因之一，用强的松治疗可明显缓解各种关节炎症。

4. 其他因素

除感染、遗传和内分泌因素之外，环境、吸烟、性别、外伤、营养不良及社会、心理精神因素等均可能在 RA 的发生和发展中起一定作用。

就环境而言，寒冷潮湿的工作或生活环境可能导致 RA 或加重 RA。作为一种不良的环境因素，寒冷和潮湿可能会对全身免疫系统产生刺激作用，或加剧其他致病因素的影响，从而导致一些遗传易感人群出现类风湿关节炎。其他职业暴露也可能与 RA 易感性有关，且男性似乎显著于女性。此外，某些化学品，如染发剂等在生活中的接触也有可能影响 RA 的易感性。

在吸烟方面，吸烟是一些人群中血清阳性 RA 最具体的环境危险因素。除吸烟可能与 RA 易感性有关外，还可能影响疾病的严重程度。由于吸烟会加剧局部空气污染，以及吸烟者体内的"污染"可能通过诱导类风湿因子（rheumatoid factor，RF）产生导致 RA。烟草出的某些成分（如尼古丁）可能激活炎症通路并改变免疫反应，从而诱发或加重 RA；吸烟与 HLA-DRBI 共有表位、抗 CCP 抗体之间可能存在相关性；有学者认为吸烟可导致广泛的血管内皮损伤，通过一氧化氮等途径从而与血管炎的发生有关。

越来越多的研究表明，营养因素可以影响 RA 的发病率。大量摄入烘焙或烤制的鱼类，尤其是富含脂肪的鱼类，如鲑鱼或鳟鱼，会减缓 RA 的发展，因为它含有丰富的脂肪酸 δ_3。一项研究表明，饮茶者与不饮茶者相比，RA 的危险性降低。

同时，社会、心理因素、创伤等因素也可诱发 RA。

（二）发病机制

其发病机制目前尚不清楚，目前认为类风湿性关节炎可能是由于携带类风湿性关节炎易感基因受病原体感染导致的机体免疫系统紊乱，通常认为与 T 细胞免疫应答和 B 细胞产生自身抗体有关，由多种细胞产生的细胞因子在类风湿关节炎滑膜病变中也起着非常重要的作用。

1，T 淋巴细胞

T 细胞介导的免疫应答是类风湿性关节炎的主要发病机制，在 RA 的滑膜的细胞成分中 30%～50% 为 T 淋巴细胞，其中大部分是 $CD4^+$ T 淋巴细胞，然而在某些病理组织观察上也有较高的比例。RA 滑膜 T 淋巴细胞端粒酶活性与细胞内滑膜内层增生、新生血管形成和局部淋巴细胞聚集有关。

（1）T 细胞库构成异常：类风湿性关节炎患者体内功能性 T 细胞受体库改变，T 细胞自我稳定受损、外周耐受机制紊乱、增殖功能障碍、多样性减少、浸润到滑膜的 $CD4^+$、$CD8^+$ T 细胞不需要共刺激信号就能产生过量的干扰素 -γ（Interferon，IFN-γ），其也表达穿孔素、裂解细胞并诱导炎症。类风湿关节炎患者的 T 细胞全身性不正常是类风湿关节炎发病的内在因素。

（2）T 细胞在体内的迁移：RA 中 T 淋巴细胞的增殖能力很差，但是在趋化因子作用下 T 细胞会发生由外周向滑膜的迁移，因此使炎症处于持续状态。尤其是产生白细胞介素 -17（IL-17）的辅助 T 细胞（T helper cells，Th）17 细胞的浸润引起关节的破坏和产生防御性修复，造成关节滑膜损伤和关节变形。

（3）T 细胞和其他效应细胞间的相互作用：在 RA 滑膜中 T 淋巴细胞与滑膜细胞之间的相互作用可强化免疫反应，加重骨质破坏的发生。T 细胞不仅与滑膜固有的基质细胞作用，而且与从血中迁移来的单核细胞、树突状细胞、B 细胞相互作用，诱导在类风湿关节炎病程中起主要作用的单核细胞激活和树突状细胞分化。T 细胞被激活后诱发炎症级联反应，刺激巨噬细胞和滑膜细胞释放致炎因子和基质金属蛋白酶（matrix metalloproteinase，MMPs），造成关节滑膜损伤。

2. B 淋巴细胞与自身抗原、抗体

B 细胞在 RA 中的作用包括作为抗原递呈细胞处理和递呈抗原肽供 T 细胞识别，参与 T 细胞的活化，分泌包括 TNF-α 在内的促炎症细胞因子，产生 RF 等自身抗体。

研究表明，RA 患者滑膜组织中存在大量异位生发中心样结构，B 细胞浸润明显，提示自身反应性 B 细胞参与了 RA 的发病机制。在 RA 患者中，成熟 B 细胞遇到 RA 相关抗原刺激并分化成短寿命浆细胞或进入生发中心，产生记忆性自身反应性 B 细胞和长命浆细胞，进而产生 RA 相关自身抗体。这些自身抗体与相应的抗原形成免疫复合物，通过作用于靶细胞表面 Fact 受体或激活补体，进而激活免疫细胞内酪氨酸磷酸化免疫受体途径，引起抗体或补体介导的吞噬作用和超敏反应，导致 RA 中的组织损伤。例如，作为自身抗体的 RF 通过维持 B 细胞的活化和参与免疫复合物激活补体而使炎症反应持续存在具有重要作用。已发现高滴度的 RF 与关节病变的侵袭性、关节外器官受累的发生率以及死亡和致残相关联。

3. 巨噬细胞

巨噬细胞是 RA 发病机制中的重要参与者。RA 炎症滑膜和血管翳处有大量活化的巨噬细胞，这与 RA 疾病的严重程度密切相关。巨噬细胞主要存在两种形式：滑膜内衬层 A 型滑膜细胞与间质内弥散分布的巨噬细胞。活化的巨噬细胞高表达主要组织相容性复合体（major histocompatibility complex，MHC）Ⅱ类分子（MHC Ⅱ），其可分泌能分泌多种促炎因子、趋化因子、生长因子和 MMPs，参与炎症的启动和维持、白细胞的黏附和迁移、基质的降解和血管新生，具有广泛的促炎作用和组织破坏能力。

4. 滑膜成纤维细胞

许多研究已经证实类风湿滑膜成纤维细胞（RASF）的形态和生物学活性发生了变化，包括信号级联反应和凋亡反应分子的变化以及黏附分子和基质降解酶表达的变化，使之在不需要外界不断刺激条件下就处于稳定活化状态。它不仅直接和间接参与骨和软骨的侵蚀，还参与 RA 关节炎炎症的播散、血管翳结构的维持等病理过程。在 RA 疾病的发生和病情迁延具有重要的作用。

5. 细胞因子及细胞黏附因子

细胞因子是由免疫细胞和某些非免疫细胞合成和分泌的一类生物活性物质，用于调节多种细胞生理功能。研究表明，类风湿关节炎滑膜细胞和滑膜组织浸润单核细胞 / 巨噬细胞、淋巴细胞等产生大量细胞因子，这些细胞因子通过作用于多种细胞并相互调节，形成一个复杂的网络，此网络失衡促进了类风湿关节炎的发生和发展。主要细胞因子有 IL-1 和 TNF-α、IL-6、IL-10、血管内皮生长因子（VEGF）等。

（三）病理

RA 的病理损害最常累及全身各处关节滑膜，早期表现是关节滑膜炎症，随之出现血管增殖并可侵蚀关节软骨形成肉芽组织，最终导致关节软骨破坏、纤维化、关节腔狭窄、关节畸形。RA 还可以影响结缔组织，包括皮下组织、心脏、肺、脾脏、血管、淋巴结、眼睛和浆膜等，以同时形成关节外病变。

RA 有三种基本类型。

1. 关节滑膜炎

关节滑膜炎表现为弥漫性或局灶性淋巴细胞和浆细胞浸润，并伴有淋巴细胞滤泡（图 3-1）。

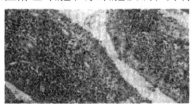

图 3-1　关节滑膜炎病理

2. 血管炎

血管炎主要发生于小动脉和小静脉。血管内皮细胞增生、管腔狭窄甚至阻塞，血管壁纤维素样变性或坏死，常伴有血栓形成，血管周围淋巴细胞及浆细胞浸润（图 3-2）。

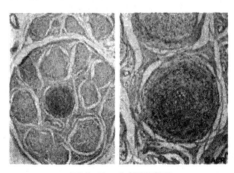

图 3-2　血管炎病理

3. 类风湿结节

结节中央为大片纤维素样坏死灶，坏死灶周围为呈栅栏状或放射状排列的上皮样细胞，外层为增生的毛细血管和聚集的成纤维细胞，伴淋巴细胞及浆细胞浸润，最后则纤维化。主要发生于皮肤，其次为心、肺、脾和浆膜等处（图3-3）。

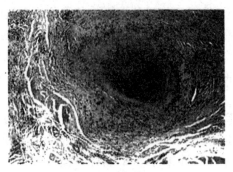

图3-3　类风湿结节病理

三、临床表现

（一）关节表现

1. 疼痛和压痛

对称性、持续性关节疼痛和压痛，程度因人而异，主要累及掌指、指间、腕关节等小关节，亦常见于肘、膝等中大关节，其他如颈椎、颞颌关节、胸锁和肩锁关节也可受累（图3-4）。

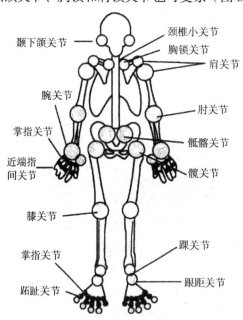

图3-4　RA常见受累关节

2. 肿胀

关节腔积液、滑膜肿胀、组织水肿可致关节周围肿胀，可见于任何关节，当注意与骨性膨大区分。

3. 晨僵

患者晨起或静止一段时间后出现关节发紧和僵硬感，活动及午后可逐渐缓解，时间长短与病情相关，大多持续超过半小时。

4. 关节破坏与畸形

晚期最常见关节畸形是掌指关节半脱位和手指尺偏。近端指间关节过伸使远端指间关节屈曲呈"天鹅颈"畸形，近端指间关节屈曲、远端指间关节过伸形成"纽扣花"畸形。重症患者关节呈纤维性或骨性强直，关节活动受限直至完全丧失功能（图3-5）。

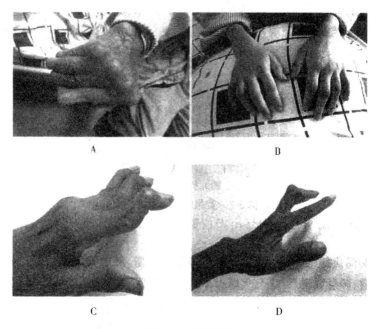

图 3-5 关节畸形

A. 尺侧偏斜；B. 梭形肿胀；C. 天鹅颈畸形；D. 纽扣花样畸形

5. 骨质疏松

骨质疏松是类风湿关节炎早期和常见的 X 征象。其原因可能与疼痛、失用、微循环或神经营养变化激发破骨细胞活跃有关，但可能主要是关节强直失用性引起。

（二）关节外病变

临床医生应该更全面地了解关节的外观，以免错误解读或延误病情。一般 RA 关节疾病只能致残，但关节外表现或其并发症有可能导致死亡。常可伴有低热、贫血、全身不适和乏力、重坠感、食欲不振等症状。

1. 类风湿结节

类风湿结节常见于关节周围、伸肌面，或经常承受机械压力的部位，直径数毫米至数厘米的结节，质硬，活动度差，无疼痛或触痛，见于约25%的典型 RA 患者，最常见在肘部、鹰嘴突等关节隆突部和经常受压处，还可见于心包、心内膜、胸膜、中枢神经组织及肺部等。若结节发生在肺部，X 线见块状、密度均匀的阴影。在组织学上，类风湿结节由中心为坏死物质包括胶原纤维、非胶原纤丝和细胞碎片；排列成栅栏状的表达 HLA-DR 抗原的巨噬细胞的中间带和由肉芽组织形成的外带组成（图 3-6）。

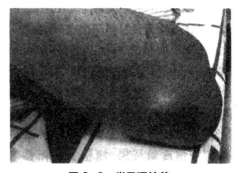

图 3-6 类风湿结节

2. 血管炎

血管炎见于严重的 RA 或有高滴度循环类风湿因子患者。主要累及病变组织的中、小动脉以及静脉，多伴有淋巴结病变及骨质破坏（图 3-7）。实验室检查可见补体下降、免疫复合物沉积、冷球蛋白阳性等。临床可表现为肾脏受累、尿常规异常；眼部患有巩膜炎、虹膜炎、角膜炎；雷诺现象、指端坏死、慢性溃疡和紫癜等。

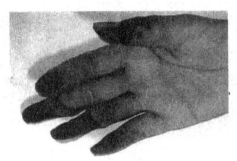

图 3-7　类风湿血管炎病变

（三）胸膜和肺部

常见间质性肺炎、肺间质纤维化、肺类风湿结节、肺动脉高压、肺血管炎及胸膜炎等。肺间质纤维化最常见，临床症状为咳嗽难愈，静息或动后气促、气短。X 线见肺纹理增粗、紊乱，或呈网状结节阴影（图 3-8）。

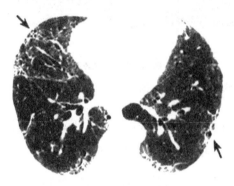

图 3-8　肺间质纤维化

4. 肾脏改变

临床表现为血尿、蛋白尿。其因可能是由于 RA 导致肾淀粉样变、肾实质病变（膜性、系膜增生性肾小球炎、间质性肾炎、局灶性肾小球硬化）以及药物毒副反应所致。活检可见淀粉样蛋白沉积，血清抗淀粉蛋白 P 抗体阳性。

5. 神经系统损害

常见肢体远端麻木、烧灼感或不同程度的感觉减退，手套样、袜套样的痛、触觉减退，麻木感。因补体、免疫复合物等导致的神经脱髓鞘、末梢变性或血管炎病变。可见感觉型及混合型周围神经病、多发性单神经炎、颈脊髓神经病、硬膜外结节导致的脊髓受压等。

6. 骨骼肌肉的改变

该病可继发肌炎、骨质疏松、腱鞘炎，甚或病理性骨折。

7. 心脏

该病可出现心包炎、心内膜炎、心肌炎，可出现于病程任何阶段，可伴发血管炎。

8. 淋巴结病

30% 的患者可出现淋巴肿大，伴有病情活动、ESR 增快、RF 阳性，病理显示淋巴滤泡散在性均匀增生，生发中心 CD8[+] T 细胞浸润。

9. 其他

继发性干燥综合征，巩膜炎、角膜炎，慢性胃炎及消化道出血，感染（肺部感染多见，中枢神经系统隐球菌感染、特异性感染如结核等，近年来有增多的趋势）等。并发症大多很严重，有些可能与激素及免疫抑制剂的长期应用有关，构成目前 RA 的重要死因。

四、实验室和影像学检查

（一）实验室检查

1. 血常规

RA 患者常见轻度贫血，一般是正细胞正色素性贫血，与 RA 的慢性病程及药物治疗有关，其程度与 RA 的病情活动度也有一定相关性。如果 RA 患者出现低色素贫血，则提示患者存在慢性失血的可能，尤其是使用 NSAIDs 的患者需警惕有无消化道慢性失血。RA 患者也常见血小板升高，并且和疾病活动度有相关；很少发生白细胞升高，偶有轻度升高。RA 患者很少出现白细胞和血小板减少，如有出现则多见于药物治疗的副作用，或者并发 Felty 综合征。

2. 炎性标志物

几乎所有的活动性 RA 患者均有 ESR 和 C 反应蛋白（C reactive protein，CRP）升高，并且与疾病活动性相关，其中 CRP 的升高还和骨破坏有一定的相关性。

3. 周围血清免疫学

急性活动期多见免疫球蛋白（Ig）的增高，以 IgG 最为明显，高滴度的 IgM 对本病的诊断有一定意义。总补体降低，C_3 轻度升高（关节滑膜液可见 C_3 明显升高）。活动期时可见 T 细胞亚群 CD4$^+$/CD8$^+$ 值增高。

4. 关节滑液

RA 关节滑液呈淡黄色、薄雾状，富含纤维蛋白，白细胞数在（5 ~ 25）×10^9/L，至少 50% 的细胞为多形核白细胞，无结晶，滑液中葡萄糖水平正常，培养阴性。

5. 自身抗体

RA 患者自身抗体的检出，是 RA 有别于其他炎性关节炎，如银屑病关节炎、反应性关节炎和骨关节炎的标志之一。

（1）类风湿因子：RF 对于 RA 诊断的敏感性约 60% ~ 78%，但特异性相对较低，为 40% ~ 60%，但随着滴度的增加，其特异性亦有所提高。除 RA 外，高滴度的 RF 也可见于原发性干燥综合征和混合性冷球蛋白血症。同时，低滴度的 RF 还见于其他自身免疫性疾病及慢性感染性疾病，如细菌性心内膜炎、病毒性肝炎及结核等。此外，类风湿因子还可见于 5% 健康人和 10% 以上的老年人。虽然，类风湿因子的存在不能确定 RA 的诊断，也不能作为 RA 的筛查，但 RF 对于 RA 的预后判断确具有一定的意义，高滴度 RF 常提示病情较重，进展快，骨破坏严重，以及容易出现类风湿结节和血管炎等关节外表现。总之，当患者临床表现提示 RA 时，检查发现 RF 可确认诊断；如果为高滴度阳性，表明患者发生严重系统性病变的危险性高。

（2）抗环瓜氨酸多肽（CCP）：通过对 DAS（disease activity score），HAQ（health assessment question-naire）以及影像学评分的连续观察，抗 CCP 抗体阳性的 RA 患者骨破坏较抗体阴性者严重。

（3）抗核周因子（anti per inuclear factor，APF）：APF 可在早期 RA 出现，但其检出率与病程长短无相关性。APF 阳性往往提示预后欠佳，尤其是 RF 阴性而 APF 阳性患者。APF 对 RA 具有较好的敏感性（50% ~ 80%）和高度的特异性（89% ~ 94%），可以作为 RA 的血清特异性抗体。

（4）抗角蛋白抗体（keratin，AKA）：AKA 敏感性（40% ~ 60%）相对 APF 和 RF 较低，但特异性（94% ~ 98%）却比较高。AKA 的滴度与 RA 的病情严重程度相关，它的出现提示预后不良。

（5）抗聚丝蛋白抗体（anti-filiaggrin，AFA）：AFA 采用免疫印迹法或 ELISA 进行检测，结果的灵敏性和准确性较 APF 和 AKA 的间接免疫荧光法都有了极大的提高。AKA 可能参与 RA 的发病，并可能与软骨和骨的破坏相关。其与 APF、AKA 三者互补，能提高 RA 的早期诊断率。

（6）抗突变型瓜氨酸波形蛋白抗体（anti-mutated citrullinated vimentin antibody，MCV）：有学者发现 MCV 抗体和抗 CCP 一样可以出现在 RA 的早期，对 RA 诊断具有很高的敏感性和特异性，与 RA 的预后具有相关性。

（7）抗 Sa 抗体：抗 Sa 抗体可在疾病早期出现，并可提示病情严重，预后不良。虽然 Sa 抗体的敏感性低于 AKA、AFA 以及抗 CCP 抗体，但在 RF 阴性的 RA 患者中，抗 Sa 抗体的阳性率最高。

（8）抗 RA33 抗体：抗 RA33 抗体可见于早期 RA 以及 SLE 等自身免疫性疾病。

（9）葡萄糖 -6- 磷酸 - 异构酶（glucose-6-phosphateisomerase，GPI）抗体：该抗体在 RA 患者的阳性率很低，目前关于 GPI 是否是 RA 的标记性抗体仍不能肯定。

但在这些抗体中，RF 的阳性率最高。抗 CCP 抗体、抗 MCV 抗体和抗 Sa 抗体的特异性最高。故联合 RF 与上述抗体的检测能极大地提高 RA 的早期诊断率。CCP 抗体是目前临床应用最广泛的 RA 早期诊断的一个自身抗体，且通过 DAS、HAQ 以及影像学评分的连续观察，抗 CCP 抗体阳性的 RA 患者骨破坏较阴性者严重。所以，目前绝大部分医院均开展了 RF 与抗 CCP 抗体的联合检测。虽然也与 AKA、RA33、GPI、Sa 等抗体联合检测，但因阳性率相对较低，目前仍未普遍开展。

（二）影像学检查

在疾病早期，受累关节的影像学评估对诊断的帮助不大，随着疾病的进展，影像学异常变得更为显著，但没有一种影像学可确诊 RA。影像学检查的主要价值是明确由疾病导致的软骨破坏和骨质侵蚀程度，尤其是估计疾病的侵袭性、检查改善病情药物的疗效或决定是否需要手术干预。

1. X 线检查

双手、腕关节以及其他受累关节的 X 线片对本病的诊断有重要意义。早期 X 线表现为关节周围软组织肿胀及关节附近骨质疏松，随病情进展可出现关节面破坏、关节间隙狭窄、关节融合或脱位。参照 1987 年美国风湿病学会标准，根据关节破坏程度可将 X 线改变分为 4 期（表 3-1，图 3-9）。

表 3-1　类风湿关节炎 X 线分期

Ⅰ期（早期）
1*.X 线检查无骨质破坏性改变
2.可见骨质疏松
Ⅱ期（中期）
1*.X 线显示骨质疏松，可有轻度的软骨破坏，伴或不伴有轻度的软骨下骨质破坏
2*.可有关节活动受限，但无关节畸形
3.关节邻近肌肉萎缩
4.有关节外软组织病变，如结节或腱鞘炎
Ⅲ期（严重期）
1*.X 线显示有骨质疏松伴软骨或骨质破坏
2*.关节畸形，如半脱位，尺侧偏斜或过伸，无纤维性或骨性强直
3.广泛的肌萎缩
4.有关节外软组织病变，如结节或腱鞘炎
Ⅳ期（终末期）
1*.纤维性或骨性强直
2.Ⅲ期标准内各条

注：标准前冠有 * 号者为病期分类的必备条件

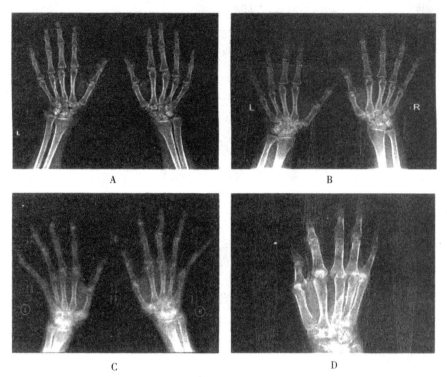

图 3-9　类风湿关节炎 X 线分期

　A. 类风湿关节炎 X 线 I 期；B. 类风湿关节炎 X 线 II 期；C. 类风湿关节炎 X 线 III 期；D. 类风湿关节炎 X 线 IV 期

（二）磁共振成像（MRI）

　　研究发现 MRI 可以显示与类风湿关节炎有关的所有病理改变，包括滑膜、肌腱和韧带的炎症，关节内和关节外的积液，软骨的病变，以及骨的水肿和侵蚀。在显示关节病变方面优于 X 线，近年已越来越多地应用到 RA 的早期诊断中。典型的 RA 的 MRI 改变首先是关节炎性反应初期出现的滑膜增厚，继而产生骨髓水肿，最后形成骨侵蚀（图 3-10）。

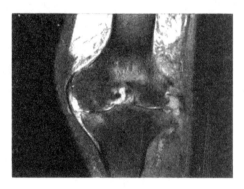

图 3-10　骨髓水肿 T_2WI

（三）超声检查

　　高频超声能清晰显示关节腔、关节滑膜、滑囊、关节腔积液、关节软骨厚度及形态等，彩色多普勒血流显像（CDFI）和彩色多普勒能量图（CDE）能直观地检测关节组内血流的分布，反映滑膜增生的情况，并具有很高的敏感性。超声检查还可以动态判断关节积液量的多少和距体表的距离，用以指导关节穿刺及治疗（图 3-11，图 3-12）。

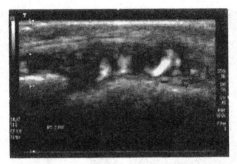

图 3-11　滑膜炎彩色多普勒

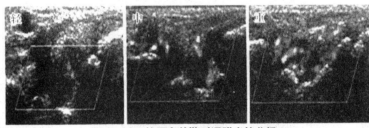

图 3-12　能量多普勒对滑膜炎的分级

五、诊断与鉴别诊断

（一）诊断

美国风湿协会在 1987 修订了 RA 的分类标准。与患有其他风湿病的患者对照，该标准诊断 RA 的敏感性为 91%～94%，特异性为 89%。尽管这一标准是以研究为目标而提出的基本分类，但可作为诊断的指南（表 3-2）。

从 RA 起病到明确诊断的平均时间为 9 个月，通常与起始症状不特异有关。典型起病的 RA 诊断很容易，而多数患者在最初的 1～2 年内才表现出特征性的临床特点。在疾病早期仅有全身症状或间断的关节痛或不对称的关节炎症，诊断比较困难。

2009 年 ACR 和欧洲抗风湿病联盟（EULAR）提出了 RA 分类标准和评分系统，即：至少 1 个关节肿痛，并有滑膜炎的证据（临床或超声或 MRI）；同时排除了其他疾病引起的关节炎，并有典型的常规放射学 RA 骨破坏的改变，可诊断为 RA（表 3-3）。另外，该标准对关节受累情况、血清学指标、滑膜炎持续时间和急性时相反应物 4 个部分进行评分，总得分 6 分以上也可诊断 RA。

表 3-2　1987 年美国风湿病学会的 RA 分类诊断

条件	定义
1. 晨僵	关节及其周围僵硬感至少持续 1 h
2. ≥ 3 个关节以上关节区的关节炎	医生观察到下列 14 个关节区（两侧的近端之间关节、掌指关节、腕肘膝踝及趾关节）中至少 3 个有软组织肿胀或积液（不是单纯骨隆起）
3. 手关节炎	腕、掌指或近端指间关节区中，至少有一个关节区肿胀
4. 对称性关节炎	作用两侧关节同时受累（两侧近端指间关节，掌指关节及趾关节受累时，不一定绝对对称）
5. 类风湿结节	医生观察到在骨突部位、伸肌表面或关节周围有皮下结节
6.RF 阳性	任何检测方法证明血清中 RF 含量升高（该方法在健康人群中的阳性率 <5%）
7. 影像学改变	在手和腕的后前位相，上有典型的 RA 影像学改变：必须包括骨质侵蚀或受累关节及其邻近部位有明确的骨质脱钙

注：以上 7 条满足 4 条或 4 条以上并排除其他关节炎可诊断 RA，条件 1～4 必须持续至少 6 周。

表3-3　ACR/FULAR 2009年RA分类标准和评分系统

受累关节情况	受累关节数	得分
中大关节	1	0
小关节	2 ~ 10	1
	1 ~ 3	2
	4 ~ 10	3
	> 10 个	5
血清学		
RF 或抗 CCP 抗体均阴性		0
RF 或抗 CCP 抗体至少 1 项滴度阳性		2
RF 或抗 CCP 抗体至少 1 项高滴度（＞正常上限 3 倍）阳性		3
滑膜炎持续时间		
<6 周		0
>6 周		1
急性时相反应物		
CRP 或 ESR 均正常		0
CKP 或 ESR 增高		1

（二）鉴别诊断

在 RA 的诊断中，应注意与骨关节炎、痛风性关节炎、血清阴性脊柱关节病、系统性红斑狼疮、干燥综合征及硬皮病等其他结缔组织病所致的关节炎鉴别。

1. 骨关节炎

该病在中老年人多发，主要累及膝、髋等负重关节。活动时关节痛加重，可有关节肿胀和积液。部分患者的远端指间关节出现特征性赫伯登（Heberden）结节（图 3-13），而在近指端关节可出现布夏尔（Bou-chard）结节。

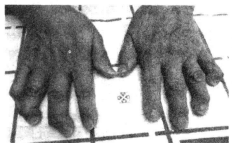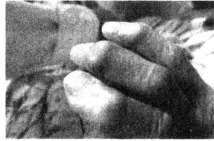

图 3-13　赫伯登（Heberden）结节

骨关节炎患者很少出现对称性近端指间关节、腕关节受累，无类风湿结节，晨僵时间短或无晨僵。此外，骨关节炎患者的 ESR 多为轻度增快，而 RF 阴性。X 线显示关节边缘增生或骨赘形成，晚期由于软骨破坏出现关节间隙狭窄。

2. 痛风性关节炎

该病多见于中年男性，常表现为关节炎反复急性发作。好发部位为第一跖趾关节或跗关节，也可侵犯膝、踝、肘、腕及手关节。本病患者血清自身抗体阴性，而血尿酸水平大多增高。慢性重症者可在关节周围和耳郭等部位出现痛风石。

3. 银屑病关节炎

该病以手指或足趾远端关节受累更为常见，发病前或病程中出现银屑病的皮肤或指甲病变，可有关节畸形，但对称性指间关节炎较少，RF 阴性。

4. 强直性脊柱炎

本病以青年男性多发，主要侵犯骶髂关节及脊柱，部分患者可出现以膝、踝、髋关节为主的非对称性下肢大关节肿痛。该病常伴有肌腱端炎，HLA-B27 阳性而 RF 阴性。骶髂关节炎及脊柱的 X 线改变对诊断有重要意义。

5. 结缔组织病所致的关节炎

干燥综合征、系统性红斑狼疮均可有关节症状，且部分患者类风湿因子阳性，但它们都有相应的特征性临床表现和自身抗体。

6. 其他

对不典型的以单个或少关节起病的类风湿关节炎要与感染性关节炎（包括结核感染）、反应性关节炎和风湿热相鉴别。

（三）特殊类型的类风湿关节炎

1. 缓和的血清阴性对称性滑膜炎伴凹陷性水肿综合征

缓和的血清阴性对称性滑膜炎伴凹陷性水肿综合征（remitting seronegative symmetrical synovitis with pitting edema，RS3PE）是 RA 的一种特殊类型。其特点为：①多见于老年人。②表现为突发的手背凹陷性水肿、腕关节滑囊炎及手指屈肌腱鞘炎，足与踝关节也可有类似表现。③ RF 多为阴性。④ HLA-B27 多为阳性。⑤单用非甾体消炎药疗效差，小剂量激素或羟氯喹与非甾体消炎药合用效果好。

2. 复发性风湿病

复发性风湿病（palindromic rheumatism），也称回纹型风湿病，多见于 30～60 岁之间，以关节红、肿、热、痛间歇性发作为特征。关节常于午后发作，起病突然，疼痛在几小时至几天达到高峰，可以突然缓解。疼痛程度不一，可以从钝痛到严重的爆裂性疼痛。掌指关节和近端指间关节最常受累，其次为腕、膝、肩、踝、足、肘、髋关节。疼痛常伴有肿胀，但晨僵少见。实验室检查大部分患者无血象异常，补体、免疫复合物均正常。可有一过性急性期反应物（如 ESR、CRP）升高。有报道部分患者类风湿因子和（或）抗 CCP 抗体阳性，这部分患者最终演变为类风湿关节炎的概率增大。X 线检查除发作期软组织肿胀外，无异常发现。

3. 血清阴性类风湿关节炎

约有 20%～40% 的 RA 患者 RF 阴性，这类患者常被称为血清阴性类风湿关节炎（seronegative RA，SNRA），被认为是 RA 的一种特殊亚型。SNRA 是指长期随访检测 RF 始终阴性，而又符合 ACR 的 RA 诊断标准的一种特殊类型的 RA。这里的 SNRA 不包括 Still 病和 RS3RE 等 RF 阴性的特殊类型，也不包括在治疗过程中 RF 由阳性转阴性或有阴性转阳性的患者（表 3-4）。

表 3-4　1987 年 Gran 和 Husby 建议的关于 SNRA 的诊断标准

包括标准：

　　符合 ACR 关于 KA 的诊断要求

　　放射学检查有骨侵蚀性改变

　　病程大于 3 年

　　至少测定过 3 次 RK，结果均为阴性

排除标准：

　　放射学检查有骶髂关节炎或脊柱炎表现

　　银屑病

　　炎性肠病相关的关节病

　　其他风湿病

一级亲属患银屑病、强直性脊柱炎、Reiter 综合征或炎性肠病

4. 费尔蒂综合征

费尔蒂综合征（Felty syndrome，Felty 综合征）是 RA 的一种特殊类型。见于 1% 的 RA 患者。常表现为类风湿关节炎、脾大、粒细胞减少。常伴有淋巴结肿大、贫血、下肢溃疡及发热、乏力等全身症状，关节症状较重。本病多见于病程较长的重症 RA 患者。发病年龄多在 50 岁以上，其发生与 HLA–DR4 关系密切。

六、中医治疗

（一）辨证论治

本病主要病机在肾虚寒盛，故本病的治疗原则是以补肾祛寒为主，佐以化湿散风，强壮筋骨，祛瘀通络。如有邪郁欲化热之势时，则须减少燥热之品，加用苦坚清热之品；脾虚湿盛者，加以健脾化湿之品，湿热重者，加以清热化湿之品；痰瘀重者，加以化痰祛瘀之品。

1. 肾虚寒盛证

症状：肾虚寒盛证临床表现为腰膝酸痛，两腿无力，易疲倦，不耐劳作，喜暖怕凉，膝、踝、足趾、肘、腕、手指等关节疼痛、肿胀、僵硬变形。晨起关节发僵，筋挛骨重，肢体关节屈伸不利，甚至变形。舌苔多白，脉象多见尺部弱、小、沉细，余脉可见沉弦、沉滑、沉细弦等象。此乃肾虚为本，寒盛为标，本虚标实之证，临床上最多见。

治则：补肾祛寒，化湿散风，祛瘀壮骨

方药：补肾祛寒治尪汤。川续断 12 ～ 20 g，补骨脂 9 ～ 12 g，熟地黄 12 ～ 24 g，淫羊藿 9 ～ 12 g，制附片 6 ～ 12 g（15 g 以上时，需先煎 20 min），骨碎补 10 ～ 20 g，桂枝 9 ～ 15 g，赤、白芍各 9 ～ 12 g，知母 9 ～ 12 g，羌、独活各 10 ～ 12 g，防风 10 g，麻黄 3 ～ 6 g，苍术 6 ～ 10 g，威灵仙 12 ～ 15 g，伸筋草 30 g，牛膝 9 ～ 15 g，松节 15 g，炙山甲 6 ～ 9 g，土鳖虫 6 ～ 10 g。

方义：本方以《金匮要略》桂枝芍药知母汤合《太平惠民和剂局方》虎骨散加减而成。方中以川续断、补骨脂补肾阳、壮筋骨，制附片壮肾阳、祛寒邪，熟地补肾填精、养肝益血，共为主药。以骨碎补活瘀祛骨风，淫羊藿补肾阳、祛肾风，桂枝、羌、独活、威灵仙搜散少阴经、太阳经及肢体的风寒湿邪，白芍养血荣筋，缓急舒挛，共为辅药。又以防风散风，麻黄散寒，苍术化湿，赤芍活瘀清热，知母滋肾清热，穿山甲通经散结，土鳖虫活瘀壮筋骨，伸筋草舒筋活络，松节通利关节，共为佐药。其中赤芍、知母、土鳖虫兼具反佐之用，以防温药化热。牛膝益肾并能引药入肾为使药。诸药合用，共奏补肾祛寒、散风祛湿、活血通络之功。

加减法：上肢关节病重者去牛膝，加片姜黄 10 g。瘀血明显者加红花 10 g，皂刺 5 ～ 6 g，乳香、没药各 6 g 或苏木 15 ～ 20 g。腰腿痛明显者去松节、苍术，加桑寄生 30 g，并加重川续断、补骨脂用量，随汤药嚼服胡桃肉 1 ～ 2 个（炙）。肢体关节蜷挛僵屈者去苍术、防风、松节，加生薏苡仁 30 ～ 40 g，木瓜 9 ～ 12 g，白僵蚕 10 g。关节痛重者加重附片用量，并再加制川乌 6 ～ 9 g，七厘散 1/3 管（随药冲服）。舌苔白厚腻者去熟地，加砂仁 3 ～ 5 g 或藿香 10 g。脾虚不运、脘胀纳呆者去熟地，加陈皮 10 g，焦麦芽各 10 g。

在肾虚寒盛证基础上可有肾虚标热轻证、肾虚标热重证的变化。①肾虚标热轻证。此证患者夜间关节疼痛时，自觉关节发热，但遇冷遇风时关节疼痛又会加重，并伴有自觉手足心发热，痛剧的关节或微有发热，但皮肤不红，肢体乏力，口干便涩。舌质微红，舌苔微黄，脉象沉弦细略数。此为肾虚邪实，寒邪久郁或服热药助阳而邪欲化热之证。此证虽时有所见，但较肾虚寒盛证少见。+ 对于肾虚标热轻证，可使用加减补肾治尪汤治疗。加减补肾治尪汤：生地 15 ～ 20 g，川续断 15 ～ 19 g，骨碎补 15 g，桑寄生 30 g，补骨脂 6 g，桂枝 6 ～ 9 g，白芍 15 g，知母 12 g（酒炒），黄柏 12 g，威灵仙 12 ～ 18 g，炙山甲 9 g，羌、独活各 9 g，红花 9 g，制附片 3 ～ 5 g，忍冬藤 30 g，络石藤 20 ～ 30 g，土鳖虫 9 g，伸筋草 30 g，薏苡仁 30 g。本方以补肾祛寒治尪汤减去温燥之品，加入苦以坚肾、活络舒筋之品。但未完全去掉羌活、独活、桂枝、附片等祛风寒湿之药。在临床上，本方较补肾祛寒治尪汤稍为少用。②肾虚标热重证。此证关节疼痛而热，肿大变形，用手扪之，肿痛之处局部可有发热，皮肤也略有发红，故自觉关节发热，但遇冷遇风时关节疼痛又会加重，口干咽燥，五心烦热，小便黄，大便干。舌质红，舌苔微黄，脉滑或弦，尺脉多沉小。本证乍看起来，可诊为热证，但结合本病的病机特点和病程分析，实为本虚标实，标邪郁久化热或服温肾助阳药后，阳气骤旺，邪气从阳化热之证，与一般的热痹不同（热痹病程短，无关节变形，关节痛处红肿甚剧，皮肤也赤红灼热）。此证临床上虽也能见到，但较之肾虚寒盛证则属少见之证。本证有时见于年轻、体壮患者的病情发展转化过程中，但经过治疗后，则多渐渐出现肾虚寒盛之证，再经补肾祛寒、强壮筋骨、通经活络等治法而愈。补肾清热治尪汤：生地 15～25 g，桑寄生 20～30 g，桑枝 30 g，地骨皮 10～15 g，酒浸黄柏 12 g，知母 12 g，川断 15～18 g，骨碎补 15～18 g，白芍 15 g，威灵仙 12～15 g，羌、独活各 9 g，忍冬藤 30 g，络石藤 20～30 g，桂枝 6～9 g，红花 9 g，制乳、没各 6 g，炙山甲 9 g。

本方较以上两方均为少用。但遇邪已化热者，则须先用本方治疗，本方取丹溪先生潜行散合焦老自拟的清热散痹汤加补肾强骨之品组合而成。方中以生地补肾壮水，黄柏坚肾清热，川断补肾壮筋骨，骨碎补补肾祛骨风，共为主药。以桑寄生补肾强筋，除风通络，地骨皮益肾除劳热，威灵仙祛风湿、除痹痛，羌、独活搜肾、膀胱二经之风湿，共为辅药。以白芍养血以缓急，知母降火清热、除蒸消烦，忍冬藤、络石藤通经络、祛风热，红花活血通经，乳、没化瘀定痛，炙山甲通经活络，有虫蚁搜剔之能，桂枝温阳宣痹，配羌、独活之辛温，可以免除方中大队凉药抑阳涩滞之弊为佐药。以桑枝通达四肢，祛风湿利关节，共为使药。诸药共用，以补肾清热，疏风化湿，活络散瘀，强筋壮骨。但该方主治标热，故多数患者服用一段时间后，热证消除而又出现肾虚寒盛证时，仍需投以补肾祛寒治尪汤而渐收全功。

2. 肾虚脾弱证

症状：此证临床表现同时兼有肾虚与脾胃亏虚之症。主要表现为关节疼痛、肿胀，僵硬变形，肢体重着，腰膝酸痛，易疲倦，倦怠乏力，少气懒言，喜暖怕凉，恶心欲呕，胸脘痞闷，纳差，大便稀溏或秘结，舌淡苔白，或兼腻，脉沉细濡或滑，尺脉弱。

治则：补肾健脾，散寒除湿

方药；补肾健脾治旭尪汤。川续断 12～20 g，补骨脂 9～12 g，制附片 6～12 g（15 g 以上时，需先煎 20 分钟），骨碎补 10～20 g，桂枝 9～15 g，赤、白芍各 9～12 g，知母 9～12 g，羌、独活各 10～12 g，防风 10 g，麻黄 3～6 g，苍术 6～10 g，牛膝 9～15 g，炙山甲 6～9 g，党参 15～20 g，白术 10 g，茯苓 12～15 g，薏苡仁 30 g，砂仁 10 g（打碎后下），甘草 6 g。

方义：本方以补肾祛寒治尪汤合参苓白术散加减化裁而成。方中以川续断、补骨脂补肾阳、壮筋骨，制附片壮肾阳、祛寒邪，党参健脾脾气，共为主药。以骨碎补活瘀祛骨风，桂枝温经通络，祛风寒湿邪，白术燥脾补气，培益中焦共为辅药。又以防风散风，麻黄散寒，苍术化湿，白芍养血柔筋，赤芍活瘀清热，知母滋肾清热，穿山甲通经散结，茯苓渗湿利水、健脾和胃，薏苡仁健脾渗湿除痹，砂仁行气宽中健胃，辅助君臣，为佐也。甘草和中益脾，牛膝益肾并能引药入肾，共为使药。诸药合用，共奏补肾壮骨，健脾除湿，疏风散寒，通络止痛的效果。

加减法：瘀血明显者加红花 10 g，皂刺 5～6 g，乳香、没药各 6 g 或苏木 15～20 g。关节痛重者加重附片用量，并再加制川乌 6～9 g。脾虚甚者，可加黄芪 30 g，加重党参、白术、茯苓用量。脾虚湿浊盛者，加重苍术 15 g。脾虚不运、脘胀纳呆者加神曲、焦麦芽各 10 g。大便稀溏者，白术改为土炒白术 15 g，藿香 15 g。大便秘结者，可加炒黄柏 15 g，或加桃仁 10 g。此处脾虚湿盛的症状比较明显，如关节肿胀突出，病变初期以健脾祛湿，后期多夹痰瘀，需配合涤痰祛瘀才能消除肿胀。

3. 肾虚湿热证

症状：湿热伤肾证可见多个关节肿痛，痛处用手摸之有发热感，喜凉爽，皮肤不红，常伴有腰膝乏力、晨僵，也可有轻度身热或下午潮热久久难解，关节自感蒸热疼痛，痛发骨内，关节有不同程度的变形。舌苔黄腻或浮黄。脉象滑数或沉弦细数，尺脉多小于寸关。此证多见于气候潮湿炎热地域。

治则：补肾清热，化湿通络

方药：补肾清化治尪汤。骨碎补 15～20 g，川断 10～20 g，怀牛膝 9～12 g，黄柏 9～12 g，苍术 12 g，地龙 9 g，秦艽 12～18 g，青蒿 10～15 g，豨莶草 30 g，络石藤 30 g，青风藤 15～20 g，防己 10 g，威

灵仙 10 ~ 15 g，银柴胡 10 g，茯苓 15 ~ 30 g，羌、独活各 9 g，炙山甲 6 ~ 9 g，薏苡仁 30 g。

方义：本证虽言湿热，但其伤仍在肾，故以补肾为主药，但毕竟不与寒湿同，故选以清热通络之品，同时也兼用活血、祛湿之物，共治一炉，也体现本病的复杂。方中以川断补肾壮筋骨，黄柏坚肾清热，骨碎补补肾祛骨风，共为主药。以苍术化湿，秦艽祛风湿、清湿热、止痹痛，青蒿、银柴胡宣化湿热，威灵仙祛风湿、除痹痛，羌、独活搜肾、膀胱二经之风湿，共助君药清热通络为臣药。地龙活络通痹，稀莶草祛风湿、强筋骨，络石藤通络止痛、凉血清热、解毒消肿，青风藤祛风湿、通经络，防己利水消肿、祛风止痛，茯苓健脾渗湿，山甲通彻经络，薏苡仁健脾渗湿，辅于君臣而为佐也。牛膝引药下行成为使药。

加减诀：四肢屈伸不利者加桑枝 30 ~ 40 g，片姜黄 10 g，减银柴胡、防己，疼痛游走不定者加防风 9 g，荆芥 10 g，去地龙。痛剧难忍者，可加闹羊花 0.3 ~ 0.6 g，治疗一段时间如出现关节喜暖怕凉之症者，可参照加减补肾治尪汤加减。

4. 肾虚痰瘀证

症状：此证临床表现同时兼有肾虚及痰瘀内阻之症。主要表现为肢体关节肌肉刺痛、固定不移、昼轻夜重，关节局部肌肤色黯，或有瘀斑。关节漫肿日久、按之稍硬，或有痰核、硬结出现，或肢体顽麻重着。或见关节肿大僵硬变形、屈伸不利。面色黯黧，严重时痛呈剧烈，缓解时疼痛程度多呈现隐痛。腰膝酸痛，易疲倦，喜暖怕凉，眼睑肿胀，或胸闷痰多，或口唇黯红。舌质紫黯或有瘀斑，舌苔白腻或黄腻。脉沉细涩或弦滑，尺脉弱。

治则：补肾壮骨，涤痰逐瘀

方药：补肾祛痰逐瘀治尪汤。川续断 12 ~ 20 g，补骨脂 9 ~ 12 g，制附片 6 ~ 12 g（15 g 以上时，需先煎 20 min），骨碎补 10 ~ 20 g，桂枝 9 ~ 15 g，赤、白芍各 9 ~ 12 g，知母 9 ~ 12 g，羌、独活各 10 ~ 12 g，防风 10 g，麻黄 3 ~ 6 g，牛膝 9 ~ 15 g，炙山甲 6 ~ 9 g，陈皮 6 ~ 9 g，茯苓 12 ~ 15 g，川芎 6 ~ 9 g，桃仁 9 ~ 12 g，红花 9 ~ 12 g，当归 9 ~ 12 g，地龙 9 ~ 12 g，甘草 6 g。

方义：本方以补肾祛寒治尪汤合二陈汤、身痛逐瘀汤加减化裁而成。方中以川续断、补骨脂补肾阳、壮筋骨，制附片壮肾阳、祛寒邪为主药。骨碎补活瘀祛骨风，桂枝温经脉、祛风寒湿邪，当归补血活血，川芎活血行血，共为辅药，且当归与川芎善治宿血，专生新血。同时该方又以桃仁、红花破瘀通经、行血润燥，赤芍散瘀，行血中之滞，白芍养血柔筋，陈皮、茯苓化痰祛湿、和胃健脾，加之地龙性寒，祛湿清热，以防瘀血久郁化热，并善通下肢经络，防风散风，麻黄散寒，知母滋肾清热，穿山甲通经散结，为佐也。甘草和中益脾，牛膝益肾并能引药入肾，共为使药。以上诸药共奏益肾蠲痹，涤痰通络之功，使该方补而不滞，攻而不过。

加减法：上肢关节病重者去牛膝，加片姜黄 10 g，羌活 10 g。关节痛重者加重附片用量，并再加制川乌 6 ~ 9 g，七厘散 1/3 管（随药冲服）。瘀血明显者，可再加乳香 6 g，没药 6 g，或莪术 10 g。若痰浊明显者，加白芥子 10 g，制南星 30 g（先煎 30 min）。

（二）外治疗法

外治疗法能直达病所，奏效迅捷，可多途径给药，使用安全，毒副作用少，是治疗类风湿关节炎的有效手段。外治疗法种类多样，目前常用的有针灸、推拿、拔罐、熏洗、药物离子导入等。

1. 针灸

针灸具有疏通经络、调和气血、祛风除湿、活血化瘀和消肿止痛的效果。针灸治疗类风湿关节炎不仅能够有效的镇痛，同时能够调节免疫功能，既往的临床和实验还显示针灸疗法对类风湿关节炎具有良好的抑制疾病发生和发展的作用。

针灸的种类及手法多样，风邪偏盛或病邪以邪热为主可用毫针泻法浅刺，并可用皮肤梅花针叩刺。若以寒邪偏盛多用艾灸或深刺留针，疼痛剧烈的可用隔姜灸。若湿邪痹阻需针与灸并用，或兼用温针、梅花针和拔罐法。

（1）体针：体针疗法是通过刺激穴位激发经络的功能而起作用，从而达到调节机体各组织器官功能失调的目标。

风寒痹：①治则。祛风散寒，温经止痛。②取穴。风池、膈俞、血海、大椎。随证配穴——环跳、悬钟、秩边、阳陵泉、申脉、昆仑、解溪、犊鼻、商丘、膝阳关。

风湿痹：①治则。除湿通络、祛风散寒。②取穴。阳陵泉配足三里、委中、曲池、下关，或阴陵泉、配水分、光明穴。

行痹：①治则。祛风通络，散寒除湿。②取穴。肩关节痛取穴百会、肩井、曲池、肩贞；肘、腕关节痛取穴阳溪、曲池、尺泽、外关、合谷、曲泽、手三里；髋关节痛取穴环跳、腰眼、秩边；膝、踝关节痛取穴犊鼻、阳陵泉、血海、足三里、太溪、昆仑。

虚痹：①治则。调补气血，温经通痹。②取穴。肾俞、关元。配穴——水沟、身柱、腰阳关、夹脊、环跳、悬钟、风市、阳陵泉、犊鼻、梁丘、膝阳关。

痰瘀痹阻：①治则。豁痰通络，活血化瘀。②取穴。膈俞、血海、委中、曲泽、然谷、鱼际。

（2）腹针：腹针疗法是在中医理论指导下，通过针刺腹部特定穴位调整气机阴阳，实现人体阴阳动态平衡，从而治疗全身性疾病的一种针灸疗法。该疗法根据以神阙穴为中心的腹部先天经络系统理论，寻找与全身部位相关的反应点，并对其进行相应的轻微刺激，从而达到治疗疾病的目的。

主穴：中脘、下脘、气海、关元、双侧天枢、大横。

热毒内蕴型：主穴加双侧商曲、中脘上。

气滞血瘀型：主穴加腹四关（双侧滑肉门、外陵）。

寒湿阻络型：主穴加灸神阙穴。

正虚邪恋型：主穴加双侧肓俞、气穴。

禁忌证：①凝血功能障碍者。②孕妇。③急腹症。④腹部肿瘤。⑤针刺穴位局部皮肤有破损、感染者。

注意事项：①在治疗过程中，应随时注意患者对腹针治疗的反应，若有不适，应及时进行调整，以防止发生意外事故。②饭后半小时后进行治疗，在治疗前应排空大、小便。③天气寒冷时针刺完成后，要注意腹部的保暖。

（3）蜂针：蜂针疗法是利用蜜蜂螫器官为针具，循经络皮部和穴位施行不同手法的针刺，以防治疾病的方法称为蜂针疗法。蜂针既给人体经络穴位以机械刺激，同时又自动注入皮内适量的蜂针液，具有独特的药理作用。其针后继发局部潮红充血，兼具温灸效应。可见它是针、药、灸相互结合的复合型刺灸法。

适应证：各期类风湿关节炎。

取穴：病变局部就近取穴。

操作：先做皮试，给患者前臂内侧皮内注射蜂毒皮试液，半小时内红肿反应直径不超过 5 mm，24 h内无全身反应者，即可开始治疗。根据患者病变部位及疾病轻重选取穴位，局部常规消毒，取活蜜蜂，用镊子轻夹其胸部，将尾部螫针对准穴位，接触皮肤，则蜜蜂自动将螫针刺入，移开蜜蜂，蜂针留于皮肤内 15 分钟。1 只蜜蜂螫刺 1 个穴位，首次用蜂量控制在 2 ~ 5 只之内，以后依据患者的敏感程度和病情增加，一般~次用量为 10 ~ 20 只蜂，可 1 ~ 2 d 治疗一次，也可一周治疗一次，10 次为一个疗程。可连续治疗几个疗程。

蜂毒反应及其处理：在开始治疗时患者可有不同程度的发热、局部红肿瘙痒等情况，可嘱患者多饮水。反应轻微者，一般不需要处理。若反应明显，可减少蜂量及延长间歇时间，并对症处理，如口服抗过敏药等。

（4）温针：温针疗法是在毫针针刺后于针尾捻裹艾绒，燃点加温以治疗疾病的一种方法，又称为针柄灸法。早在《伤寒论》中就已提到这种方法，是针刺与艾灸治疗方法的结合。

适应证：温针法主要用于寒湿型痹的类风湿关节炎。

取穴：一组肝俞、肾俞；二组膈俞、大杼；三组脾俞、命门。

操作：三组交替使用，一天一次，双侧取穴，轮流进行。常规消毒后，以 1.5 寸毫针指切进针法快速进针得气后根据患者体质情况决定留针深浅，以适宜（约 2 cm）艾条套于针柄，患者有温热感为宜。

（5）电针：电针是利用电针器输出脉冲电流或音频电流，通过毫针作用于人体经络穴位，以治疗疾病的一种方法。

适应证：各期类风湿关节炎。

取穴：膝眼、鹤顶、梁丘、血海、阳陵泉、阴陵泉、曲泉、委中、足三里、三阴交、昆仑、照海。

操作：每次选 2 ~ 4 对穴，交替使用；常规消毒针刺得气后，接通电针治疗仪，用疏密波，强度以患者能耐受为度，留针 20 ~ 30 min。

注意事项：①每次治疗前，检查电针器输出是否正常，治疗后，须将输出调节旋钮等全部退至零位，随后关闭电源，撤去导线。②电针感应较强，通电后会产生肌肉收缩，故须事先告诉患者，让其思想上有所准备，以便能更好地配合治疗。电针刺激强度应逐渐从小到大或从大到小，不要突然增强或减弱，刺激强度也应以患者舒适为度。③患有严重心脏病者，在应用电针时应严加注意，避免电流回路经过心脏；在邻近延髓等部位用电针时，电流强度要小些，切不可作强电刺激，以免发生意外。④有严重晕针反应及妊娠妇女应慎用电针。⑤仪器使用完毕应拔出电源插头，长期不用应取出干电池。更换电池时，正负电极不可倒置，以防损坏仪器。

（6）梅花针：梅花针疗法是运用梅花针叩刺相应皮肤，通过激发和调节脏腑经络，达到防病治病目的的一种治疗方法。

适应证：梅花针治疗类风湿关节炎有一定的止痛作用，但一般适用于病情较轻及慢性期的患者，急性炎症期不适宜用梅花针叩刺。

取穴：受累关节周围的有关穴位，包括阿是穴（一般为疼痛最严重或最敏感的部位），进行重点打刺。

操作：在局部消毒后，手握针柄，运用腕力，在应叩刺部位上，以针尖在皮肤上垂直上下叩打，叩刺要准确，强度要均匀。叩刺强度要有轻、重之分，轻者用力较小，以皮肤呈现红润、充血为度；重者着力较重，以皮肤微微出血为度。每日或隔日 1 次，每 15 次为一个疗程。

禁忌证：有感染、溃疡、烧伤等的皮肤区域不宜叩刺。

注意事项：①治疗前检查针具，凡针面不平整、针尖有毛钩、锈钝者均不可用。②叩刺时针尖要垂直、避免斜、钩、挑等，以减少患者疼痛。初次治疗患者宜予轻叩刺。③针后如皮肤有过敏样丘疹，应向患者解释清楚，消退后可继续治疗。④重刺有出血者，先用干棉球将渗血擦净，随后再用乙醇棉球擦一遍，以防止感染。

（7）灸法：灸法是以艾为主要施灸材料，点燃后在体表穴位或病变部位灼烧，借其温热、药物的刺激，起到温经通络、行气活血止痛的作用而治疗疾病的方法。

适应证：灸法对风寒湿痹型类风湿关节炎。

常用方法有以下几种：①隔姜（蒜）灸是用姜片（蒜片）做隔垫物而施灸的一种灸法。将鲜生姜（蒜）切成厚约 0.5 cm 的薄片，在中心处用针穿刺数孔，以便热力传导。将姜片置于穴位上，再将艾炷置于姜（蒜）片上，点燃施灸。当患者感觉温热，局部皮肤汗湿红晕时，可换艾炷再灸，不换姜（蒜）片，灸 3 ~ 7 壮。如初灸 1 ~ 2 壮时，自觉灼痛，可将姜（蒜）片略向上提起，然后放下，此种灼痛非真热，是药性刺激所致，故必须以小艾炷灸之，如灼痛不可忍耐，可移动姜片，然后再灸之。此法对久病体虚伴有寒湿证候的类风湿关节炎患者有较好的疗效。②温和灸是将艾条燃着的一端靠近穴位熏灼，距皮肤 2 ~ 3 cm，以患者有温热舒适为度，可固定不移，每处灸 5 ~ 10 min，至皮肤稍有红晕。此法有温通经脉，散寒祛邪作用。适用类风湿关节炎的风寒湿证候类型。③雷火灸又称"雷火神针"。是用药物加上艾绒制成的艾条点燃后按压熨于穴位。制法：艾绒 60 g，沉香、木香、乳香、茵陈、羌活、干姜、穿山甲各 9 g，麝香少许，共研细末，和匀。取桑皮纸 1 张，宽约 30 cm，摊平。先取艾绒 24 g 平铺在纸上，取药末 6 g 均匀掺在艾绒里，卷紧，用鸡蛋清涂抹，再糊上桑皮纸一层，两头余空约 3 cm，捻紧即成，阴干勿令泄气。最好置备 2 支以便交替使用。用法点燃药条一端，在施灸的穴位上覆盖 10 层棉纸或 5 ~ 7 层棉布，将艾火隔着纸或布紧按在穴位上，使温热之药气，透入穴位深部。如患者感觉过烫，可将艾条稍提起，待热减再灸，如此反复，每穴按灸 10 次，每日灸 1 次，10 次为一个疗程。此法以芳香走窜的药物作药引，有祛风散寒、利湿通络的作用。多用于风寒湿证候类型的类风湿关节炎。④瘢痕灸又称化脓灸，先用大蒜汁涂敷，再放置艾炷在穴位或病变部位直接灸，使皮肤灼伤，起疱化脓，通常艾炷如黄豆或麦粒大，每穴 10 ~ 20 壮，每日一次，三日为一个疗程。此法适用于顽固性类风湿关节炎偏寒性证候的患者，应注意操作安全，以免对身体造成伤害。

2. 推拿法

推拿手法是指用手或肢体其他部位，通过各种特定的技巧动作，在身体的某些部位或穴位进行操作的方法。这些操作方法可刺激人体的经络穴位或特定部位达到治疗、保健的目的。其中有的以按捏为主，如按法、压法、点法、拿法、捏法等；有的以摩擦为主，如平推法、擦法、摩法、搓法、揉法等；有的以振动肢体为主，如拍法、抖法等；有的以活动肢体关节为主，如摇法、扳法、引伸法等。临床上根据病情，可选择或综合应用。

（1）上肢疼痛。操作：①患者取仰卧位或坐位，先用推法和二指禅推法，继用摇法，揉法沿指腕肘反复施术，在受累关节处做重点治疗。②捻指间关节，按四缝、劳官，点阳溪、大陵、曲池、肩髃，拿合谷、曲池、肩井。③屈伸、摇、搓、拔伸各受累关节。④擦热患处，再施拍打诸法使热透入关节。

（2）下肢疼痛。操作：①患者取仰卧位，先用推法和一指禅推法沿足背踝膝反复施术，在受累关节处做重点治疗。②按内庭、太冲、丘墟、悬钟、阳陵泉、阴陵泉等穴；点解溪、昆仑、膝眼、足三里、脾关、梁丘。③屈伸、摇、搓、拔伸各受累关节。④患者仰卧，自足跟向上沿着足太阳经施推，搓揉运诸法。⑤拿太溪、昆仑、委中，点承扶、环跳、秩边，擦热患处，再施拍打诸法使热透入关节。

注意事项：伴有严重的高血压、心脏病、骨质疏松症、皮肤病等患者不适合行推拿手法。

3. 拔罐法

拔罐法又名"火罐气""吸筒疗法"古称"角法"。这是一种以杯罐作工具，借热力排去其中的空气产生负压，使吸着于皮肤，造成瘀血现象的一种疗法。拔罐疗法通过排气造成罐内负压，罐缘得以紧紧附着于皮肤表面，牵拉了神经、肌肉、血管以及皮下的腺体，可引起一系列神经内分泌反应，调节血管舒、缩功能和血管的通透性从而改善局部血液循环。

适应证：风寒湿型类风湿关节炎。

操作：将酒精棒稍蘸95%酒精，用酒精灯或蜡烛燃着，将带有火焰的酒精棒一头，往罐底一闪，迅速撤出，马上将火罐扣在应拔的部位上，此时罐内已成负压即可吸住。

取穴：压痛部位及病变关节周围。

禁忌证：孕妇、皮肤破溃或皮肤病变者、严重心脏病变患者。

注意事项：①若在拔罐后不慎起疱，一般直径在1 mm内散发的（每个罐内少于3个），可不用处理，自行吸收。但直径超过1 mm，每个罐内多于3个或伴有糖尿病及免疫功能低下者，应及时到医院处理。②拔罐时不易留罐时间过长（一般拔罐时间应掌握在8 min以内），以免造成起疱（尤其是患有糖尿病者，应尽量避免起疱所带来的感染概率）。③注意罐子的清洁。如1人应专用1套罐具，一般每使用5次后应对罐具进行1次清洗，以防止感染。

4. 穴位注射法

穴位注射疗法即水针疗法。是选用中西药物注入有关穴位以治疗疾病的一种方法。

适应证：各期类风湿关节炎。

取穴：辨证选穴为主，邻近取穴为辅，尤其是用原穴、郄穴、合穴等特定穴位及一些经验穴。

操作：轻型疼痛选用中药活血化瘀类药物；中、重度疼痛采用作用强烈的具有消炎止痛的中药（如正清风痛宁注射液）及激素类制剂。注射剂量不宜过大，但宜多针，每次可选用4个以上的注射点，隔日一次，激素类每周一次。

注意事项：①严格遵守无菌操作、防止感染，最好每注射一个穴位换一个针头。②注意药物的性能、药理作用、剂量、配伍禁忌、副作用和过敏反应。副作用较严重的药物，不宜采用。刺激作用较强的药物，应谨慎使用。③一般药液不宜注入关节腔、脊髓腔和血管内。注射时如回抽有血，必须避开血管后再注射。如误入关节腔可引起关节红肿热痛等反应；如误入脊髓腔，会损害脊髓，切须注意。在神经干旁注射时，必须避开神经干，或浅刺以不达神经干所在的深度。如神经干较浅，可超过神经干之深度，以避开神经干。如针尖触到神经干，患者有触电感，就须退针，改换角度，避开神经干后再注射，以免损伤神经，带来不良后果。④躯干部穴位注射不宜过深，防止刺伤内脏。背部脊柱两侧穴位针尖可斜向脊柱，避免直刺而引起气胸。年老体弱者，注射部位不宜过多，用药剂量可酌情减少，以免晕针。⑤孕妇的下腹、腰骶部和三阴交、合谷等为禁针穴位，一般不宜作穴位注射，以免引起流产。

5. 中药熏蒸法

（1）中药熏蒸疗法的作用机制：①药物的渗透作用。药物煎煮时产生大量的含药蒸汽，其中的中药有效成分呈离子状态，以离子特性渗透人体内，从而对病变部位产生药物治疗作用。②皮肤的吸收作用。皮肤是人体最大的外周屏障，面积大，毛孔多，具有参与气体、水液的排泄和吸收的功能。熏蒸时皮肤毛孔开放，表皮的微循环加快，有利于药物蒸汽的吸收，而后随血液循环到达病变部位而起到治疗作用。③改善局部微循环。熏蒸使关节周围皮肤温度升高，导致皮肤微小血管扩张，血流加快，组织温度升高，从而改善局部血液循环，促进新陈代谢，加快组织再生能力和细胞活力；血流加快还可以减少炎症及代谢产物的堆积，有利于炎症和水肿的消退，加速组织修复。④蒸汽的温热刺激作用。蒸汽的温热刺激作用作为良性刺激，可降低末梢神经的兴奋性，消除皮肤紧张，缓解肌肉、肌腱、韧带痉挛及僵直状态，从而产生镇痛效果。温热刺激还能增强免疫力而达到抗炎消肿的目的。熏蒸疗法还具有消除疲劳及改善情绪的作用，故对慢性炎症有良好的治疗效果。

（2）药物的选择：中药熏蒸的基本药物有羌活、独活、威灵仙、秦艽、防风、桂枝、木瓜、伸筋草、艾叶、川芎、海风藤等。①寒湿痹阻型：加川乌、草乌、附子、桂枝、细辛、麻黄等明显加具有温热散寒的药物，以增加散寒止痛的功效。这类药物往往镇痛效果较强。②气血瘀阻型：加川芎、红花、丹参、延胡索、刘寄奴、苏木、姜黄等。此类药物还可增加局部血液循环，以利于药物的吸收。③湿热瘀阻型：加薏苡仁、川木瓜、秦艽等清热祛湿之药。④肝肾亏虚型：加千年健、杜仲、续断、牛膝、桑寄生、狗脊等补肾强筋壮骨之药。⑤病久入络、疼痛明显者加全蝎、蜈蚣、地龙、土鳖虫、露蜂房、乌梢蛇等虫类药。

6. 贴敷疗法

贴敷疗法是将药物局部或穴位外敷，有促进局部血液循环，散寒祛湿，消肿止痛的作用。

（1）坎离砂（熨剂）：用铁屑和醋混合后，产生温热效应，直接熨敷局部。已被制成外用熨剂成药。适用于寒湿痹阻型类风湿关节炎。

（2）大黄、黄柏、黄连、黄芩各 15 g 研末后温水、蜂蜜调成糊状，冷置后，贴敷于病患关节处，每日一次，每次 3 ~ 4 h。适用于湿热痹阻型类风湿关节炎。

（3）桃仁、白芥子各 6 g 研细末，用适量蛋清调成糊状，外敷关节痛处，3 ~ 4 h 可止痛。适用于痰瘀痹阻型类风湿关节炎。

7. 直流电药离子导入疗法

借助定向治疗仪及中频治疗仪的热磁疗波将正清风痛宁注射液或丹参针的有效成分直达病变部位，具有局部抗炎止痛作用。

适应证：类风湿关节炎各证型出现的肿胀、疼痛、僵硬。

操作：按照治疗部位的大小，选择相应的电极及衬垫，衬垫上浸上不同浓度的治疗药物，明确导入药物的极性，做好治疗前的一切准备工作，后通电进行治疗。

七、西医治疗及预后

RA 治疗的目的在于控制病情，改善关节功能和预后。应强调早期治疗、联合用药和个体化治疗的总原则。治疗方法包括一般治疗、药物治疗、外科手术和其他治疗等。

（一）治疗目标

2012 年 ACR 对于 RA 目标治疗的 10 条推荐意见。

1. 类风湿关节炎的主要治疗目标是使病情达到临床缓解状态。

2. 病情临床缓解的定义是显著的炎症活动性症状和体征均消失。

3. "缓解"应该是根本目标，但从循证医学证据来看，"低病情活动度"也可作为长期患病者的替代目标。

4. 在达到预期治疗目标前，应至少每 3 个月调整 1 次治疗方案。

5. 定期评价和记录病情活动度：病情中高度活动者应每个月评估一次，而持续低活动度或持续缓解者可减少频率如 3 ~ 6 个月 1 次。

6. 临床工作中，应采用有效的病情活动度综合指标（应包括关节评估）如 DAS44、DAS28、SDAI、CDAI 等，以指导治疗决策。

7. 制定治疗方案时，除考虑病情活动度外，还要考虑关节的结构破坏和功能损害情况，如每年 1 次的关节 X 线检查或其他影像学检查。

8. 达到预期治疗目标后，其后的治疗仍要坚定不移地坚持。缓解期停用病情改善药可使病情复发和再次诱导治疗的难度增高 2 倍。

9. 患者的并发症、本身因素及药物相关风险因素可影响病情活动度综合评价手段的选择及治疗目标值水平。如慢性感染和肝肾功能不全者的治疗目标值要适当降低。

10. 患者必须了解治疗目标，并在医生的监督下实施"目标治疗"方案。

（二）治疗方案及原则

治疗方案应强调早期治疗、联合用药和个体化治疗的总原则。治疗方法包括一般治疗、药物治疗、外科手术和其他治疗等。为达到治疗目标的治疗原则为：①患者和医师共同制定治疗决策。②治疗的根本目标是控制症状、防止结构破坏、恢复生理功能及提高日常生活能力，以最大限度改善健康相关的生活质量。③达到治疗目标最重要的方法是清除炎症。④"目标治疗"需不断评价病情活动度，并依此调整治疗方案，最大限度改善类风湿关节炎患者的预后。

1. 一般治疗

强调患者教育及整体和规范治疗的理念。适当的休息、理疗、体疗、外用药、正确的关节活动和肌肉锻炼等对于缓解症状、改善关节功能具有重要作用。

2. 药物治疗

治疗 RA 的常用药物包括非甾体消炎药（NSAIDs）、改善病情的抗风湿药（DMARDs）、生物制剂、糖皮质激素和植物药。

（1）非甾体消炎药：这类药物主要通过抑制环氧化酶（COX）活性，减少前列腺素合成而具有抗炎、止痛、退热及减轻关节肿胀的作用，是临床最常用的 RA 治疗药物（表 3-5）。NSAIDs 对缓解患者的关节肿痛，改善全身症状有重要作用。其主要不良反应包括胃肠道症状、肝和肾功能损害以及可能增加的心血管不良事件。根据现有的循证医学证据和专家共识，NSAIDs 使用中应注意以下几点。①注重 NSAIDs 的种类、剂量和剂型的个体化。②尽可能用最低有效量、短疗程。③一般先选用一种 NSAID。应用数日至 1 周无明显疗效时应加到足量。如仍然无效则再换用另一种制剂，避免同时服用 2 种或 2 种以上 NSAIDs。④对有消化性溃疡病史者，宜用选择性 COX-2 抑制剂或其他 NSAID 加质子泵抑制剂。⑤老年人可选用半衰期短或较小剂量的 NSAID。⑥心血管高危人群应谨慎选用 NSAID，如需使用，建议选用对乙酰氨基酚或萘普生。⑦肾功能不全者应慎用 NSAIDs。⑧注意血常规和肝肾功能定期监测。

表 3-5　治疗 RA 的主要 NSAIDs

	分类	半衰期（h）	最大剂量（mg/d）	每次剂量	服药次数（次/d）
丙酸类	布洛芬	1.8	2400	400 ~ 800	3
	洛索洛芬	1.2	180	60	3
	精氨洛芬	1.5 ~ 2	1.2	0.2	3
	酮洛芬	3	200	50	3
	萘普生	13	1500	250 ~ 500	2
苯乙酸类	双氯芬酸	2	150	25 ~ 50	3
	吲哚美辛	4.5	150	25 ~ 50	3
	舒林酸	18	400	200	2
	阿西美辛	3	180	30 ~ 60	3
	依托度酸	7.3	1200	200 ~ 400	3

续　表

分类	半衰期（h）	最大剂量（mg/d）	每次剂量	服药次数（次/d）
萘丁美酮	24	2000	1000	1
吡罗昔康	50	20	20	1
氯诺昔康	4	16	8	1
美洛昔康	20	15	7.5 ~ 15	2
尼美舒利	2 5	400	100 ~ 200	2
塞来昔布	11	400	100 ~ 200	2
依托考昔	22	120	120	1

NSAIDs 的外用制剂（如双氯芬酸二乙胺乳胶剂、辣椒碱膏、吡罗昔康贴剂等）以及植物药膏剂等对缓解关节肿痛有一定作用，不良反应较少，应提倡在临床上使用。

（2）改善病情抗风湿药（DMARDs）：该类药物较 NSAIDs 发挥作用慢，大约需 1 ~ 6 个月，故又称慢作用抗风湿药。这些药物不具备明显的止痛和抗炎作用，但可延缓或控制病情的进展。常用于治疗 RA 的 DMARDs（表 3-6）。

表 3-6　治疗 RA 的主要 DMARDs

药物	起效时间（月）	常用剂量（mg）	给药途径	毒性作用
氨甲蝶呤	1 ~ 2	7.5 ~ 20mg/ 周	口服、肌内注射	胃肠道症状、口腔炎、皮疹、脱发、骨髓抑制、肝脏毒性、偶有肺间质病变
柳氮磺胺吡啶	1 ~ 2	500 ~ 1 000 mg，每日 3 次	口服	皮疹、胃肠道反应、偶有骨髓抑制。对磺胺类过敏者不宜服用
来氟米特	1 ~ 2	10 ~ 20 mg，每日 1 次	口服	腹泻、瘙痒转氨酶升高，脱发、皮疹
羟氯喹,	2 ~ 4	200 mg，每日 2 次	口服	偶有皮疹，腹泻，视网膜毒性
硫唑嘌呤	2 ~ 3	50 ~ 150 mg	口服	胃肠道症状，肝肾功能异常
环孢素 A	2 ~ 4	1 ~ 3 mg/（kg·d）	口服	胃肠道反应、高血压、肝肾功能损害、齿龈增生及多毛等
环磷酰胺	1 ~ 2	12 mg/（kg·d）400 mg/2 ~ 4 周	口服静脉注射	恶心、呕吐、骨髓抑制、肝功能损害、脱发、性腺抑制等

氨甲蝶呤（methotrexate，MTX）：多数风湿科医生建议将氨甲蝶呤作为起始的 DMARD，尤其是对有侵袭性证据的 RA 患者。近期研究证实了氨甲蝶呤的有效性，并且证实其起效性较其他 DMARD 快，而且患者维持氨甲蝶呤治疗的时间比其他 DMARD 更长，因为其临床疗效更好且副作用小。口服、肌内注射、关节腔内或静脉注射均有效，每周给药 1 次。必要时可与其他 DMARDs 联用。常用剂量为 7.5 ~ 20 mg/ 周。常见的不良反应有恶心、口腔炎、腹泻、脱发、皮疹及肝损害，少数出现骨髓抑制。偶见肺间质病变。是否引起流产、畸胎和影响生育能力尚无定论。服药期间应适当补充叶酸，定期查血常规和肝功能。

来氟米特（leflunomide，LEF）：来氟米特的活性代谢产物可抑制二氢乳清酸脱氢酶，后者是嘧啶生物合成途径中必需的酶。其突出作用是抑制 T 淋巴细胞增殖。来氟米特可和氨甲蝶呤一样有效地控制 RA 的症状和体征，减缓关节破坏程度。来氟米特可单独给予，也可与氨甲蝶呤同时给予，是治疗 RA 时最常用的免疫抑制剂。在使用氨甲蝶呤出现不良反应或对氨甲蝶呤治疗疗效不佳的患者可以单独用药。剂量为 10 ~ 20 mg/d，口服。主要不良反应有腹泻、瘙痒、高血压、转氨酶增高、皮疹、脱发和白细胞下降等。因有致畸作用，故孕妇禁服。单独应用时转氨酶升高发生率为 5%，与氨甲蝶呤合用时 > 50%。服药期间应定期查血常规和肝功能。

柳氮磺吡啶（salicylazosulfapyriding，SASP）：可单用于病程较短及轻症 RA，或与其他 DMARDs 联

合治疗病程较长和中度及重症患者。一般服用 4 ～ 8 周后起效。从小剂量逐渐加量有助于减少不良反应。可每次口服 250 mg 开始，每日 3 次，之后渐增至 750 mg，每日 3 次。如疗效不明显可增至每日 3 g。主要不良反应有恶心、呕吐、腹痛、腹泻、皮疹、转氨酶增高，偶有白细胞、血小板减少，对磺胺过敏者慎用。服药期间应定期查血常规和肝功能、肾功能。

抗疟药（antimalarials）：包括羟氯喹和氯喹两种。可单用于病程较短、病情较轻的患者。对于重症或有预后不良因素者应与其他 DMARDs 合用。该类药起效缓慢，服用后 2 ～ 3 个月见效。用法为羟氯喹 200 mg，每天 2 次，氯喹 250 mg，每天 1 次。前者的不良反应较少，但用药前和治疗期间应每年检查 1 次眼底，以监测该药可能导致的视网膜损害。氯喹的价格便宜，但眼损害和心脏相关的不良反应（如传导阻滞）较羟氯喹常见，目前已很少使用。

硫唑嘌呤（azathioprine，AZA）：常用剂量为 1 ～ 2 mg/（kg·d），一般 100 ～ 150 mg/d。主要用于病情较重的 RA 患者。不良反应有恶心、呕吐、脱发，皮疹、肝损害、骨髓抑制，可能对生殖系统有一定损伤，偶有致畸。服药期间应定期查血常规和肝功能。

环孢素 A（cyclosporin A，CysA）：与其他免疫抑制剂相比，CysA 的主要优点为很少有骨髓抑制，可用于病情较重或病程长及有预后不良因素的 RA 患者。常用剂量 1 ～ 3 mg/（kg·d）。主要不良反应有高血压、肝肾毒性、胃肠道反应、齿龈增生及多毛等。不良反应的严重程度、持续时间与剂量和血药浓度有关。服药期间应查血常规、血肌酐和血压等。

环磷酰胺（cyclophosphamide，CYC）：较少用于 RA。对于重症患者，在多种药物治疗难以缓解时可酌情试用。主要的不良反应有胃肠道反应、脱发、骨髓抑制、肝损害、出血性膀胱炎、性腺抑制等。

艾拉莫德（iguratimod）：有抗炎、抑制免疫球蛋白和细胞因子生成，抗骨吸收和促进骨形成作用。用于活动期类风湿关节炎患者。可单用，也可与 MTX 等其他免疫抑制剂联用。口服，一次 25 mg，饭后服用，一日 2 次，早、晚各 1 次。累积用药时间暂限定在 24 周内（含 24 周）。常见不良反应有骨髓抑制、胃肠道反应、肝功能损害、皮疹、脱发、失眠等。

（3）糖皮质激素：糖皮质激素（简称激素）能迅速改善关节肿痛和全身症状。在重症 RA 伴有心、肺或神经系统等受累的患者，可给予短效激素，其剂量依病情严重程度而定。针对关节病变，如需使用，通常为小剂量激素（泼尼松 ≤ 7.5 mg/d）仅适用于少 RA 患者。

激素可用于以下几种情况：①伴有血管炎等关节表现的重症 RA。②不能耐受 NSAIDs 的 RA 患者作为"桥梁"治疗。③其他治疗方法效果不佳的 RA 患者。④伴局部激素治疗指征（如关节腔内注射）。

激素治疗 RA 的原则是小剂量、短疗程。使用激素必须同时应用 DMARDs。在激素治疗过程中应补充钙剂和维生素 D。

关节腔注射激素有利于减轻关节炎症状，但过频的关节腔穿刺可能增加感染风险，并可发生类固醇晶体性关节炎。

（4）植物药制剂。①雷公藤：对缓解关节肿痛有效，是否减缓关节破坏尚乏研究。一般给予雷公藤总苷 30 ～ 60 mg/d，分 3 次饭后服用。主要不良反应是性腺抑制，导致男性不育和女性闭经。一般不用于生育期患者。其他不良反应包括皮疹、色素沉着、指甲变软、脱发、头痛、纳差、恶心、呕吐、腹痛、腹泻、骨髓抑制、转氨酶升高和血肌酐升高等。②白芍总苷（帕夫林）：常用剂量为 600 mg，每日 2 ～ 3 次。对减轻关节肿痛有效。其不良反应较少，主要有腹痛、腹泻、纳差等。

（5）生物制剂：随着基础免疫学研究的进展，对风湿免疫病的发病机制有了更深入的了解，特异性地抑制某个异常免疫反应的缓解成为可能。因此，生物制剂就是选择性地以参与免疫反应或炎症过程的分子或炎症过程的分子或受体为靶目标的单克隆抗体或天然抑制分子的重组产物。根据药物作用靶位的不同，目前生物制剂分类及具体用法如下。①针对促炎细胞因子生物制剂，如已经广泛应用于临床的肿瘤坏死因子（tumor necrosis factor，TNF）拮抗剂（adalimumab、etanercept 和 infliximab），白细胞介素 -1（IL-1）受体拮抗剂和抗 IL-6 受体单克隆抗体；该类制剂主要特点是起效快、抑制骨破坏的作用明显、患者总体耐受性好。TNF- 拮抗剂中依那西普的推荐剂量和用法是 25 mg，皮下注射，每周 2 次或 50 mg，每周 1 次。英夫利西单抗治疗 RA 的推荐剂量为 3 mg/kg，第 0、2、6 周各 1 次，之后每 4 ～ 8 周 1 次。

阿达木单抗治疗 RA 的剂量是 40 mg，皮下注射，每 2 周 1 次。阿达木单抗主要用于中重度 RA 患者，对 TNF-α 拮抗剂反应欠佳的患者可能有效，推荐的用法是 4～10 mg/kg，静脉输注，每 4 周给药 1 次。IL-1 受体拮抗剂阿那白滞素可改善 RA 的症状和体征，减少致残，减缓影像学相关的关节破坏。可单独用药，或与氨甲蝶呤同用。推荐剂量为 100 mg/d，皮下注射。②针对抗 B 淋巴细胞的特异性抑制剂，如已经用于治疗类风湿关节炎的抗 CD20 单克隆抗体（利妥昔单抗）；用于治疗 TNF 拮抗剂疗效不佳的中重度 RA 患者。推荐剂量和用法是：第一疗程可先予静脉输注 500～1 000 mg，2 周后重复 1 次。根据病情可在 6～12 个月后接受第 2 个疗程。每次注射利妥昔单抗之前的半小时内先静脉给予适量甲泼尼龙。③抗 T 淋巴细胞特异性抑制剂，如细胞毒性 T 淋巴细胞抗原 4 免疫球蛋白（cytotoxic tlymphocyte antigen 4-immuno-globulin, CTLA4-Ig）。阿巴西普（abatacept）用于治疗病情较重或 TNF-α 拮抗剂反应欠佳的患者。根据患者体质量不同，推荐剂量分别是：500 mg（< 60 kg）、750 mg（60～100 kg）、1000 mg（> 100 kg），分别在第 0、2、4 周经静脉给药，每 4 周注射 1 次。

这些药物不仅可持续控制大多数 RA 患者的症状和体征，而且可减缓影像学相关的关节破坏的进程，并改善致残的情况。其最常见的不良反应为感染，有上呼吸道感染、尿路感染、中耳炎、带状疱疹、鼻窦炎和肺炎等，因此，对接收 TNF-α 拮抗剂治疗的患者，在治疗前必须严格筛查各种活动性或潜在的感染灶，如结核、病毒性肝炎及艾滋病等。其他副作用包括输液或注射部位的局部反应，发生脱髓鞘性中枢神经系统疾病者罕见。尽管这些副作用不常见，但它们的发生也警示这些生物制剂必须在有经验的医师监督下使用。

根据临床经验建议当成年 RA 患者治疗中同时出现以下两种情况下，推荐使用 TNF-α 拮抗剂治疗：①疾病持续活动，并且疾病活动性得分 DAS28 > 5.1，判定为严重 RA（疾病活动性的测量应当测量两次来确定，间隔一个月）。②已经接受了至少两种传统 DMARDs（其中应包括氨甲蝶呤，除非患者有禁忌证）的"充分试验"治疗。

"充分试验"定义为：①治疗时间至少持续 6 个月，包括至少 2 个月的标准剂量（除非由于明显的毒性而导致剂量耐受）。②由于药耐受或毒性问题，治疗持续时间少于 6 个月，但通常要求至少在治疗剂量下持续 2 个月时间。

在大部分患者，TNF 拮抗剂常与传统 DMARDs 合用，最常用的是氨甲蝶呤，也可与柳氮磺胺和来氟米特合用。TNF 拮抗剂也可用于未曾应用 MTX 治疗的 RA 患者，也可作为治疗某些 RA 患者的首选药物。阿达木单抗和依那西普已被批准可以单独用于 RA 的治疗，英夫利昔单抗仅被批准与 MTX 合用。

3. 外科治疗

RA 患者经过积极内科正规治疗，病情仍不能控制，为缓解疼痛、纠正畸形、改善生活质量可以考虑手术治疗。手术在处理关节严重破坏的患者可以起到减轻疼痛及缓解残疾作用，但并不能根治 RA，故术后仍需药物治疗。

（1）滑膜切除术：对于经积极正规的内科治疗仍有明显关节肿胀及滑膜增厚，X 线显示关节间隙未消失或无明显狭窄者，为防止关节软骨进一步破坏可考虑滑膜切除术，但术后仍需正规的内科治疗。

（2）人工关节置换术：对于关节畸形明显影响功能，经内科治疗无效，X 线显示关节间隙消失或明显狭窄者，可考虑人工关节置换术。该手术可改善患者的日常生活能力，但术前、术后均应有规范的药物治疗以避免复发。

（3）关节融合术：随着人工关节置换术的成功应用，近年来，关节融合术已很少使用，但对于晚期关节炎患者、关节破坏严重、关节不稳者可行关节融合术。此外，关节融合术还可作为关节置换术失败的挽救手术。

（4）软组织手术：RA 患者除关节畸形外，关节囊和周围的肌肉、肌腱的萎缩也是造成关节畸形的原因。因此，可通过关节囊剥离术、关节囊切开术、肌腱松解或延长术等改善关节功能。腕管综合征可采用腕横韧带切开减压术。肩、髋关节等处的滑囊炎，如经保守治疗无效，需手术切除。腘窝囊肿偶需手术治疗。类风湿结节较大，有疼痛症状，影响生活时可考虑手术切除。

（三）预后

RA 患者的预后与病程长短、病情程度及治疗有关。对具有多关节受累、关节外表现重、血清中有高滴度自身抗体和 HLA-DR1/DR4 阳性，以及早起出现骨破坏的患者应给予积极的治疗。大多数 RA 患者经系统规范的内科治疗可以达到临床缓解。RA 不会直接引起死亡，常见死于感染、血管炎、心肌炎、淀粉样变等并发症。目前多数认为 RA 预后不良的指标以下几点：

1. 性别：一般男性比女性转归预后好。
2. 年龄：起病于年轻女性者预后不佳。
3. 起病时受累关节涉及关节数 > 20。
4. 骨侵蚀发生在 2 年内，或累积骨侵蚀增多。
5. 关节功能丧失出现在起病后一年内并累积增加。
6. 治疗前病史已有 5 年。
7. 类风湿结节，尤其数目多。
8. 类风湿因子，效价高。
9. 有关节外表现。
10. 有持续血沉增快，C 反应蛋白高，血嗜酸性粒细胞增高。
11. 趾滑膜炎及骨侵蚀。
12. 严重周身症状（发热、贫血、乏力）。
13. 早期激素治疗症状不能获得完全缓解，并不能以每日 10 mg 维持。

微信扫码
◆ 临床科研
◆ 医学前沿
◆ 临床资讯
◆ 临床笔记

第四章 抗磷脂综合征

抗磷脂综合征（APS），又称为 Hughes 综合征、抗磷脂抗体综合征、抗心磷脂抗体综合征等，是一种获得性自身免疫性血栓性疾病。APS 的基本病理改变表现为血管内血栓形成，并导致相应脏器和系统的功能异常。临床上以反复的动脉、静脉血栓形成，习惯性流产或早产为主要表现，实验室检查以发现狼疮抗凝物（LA）、抗心磷脂抗体（aCLAbs）或抗 β_2 糖蛋白 I（氏-GP-I）抗体等自身抗体为特征。这类自身抗体统称为抗磷脂抗体（APA），与 APS 的发生发展有密切联系，是 APS 最主要的致病因素。

一、病因

由于在 APL 阳性的人群中只有部分患者出现临床表现，故 APS 的发生还与其他因素有关。有研究提示这些抗体可抑制由带有阴性电荷磷脂催化的凝血瀑布反应。这些反应包括因子 X 的激活，凝血酶原，凝血酶的转换，蛋白 C 的激活，以及激活的蛋白 C 所致的因子 V a 的失活。APL 抑制蛋白 C 激活或者中和对因子 V a 失活的作用，可使患者处于"血栓前状态"。已经证明抗心磷脂抗体（ACL）与磷脂酰丝氨酸的交叉反应使之与血小板结并发激活血小板，也可引起血栓形成。其他可能的机制还包括血小板合成的血栓素增加，抑制前列腺环素的合成，以及刺激由内皮细胞产生组织因子。

在 APL 介导的血栓形成过程中，一种名为陀糖蛋白 1（2GP1）的血浆蛋白很受关注。目前认为 APL 可通过中和 β_2GP I 的抗凝作用引起血栓形成。

自身免疫性 APL 通过结合陀 GP I 或其他磷脂结合蛋白而与带负电荷的磷脂结合，为 β_2GP I 依赖性 APL。然而，梅毒、非梅毒螺旋体、伯氏疏螺旋体、人类免疫缺陷病毒（HIV）、钩端螺旋体及寄生虫等感染，以及药物和恶性肿瘤诱导形成的抗磷脂抗体通常能与磷脂直接结合，为 β_2GP I 非依赖性抗体。

二、临床表现

（一）动、静脉血栓形成

APS 血栓形成的临床表现取决于受累血管的种类、部位和大小，可以表现为单一或多个血管累及（见表 4-1）。APS 的静脉血栓形成比动脉血栓形成多见。静脉血栓以下肢深静脉血栓最常见，此外还可见于肾脏、肝脏和视网膜。动脉血栓多见于脑部及上肢，还可累及肾脏、肠系膜及冠状动脉等部位。肢体静脉血栓形成可致局部水肿，肢体动脉血栓会引起缺血性坏疽，年轻人发生中风或心肌梗死应排除 PAPS 可能。

表 4-1 APS 的血栓临床表现

累及血管	临床表现
静脉	
肢体	深静脉血栓
脑	中枢静脉窦血栓
肝脏	
小静脉	肝大；转氨酶升高

续　表

累及血管	临床表现
大静脉	Budd-Chiari 综合征
肾脏	肾静脉血栓
肾上腺	中央静脉血栓：出血、梗死，Addison's 病
肺	肺血管栓塞；毛细血管炎；肺出血；肺动脉高压
大静脉	上 / 下腔静脉综合征
皮肤	网状青紫；皮下结节
眼	视网膜静脉血栓
动脉	
肢体	
脑	缺血性坏死
大血管	
小血管	中风；短暂性脑缺血发作；Sneddon's 综合征
心脏	急性缺血性脑病；多发性脑梗死性痴呆
大血管	
小血管	心肌梗死；静脉搭桥后再狭窄
急性	
慢性	循环衰竭；心脏停搏
肾脏	心肌肥厚；心律失常；心动过缓
大血管	
小血管	肾动脉血栓；肾梗死
肝脏	肾血栓性微血管病
主动脉	肝梗死
主动脉弓	
腹主动脉	主动脉弓综合征
皮肤	附壁血栓
眼	指端坏疽
	视网膜动脉和小动脉血栓

（二）产科

胎盘血管的血栓导致胎盘功能不全，可引起习惯性流产、胎儿宫内窘迫、宫内发育迟滞或死胎。典型的 APS 流产常发生于妊娠 10 周以后，但亦可发生得更早，这与抗心磷脂抗体（aCL）的滴度无关。APS 孕妇可发生严重的并发症，早期可发生先兆子痫，亦可伴有溶血、肝酶升高及血小板减少，即 HELLP（Hemolysis Elevated Liver enzymes and Low platelets）综合征。

（三）血小板减少

血小板减少是 APS 的另一重要表现。

（四）其他

80％的患者有网状青斑，心脏瓣膜病变是后出现的临床表现，严重的需要做瓣膜置换术。此外可有神经精神症状，包括偏头痛、舞蹈病、癫痫、格林－巴利综合征、一过性延髓性麻痹等，缺血性骨坏死极少见。

三、实验室检查

（一）aPL 的血清学检查

1. 狼疮抗凝物（LA）

LA 是一种 IgG/IgM 型免疫球蛋白，作用于凝血酶原复合物（Ⅹa、Ⅴa、Ca^{2+} 及磷脂）以及 Tenase 复合体（因子Ⅸa、Ⅷa、Ca 及磷脂），在体外能延长磷脂依赖的凝血试验的时间。因此检测 LA 是一种功能试验，有凝血酶原时间（PT）、激活的部分凝血活酶时间（APTT）、白陶土凝集时间（KCT）和蛇毒试验（dRVVT）。其中以 KCT 和 dRVVT 较敏感。

2. aCL

目前标准化的检测是用酶联免疫吸附（ELISA）法，持续中高滴度的 IgG/IgM 型 aCL 与血栓密切相关，IgG 型 aCL 与中晚期流产相关。aCL 分为两类，一类是非 β_2-GPⅠ依赖性抗体，多见于感染性疾病；另外一类是 β_2-GPⅠ依赖性抗体，多见于自身免疫病。

3. 抗 β_2-GPⅠ抗体

抗 β_2-GPⅠ抗体具有 LA 活性，用 ELISA 法检测，与血栓的相关性比抗心磷脂抗体强，假阳性低，诊断 PAPS 的敏感性与抗心磷脂抗体相仿。

4. 其他

如血、尿常规、血沉、肾功能和肌酐清除率等生化检查，此外抗核抗体、抗可溶性核抗原（ENA）抗体和其他自身抗体检查排除别的结缔组织病。

（二）其他检查

1. 超声检查

血管多普勒超声有助于外周动静脉血栓的诊断；切面超声则有助于心瓣膜结构和赘生物的检测；B 超还可监测妊娠中晚期胎盘功能和胎儿状况。

2. 影像学检查

影像学检查对血栓评估最有意义，动静脉血管造影可显示阻塞部位，MRI 有助于明确血栓大小和梗死灶范围。

3. 组织活检

皮肤、胎盘和其他组织活检表现为血管内栓塞形成，一般无淋巴细胞或白细胞浸润，同样肾活检也表现为肾小球和小动脉的微血栓形成。

四、诊断要点

PAPS 的诊断主要依靠临床表现和实验室检查，还必须排除其他自身免疫病和感染、肿瘤等疾病引起的血栓。至今国际上无统一的诊断标准。

1. 诊断标准

目前诊断 PAPS 最常用的分类标准见（表4-2）。一般认为抗 β_2-GPⅠ抗体比 1988 年 Asherson 提出的抗心磷脂抗体特异性高，故有中、高滴度抗 β_2-GPⅠ抗体阳性的患者应高度警惕 PAPS。

2. 鉴别诊断

单从临床表现或实验室检查很难确诊 PAPS。一个有中高滴度 aCL 或 LA 阳性的患者，并有以下情况应考虑 PAPS 可能：①无法解释的动脉或静脉血栓。②发生在不常见部位的血栓（如肾或肾上腺）。③年轻人发生的血栓。④反复发生的血栓。⑤反复发作的血小板减少。⑥发生在妊娠中晚期的流产。静脉血栓需与蛋白 C、蛋白 S 和抗凝血酶Ⅲ缺陷症、血栓性血小板减少性紫癜、纤溶异常、肾病综合征、阵发性夜间血红蛋白尿、白塞病及与口服避孕药相关的血栓等疾病相鉴别。动脉血栓需与高脂血症、糖尿病血管病变、血栓闭塞性脉管炎、血管炎、高血压等疾病相鉴别。

需要注意的是 aPL 的出现并不一定发生血栓，约12%的正常人中可以出现 IgG 或 IgM 类 aCL 抗体阳性。梅毒和 AIDS、Lyme 病、传染性单核细胞增多症、结核等疾病分别有 93%、39%、20%、20%的抗磷脂抗体阳性率。一些药物如酚噻嗪，普鲁卡因胺、氯丙嗪、肼苯达嗪、苯妥英钠、奎宁，普萘洛尔和口服避孕药也可以诱导出 aPLs；另外，有一些恶性肿瘤如黑色素瘤、肾母细胞癌、肺癌、淋巴瘤和白血病等亦可出现 aCL 或抗 β_2-GP I 抗体阳性。

五、治疗方案及原则

（一）血栓形成的治疗

APS 的发病机制未明确，尚无满意的治疗方案。目前治疗的目的主要是防止血栓形成，阻止习惯性流产和胎儿宫内死亡的发生。在血栓形成的急性期进行抗凝、抗栓治疗已成共识，然而在预防血栓形成和再栓塞的治疗方面仍有许多不同观点。对于伴发其他疾病的 APS 应该积极治疗伴发疾病。

1. 治疗原发病

抗磷脂抗体综合征可伴发于许多疾病，如系统性红斑狼疮、类风湿关节炎、病毒感染、肿瘤等，应首先积极治疗原发病。根据原发病的性质及患者具体临床情况酌情使用糖皮质激素、细胞毒药物（环磷酰胺或硫唑嘌呤）、血浆置换、静脉输注免疫球蛋白（IVIG）等免疫治疗手段，如对伴有 SLE 或肾病综合征的 APS 阳性者应用激素及环磷酰胺，伴严重血小板减少者可应用激素，必要时应用达那唑、IVIG 及血浆置换；伴溶血性贫血也需用激素和免疫抑制药。有人主张对于 SLE 患者，如果其血管堵塞的原因可能为炎性血管炎，可以应用大剂量泼尼松（60 mg/d，分次口服）。

2. 预防血栓形成

目前，对于无临床症状的 APL 阳性患者是否需要治疗及如何判断疗效均有争议。由于正常人群中即有 2% 左右为 APL 阳性，另外部分 APL 阳性者可能与感染或药物有关，当这些因素祛除后，APL 会转阴。与自身免疫性疾病有关的伴发性 APL 阳性者，抗体经常自动减少或消失。原发性 APL 阳性者抗体通常是持续的，少数也可消失。只有接近 10% 的 APL 阳性者会最终发生血栓，因此，一般认为对 APL 持续阳性但无任何症状者不需要进行预防性抗凝治疗。但有学者主张，对于具有高滴度抗心磷脂抗体（尤其是 IgG 型者）或经筛选实验和确诊实验证实狼疮抗凝物阳性者，以及有手术、妊娠等诱发血栓因素存在者，应进行抗凝治疗，以预防血栓发生。多推荐应用小剂量抗血小板聚集剂如阿司匹林。阿司匹林能够抑制环氧化酶 1，使血栓素（TXA_2）生成减少，同时抑制血小板聚集，其适宜剂量为能够抑制 TXA_2 的生成而不降低前列环素的水平。目前推荐剂量国外为 150 ～ 350 mg/d，国内为 100 mg/d。

另外，有学者发现，羟氯喹对预防血栓形成有一定作用。羟氯喹能够很好地降低血胆固醇和血糖水平，从而影响动脉粥样硬化的危险因素，另外应用羟氯喹能够降低 APL 水平。因此主张对于有高滴度 APL 的无症状系统性红斑狼疮患者，可以长期应用羟氯喹，一方面控制 SLE 的皮肤、肌肉骨骼症状，另一方面降低血栓形成的危险性，最大剂量为 400 mg/d，对于原发性 APL 阳性者，目前尚无明确证据证明应用免疫抑制药可以预防血栓栓塞的发生。

3. 血栓形成的治疗

血栓形成的治疗可分为急性期治疗及预防再栓塞治疗 2 种方案。

（1）急性期治疗：一般采用常规抗栓治疗，包括促进纤溶、抗凝以及必要时外科取栓等，但应根据年龄、血栓发生部位及并存的其他疾病来调整每个患者的治疗方案及用药剂量。

①纤维蛋白溶解剂：常用纤维蛋白溶解剂包括组织纤溶酶原激活剂（tPA）、尿激酶（UK）和链激酶（SK）。给药方法有静脉内滴注法和选择性血管内给药两种。前者方便易行，诊断明确后能立即实施，但用药量大，不良反应相对较多；后者用药量少，可直接溶解血栓，便于掌握治疗剂量，但操作复杂、费时，可能延缓治疗时机，而且需要昂贵的设备及训练有素的医生。有人认为两种方法疗效一样，因此多采用前者。不同的药物对不同部位的血栓所需剂量不同，参考剂量为 SK 15 万 ～ 150 万 U，UK 60 万 ～ 345 万 U，tPA 10 ～ 100 mg，以维持纤维蛋白原（Fg）在 1.2 ～ 1.5 g/L，凝血酶时间（TT）为正常对照的 1.5 ～ 2.5 倍，纤维蛋白（原）降解产物（TOP）在 300 ～ 40 mol 为最合适。

②抗凝治疗：常用的抗凝治疗为肝素加口服抗凝剂（华法林），多用在溶栓治疗之后。常用的有肝素和低分子肝素（LmWH）。肝素是未分层的混合物，相对分子量为 3 000 ～ 57 000。低分子肝素是指用

化学和酶学方法将肝素裂解并提纯的一组相对分子量在 4 000 ~ 6 000 的葡糖胺。LmWH 与肝素相比有以下特点：a. 半衰期长，肝素为 0.4 ~ 2.5 h，而 LmWH 是它的 2 倍；b. 抗血栓的作用强，而抗凝的作用弱。c. 对血小板作用小。d. 不易引起骨质疏松。LmWH 皮下注射，每日 1 ~ 2 次，每次 0.3 ~ 0.4 mL。肝素用量在 10 000 ~ 30 000 U/24 h，间歇静脉注射或持续静脉滴注，同时进行实验室监测，使 APTT 较正常对照延长 1.5 ~ 2.5 倍或 TT 保持在正常值的 1.5 ~ 2.0 倍为标准。

口服抗凝剂多选用华法林。其为维生素 K 拮抗药，可使依赖维生素 K 的凝血因子合成受阻。因其起效较慢，因此在急性血栓栓塞性疾病早期均以肝素为先导，使达到肝素化，继而或同时服用华法林，首剂 5 ~ 20 mg，次日 1/2 ~ 2/3 量，继之按 PT 维持在正常的 1.5 ~ 2.0 倍（25 ~ 30 s），国际标准化比率（INR）在 2.0 ~ 3.0 之间进行调整，肝素与华法林交接时需两者重叠 3 ~ 5 d。

抗凝治疗过程中应密切观察有无出血发生，一旦发生应即终止治疗。由肝素引起者，用等量鱼精蛋白静脉滴注；华法林引起者，给予维生素 K 20 mg 静脉注射。

（2）预防再栓塞：APL 阳性患者血栓复发的危险性较高，因此一旦有肯定的血栓发作，只要 APL 存在，长期口服抗凝剂为首选治疗方法，主要药物为华法林或加用小剂量阿司匹林。但易增加出血机会，应特别注意，监测 INR，对动脉血栓应控制在 2.5 ~ 3.0，静脉血栓则宜在 2.0 ~ 3.0。由于华法林能够通胎盘并引起胎儿畸形（胎儿华法林综合征）、自发性流产、胎儿出血等严重问题，因此女性患者在受孕之前必须停用华法林，而用肝素与小剂量阿司匹林（250 ~ 300 mg/d）合用，分娩存活率至少 83%。

4. 恶性抗磷脂综合征的治疗

本综合征常是骤然起病，一般主张抗凝同时使用较大剂量激素加环磷酰胺，必要时联合使用血浆置换和静脉注射免疫球蛋白冲击治疗。当急性期控制后，激素可快速减量，但环磷酰胺应继续维持。

有心瓣膜病变者一般认为抗凝治疗同时应加用激素治疗才能控制病情，少数严重心瓣膜病变者可考虑外科瓣膜置换。

（二）抗磷脂抗体与怀孕、反复流产的治疗

目前常用的方案有：肝素皮下注射、免疫球蛋白静脉冲击及泼尼松治疗等。根据不同情况 APS 孕妇可按以下情况处理：①既往无流产史，或妊娠前 10 周发生的流产，通常用小剂量阿司匹林治疗。②既往有妊娠 10 周后流产史，在确认妊娠后，皮下注射肝素 5 000 U，每日 2 次，直至分娩前停用。③既往有血栓史，在妊娠前就开始用肝素或低分子肝素抗凝治疗。④产后治疗，由于产后前 3 个月发生血栓的风险极大，故产后应该继续抗凝治疗 6 ~ 12 周；在产后 2 ~ 3 周内可把肝素改用为华法林。⑤如果经肝素治疗仍发生流产者，可加用免疫球蛋白静脉冲击治疗，0.4 g/（kg·d），每月 4 d。免疫球蛋白治疗一般较为安全，但价格昂贵。⑥另外，也可用泼尼松 20 ~ 40 mg/d 治疗，用以预防流产的发生，但长期使用激素可以引起严重的不良反应，因此只有在肝素及免疫球蛋白治疗无效时才考虑。

（三）血小板减少的治疗

30% 的 APS 患者伴有血小板减少，对血小板计数 > 50×10^9/L 的轻度血小板减少而不并发血栓的患者，可以观察；对血小板计数 < 100×10^9/L，有血栓患者谨慎抗凝治疗，可用小剂量阿司匹林（80 ~ 150 mg/d）；对严重的血小板减少者，血小板计数 < 50×10^9/L 禁止抗凝，通常采用糖皮质激素和免疫抑制药治疗，大剂量丙种球蛋白注射，400 mg/kg，待血小板上升后抗凝治疗。

第五章

血清阴性脊柱关节病

第一节 反应性关节炎

反应性关节炎（reactive arthritis，ReA）是指继发于身体其他部位感染的一种急性非化脓性关节炎。最早认识的一种反应性关节炎表现的是由A组溶血性链球菌感染后所致的风湿热。1916年德国医生Hans Reiter描述了一个患者出现了关节炎、尿道炎和结膜炎三联征。1942年Bauer和Engleman将此三联征命名为赖特综合征（Reiters syndrome，RS），该综合征常继发于志贺痢疾杆菌感染后，是一种反应性关节炎。后来相继发现志贺菌、沙门菌、耶尔森菌、弯曲菌、链球菌、衣原体或病毒引起的流行性或散发的腹泻或泌尿生殖系感染均可诱发赖特综合征。目前，赖特综合征正在逐渐被反应性关节炎所替代。

反应性关节炎的报道早期多来自欧洲，我国近年来也不断发现这种病例，不同的病原微生物导致的反应性关节炎各地报道不一，如耶尔森菌诱发的关节炎主要见于斯堪的纳维亚半岛、北欧及加拿大。性获得反应性关节炎几乎见于男性，而肠道来源的反应性关节炎男女受累的机会相同。

中医无反应性关节炎病名，据其临床表现，属中医痹证范畴，在"热痹""肠痹""痢后风"中有描述。《素问·痹论》有"肠痹者，数饮而出不得，中气喘争，时发飧泄"。《类证治裁·痹证》有"诸痹……良由营气先虚，腠理不密，风寒湿乘虚内袭，正气为邪所阻，不能宣行，因而留滞，气血凝涩，久而成痹"的论述，明确提出了外感风寒湿邪是导致痹证发生的重要原因，这与反应性关节炎由感染而引发是相符合的。

一、中医病因病机

（一）邪客上焦，流注关节

青年男性为阳盛之体，感受湿热、疫毒之邪，上犯咽喉，日久化热入里，血热相搏，流注关节，闭阻经络，气血壅滞，发为关节红肿热痛。正如《焦氏喉科枕秘》所述"此症冬日感阴湿火邪而起，肿如紫李，微见黑色，外症恶寒身热，振动腰疼，头痛"，描述了邪客咽喉引起腰身疼痛的痹证。

（二）六淫侵袭，痹阻关节

暴寒暴热，时令异常，体虚之人易感六淫，邪气乘虚而入，痹阻经络关节，发为痹证。正如《素问·至真要大论》所述"太阳在泉，寒复内余，则腰尻痛，屈伸不利，股胫足膝中痛。厥阴在泉，客胜则大关节不利，内有痉强拘瘛，外为不便；主胜则筋骨摇并，腰腹时痛"，指出时令异常，感受外邪，可见腰痛与腹痛同时出现的痹证类型。

（三）食伤脾胃，痰阻关节

暴饮暴食、嗜食生冷、饮酒过度，伤阳助湿，脾胃损伤，水湿停聚，化为痰浊，痰浊阻滞经脉关节，发为痹证。如宋·杨士瀛《仁斋直指附遗方·身痛方论》曰："酒家之府多为项肿臂痛，善热，在上焦不能清利，故酝酿日久，生痰涎聚饮气，流入项臂之间，不肿则痛耳。"

（四）房劳过度，邪侵下焦

房劳不节，肾精匮乏致肾气疲惫，生活淫乱致浊邪内侵，痹阻经络关节，发为本病。正如《中藏经·五痹》曰："骨痹者，乃嗜欲不节，伤于肾也。肾气内消，则不能关禁，不能关禁则中上俱乱，中上俱乱则三焦气痞而不通，三焦痞则饮食不糟粕，饮食不糟粕，则精气日衰，精气日衰，则邪气妄入。"清·陈士铎《辨证录·痹证门》曰："人有下元虚寒，复感寒湿，腰背重痛，两足无力，人以为此肾痹也。而肾痹之成，非尽由于风寒湿也。夫肾虽寒脏，而其中原自有火，有火则水不寒，而风寒湿无从而入。无奈人过于作强，将先天之水，日日奔泻，水去而火亦随流而去，使生气之原竟成藏冰之窟，火不能敌寒，而寒邪侵之矣。寒气直入于肾宫，以邪招邪，而风湿又相因而至，则痹证生矣。"可见，房劳过度，肾虚复感寒湿秽浊之邪也是痹证的一个类型。

总之，素体阳盛，湿热之毒从上而受，腠理空疏，六淫之邪，从外而感；食伤脾胃，痰湿之患由内而生；淫欲过度，秽浊之气由下而侵，均可导致邪阻经络关节，痹阻气血运行，三焦气机不利，气、血、水运行障碍，发为痹证。又因各证型发病机制的不同，而兼见湿热痹阻上焦，痰湿浸渍中焦，秽浊浸淫下焦而见不同证候。本病多发于青壮年，以实证、热证居多，但若迁延不愈，亦可演变为虚证。

三、临床表现

反应性关节炎是一种全身性疾病，临床表现轻重不一，关节炎一般发生在呼吸道、泌尿生殖系或肠道感染后 2 ~ 4 周，呈急性起病。

（一）一般症状

常见的全身症状有发热，甚至高热、疲乏、大汗、全身不适等。80%以上的患者呈中度至高度发热，每日 1 ~ 2 个高峰，多不受退热药物影响。

（二）关节肌肉表现

1. 关节炎

全部患者有关节症状，关节炎的典型特征是非对称性的侵犯少数关节的下肢关节炎，以膝、踝和跖趾关节最为多见，肩、肘、腕及手足小关节也可受累。病变关节呈肿胀、发热、剧烈疼痛和触痛以及功能受限。许多关节仅有轻微肿胀而无压痛、晨僵和活动受限。病变早期膝关节可以明显肿胀及大量积液，通常一次穿刺可抽出液体 50 ~ 100 mL，甚至伴有腘窝囊肿（Baker 囊肿）。关节炎一般持续 1 ~ 3 个月痊愈，个别病例可长达半年以上，下腰背部和骶髂关节疼痛也常见。

2. 肌腱端炎

肌腱端炎是反应性关节炎的常见表现之一。炎症通常发生在肌腱附着于骨的部位而不是滑膜，表现为肌腱在骨骼附着点局部的压痛和疼痛，以跟腱、足底肌腱、骶髂附着点及脊柱旁最易受累。炎症发生在跟腱和足底筋膜附着于跟骨的部位，可引起足后部疼痛肿胀，称为痛性足跟综合征，是本病最常见而突出的表现之一。其他常见的肌腱末端炎症部位还包括坐骨结节、髂骨嵴、胫骨结节和肋骨，因而引起非关节部位的肌肉骨骼疼痛，重症患者可因局部疼痛使活动受限或出现肌肉废用性萎缩。

（三）关节外表现

1. 皮肤黏膜

溢脓性皮肤角化病是一种过度角化的皮损，为本病的特征性皮肤表现，主要分布于足底，也可发生在手掌、阴囊或其他部位，主要见于淋球菌感染等性交后反应性关节炎。其他类型的反应性关节炎则很少出现。部分患者可出现结节性红斑。

本病早期可出现一过性浅表口腔溃疡，呈无痛性，分布在硬腭、软腭、牙龈、舌和颊黏膜处，常被忽视。

2. 胃肠道病变

胃肠道病变为本病的诱发因素之一，关节炎通常于感染症状出现后 1 ~ 3 周内发生。部分病例在出现关节炎时仍有肠道症状。肠镜检查可见肠黏膜充血、糜烂或克罗恩病外观。痢疾后反应性关节炎，其关节炎的严重程度及病程常和痢疾的轻重及病程相关。

3. 泌尿系统表现

患者可有尿频、尿急、尿痛等泌尿系感染的症状，且多发生于关节炎之前。男性患者可出现漩涡状龟头炎、膀胱炎及前列腺炎，女性患者可以是不伴尿道炎的无症状性膀胱炎和宫颈炎。

4. 眼部损害

眼损害在本病常见，可以是首发症状，表现为结膜炎、虹膜炎和角膜溃疡。结膜炎常发生在疾病早期，在关节炎发作前或同时出现，可见眼部无痛性发红，分泌物增加，单侧或双侧受累，2～7 d 消退，出现眼损害者应常规行眼科检查，并予以相应的治疗，以免出现永久性眼损害。

5. 心脏及其他

心脏受累见于10%的患者，表现为心包摩擦音、传导障碍、心包炎、心肌炎等，脑和外周神经病、继发性淀粉样变、紫癜、血栓性静脉炎、胸膜炎和严重胃肠道出血等并发症亦有报道。

四、理化检查

实验室检查对于反应性关节炎的诊断并无特异性。临床上常用的检查方法有下列各项。血常规检查可见白细胞、淋巴细胞计数增高或出现贫血以及血小板增多。尿常规检查可见尿中白细胞增高或镜下血尿，但很少出现蛋白尿。

在急性期，几乎所有患者均出现血沉和C反应蛋白明显增高，一旦病情控制或进入慢性期者，则可降至正常。类风湿因子和抗核抗体多为阴性，而血清免疫球蛋白 IgG、IgA、IgM、补体 C_3、C_4 及免疫复合物常随着疾病的活动而有波动。关节滑液检查可见滑液培养阴性、黏蛋白阴性、白细胞及淋巴细胞数增高，HLA-B27 阳性者常伴有慢性或复发病程，并易伴发骶髂关节炎、脊柱炎、葡萄膜炎或主动脉炎。

反应性关节炎的影像学表现较为复杂，主要包括软组织肿胀、骨质疏松、关节间隙变窄、骨质侵蚀、囊性变、骨坏死，影像学表现无特异性，其中以软组织肿胀和骨质疏松表现最为常见，其次是软骨和软骨下结构破坏，在肌腱附着点可有骨质增生表现。10%的患者在疾病早期出现骶髂关节炎，常为非对称性，病变主要位于骶髂关节炎的骶骨面，可以有关节间隙狭窄、关节面模糊、骨硬化及骨糜烂。少数病例可发展为强直性脊柱炎。

五、诊断

反应性关节炎的诊断主要依靠病史、临床表现和实验室检查。当患者以急性或亚急性起病，表现为下肢不对称，小关节受累的关节炎，尤其发生在年轻男性，应想到本病的可能性。前驱感染病史很重要，但因许多患者常遗漏前驱感染，故无感染病史提供者也不能排除。在临床上，除关节炎的特点外，需注意患者有无黏膜及皮肤损害、指甲病变、眼炎和内脏受累等。

1999 年 Sieper 和 Braum 发表了第三届国际反应性关节炎专题学术会议提出的反应性关节炎的诊断标准。

1. 非对称性下肢为主的关节炎。

2. 前驱感染的证据。

但是诊断时需要注意以下两点；①除外其他风湿病。②感染证据包括：发病前4周内有腹泻或尿道炎史；便培养阳性；晨尿和泌尿生殖道拭子查沙眼衣原体阳性；抗耶尔森和抗志贺菌抗体阳性；抗沙眼衣原体阳性；PCR 检查关节液衣原体 DNA 阳性。

反应性关节炎的诊断不需要 HLA-B27 阳性，或赖特综合征所具有的关节外特征（结膜炎、虹膜炎、皮疹、非感染性尿道炎、心脏及神经系统病变等），或典型的脊柱关节病特征（炎性脊痛、交替性臀痛、肌腱端炎及虹膜炎），但是如果发现这些应做记录。

六、中医鉴别诊断

（一）与足痹鉴别

足痹以足跟痛，站立或行走时疼痛加重，早晨起床后站立时明显，行走片刻后疼痛反而减轻，但行走过多疼痛则又加重为特征。其足部的表现与本病相似。然足痹以中老年人好发，发病前没有明确的诱因可寻，且很少出现发热及其他全身症状，故不难鉴别。

（二）与尪痹鉴别

尪痹是指具有关节变形、肿大、僵硬，筋缩肉卷，不能屈伸，骨质受损症状为特征的痹病，"尪"其意指足跋不能行，胫曲不能伸，身体羸弱的残疾而言，取其字义以示关节变形，几成残疾之特点，常对称性地累及全身大小关节，病情深重缠绵难愈，重者可使劳动力丧失，生活不能自理，发病年龄以中老年为主。

（三）与痛风鉴别

痛风病也常于饮食不节，饮酒或暴食膏粱肥甘后发作，也呈急性发作。但其来势凶猛，去势也速。多发于第一跖趾关节，发时疼痛剧烈难忍，常于 3 ~ 7 d 疼痛缓解，具有典型的发作性特征。

七、西医鉴别诊断

对于不典型及呈慢性经过的病例，在确诊反应性关节炎前应注意与下列疾病相鉴别。

1. 强直性脊柱炎

强直性脊柱炎呈缓慢起病，患者的腰背疼痛及关节炎病程缓慢，与本病的急性过程不同。此外强直性脊柱炎多有明显的家族聚集史，骶髂关节炎呈对称性，脊柱受累为上行性。晚期可形成典型的竹节样变。

2. 痛风性关节炎

痛风性关节炎多见于中年男性，是一种发作性急性关节炎，发病前常有饮酒及高嘌呤饮食史。常累及第一跖趾关节，表现为明显的红、肿、剧烈疼痛，实验室检查血尿酸升高。

3. 化脓性关节炎

化脓性关节炎为病原微生物直接感染关节所致，多有身体其他部位感染的表现。多为单关节发病，关节穿刺、滑液检查为脓性关节液，无尿道炎、腹泻等前驱感染史，抗感染治疗有效。

八、中医治疗

（一）治疗原则

本病活动期以热痹较为多见，但由于本病为慢性进行过程，疾病经久不愈，易耗伤正气，故在中医治疗中应抓住内因和外因两个因素，以扶正祛邪为基本大法。根据病位不同，采用不同的治疗方法。上焦者疏风清热、通络止痛；中焦者清热化湿，疏风通络，佐以健脾和胃；下焦者清热利湿，化浊通络，佐以益肾。治疗中是祛邪重于扶正，还是扶正重于祛邪，还是扶正祛邪并重，应根据邪正盛衰的实际情况灵活运用。同时，扶正不可峻补，以防邪气壅滞不出，祛邪不可过缓，以防邪气留恋，伤及正气。

（二）辨证要点

反应性关节炎的发生是由于素体阳盛，湿热之毒上受，腠理空虚，六淫之邪从外而感；食伤脾胃，痰湿之患由内而生；淫欲过度，秽浊之邪由下而侵而出现上、中、下三焦的病症，分为上焦热毒、中焦湿热、下焦湿浊三型。

1. 上焦热毒，痹阻经络

主症：关节肿痛或泛红，扪之灼热，伴发热，恶风，咽干，咽喉红肿疼痛，或咽哑，或咳嗽黄痰，口渴欲饮。舌红苔黄，脉数。

证候分析：本证型在关节肿痛之前多有外感前驱症状。风热或热毒之邪上犯口、鼻、咽喉故咽喉红肿热痛，咽干。邪正相争于肌表，故发热恶风；温邪上受，首先犯肺，肺失清肃故咳嗽黄痰；邪热伤阴故口渴欲饮；邪热流注关节，气血壅滞不通，故关节肿痛、泛红、灼热；舌红苔黄，脉数为气分热盛之象。本证型病位偏重上焦，波及全身关节。有卫气同病和病在气分两种情况：若邪入卫分，卫分之邪未解又入气分则为卫气同病；若邪入气分，卫分之邪已解则病在气分。

治法：疏风清热，解毒利咽，通络止痛。

方药：上焦痹方。银花 30 g，连翘 15 g，黄芩 15 g，大贝 10 g，麦冬 15 g，金雀根 10 g，灵仙 10 g，豨莶草 15 g，防风 10 g，秦艽 20 g，鸡血藤 30 g，甘草 6 g。

方解：本方用以治疗风热毒邪上犯，流窜经络之上焦热毒、痹阻经络之证。银花、连翘清热解毒；

黄芩清热泻火解毒，主要清上焦热；大贝清热化痰散结消肿；麦冬滋阴润肺；灵仙、豨莶草、防风、秦艽清热祛湿，活血通经；金雀根清肺益脾；鸡血藤舒筋活络且能行血补血；甘草调和药性。诸药共用，奏清热解毒、通络止痛之效。

加减：若咽痛明显，加玄参10 g，马勃10 g；关节肿痛，加忍冬藤30 g；若卫分证已去，气分证明显者，去连翘，加生石膏30 g，牛膝15 g。

2. 中焦湿热，流注关节

主证：关节疼痛、肿胀、重着，屈伸不利，肢体酸楚麻木，低热或身热不扬，口不渴或渴不欲饮，脘闷纳呆，大便溏泻。舌质暗红，苔白腻或黄腻，脉滑数。

证候分析：本证型在关节肿痛出现之前多有大便溏泻的前驱表现。多由于饮食不节，伤及脾胃，脾失健运，故水谷不化精微反为大便溏泻。湿阻中焦，水饮不化故口不渴或渴不欲饮。中焦为气血水通行之路，湿蕴中焦，气机不利，胃失和降故腹泻纳呆；湿为阴邪，重着黏滞，湿热蕴蒸故低热缠绵；湿热流注经络关节，故关节重着肿胀麻木；湿热郁于中焦，郁而不达故身热不扬。若湿未化热则舌质淡，苔白腻，脉滑；若湿邪化热则舌质暗红，苔黄腻，脉滑数。

治法：清热化湿，疏风通络，佐以健脾和胃。

方药：中焦痹方。苍术15 g，炒白术20 g，虎杖15 g，薏苡仁20 g，海桐皮10 g，木瓜15 g，灵仙15 g，姜黄15 g，牛膝15 g，半夏15 g，天麻10 g，川芎10 g，甘草6 g。

方解：苍术、白术燥湿健脾，且苍术能祛风散寒，白术兼能益气；虎杖清热解毒，止痛；薏苡仁、灵仙、海桐皮、姜黄祛风除湿，通络止痛；木瓜舒活络，兼以川芎活血行气；牛膝补肝肾、强筋骨、活血通经；半夏燥湿，天麻祛风通络；甘草调和药性。诸药共用，起清热化湿、疏风通络之效。

加减：腹胀加厚朴10 g；身热加青蒿15 g；关节肿胀加蚕砂10 g，青风藤15 g，防己10 g。

3. 下焦湿浊，浸淫关节

主症：关节肿胀，下肢为甚，伴腰膝酸痛，小便不利或尿频尿浊，小腹坠胀疼痛，或目赤耳鸣，梦遗盗汗。舌质暗红，苔黄腻，脉滑数。

证候分析：本证型在关节肿痛之前多有淋证或腹泻的前驱症状。坐卧湿冷或房事不节，湿热秽浊之气由下焦入侵，故小便不利或尿频尿浊；秽浊之邪阻于下焦，气机不得通行，故小腹坠胀疼痛，下焦为肝肾所主，腰为肾之府，湿热蕴于下焦，肝肾为之受损，故腰膝酸痛、梦遗；湿热循经上攻故目赤耳鸣。舌质红，苔黄腻，脉滑数也为下焦湿热秽浊之象。

治法：清热利湿，化浊通络，佐以益肾。

方药：下焦痹方。黄柏15 g，知母10 g，牛膝15 g，防己10 g，土茯苓15 g，鸡血藤30 g，杜仲10 g，赤小豆20 g，地肤子10 g，木瓜20 g，独活10 g，寄生10 g，甘草6 g。

方解：黄柏清热燥湿，清下焦热；知母清热泻火，滋阴润燥；防己、鸡血藤、土茯苓、独活清热祛湿，通络止痛；牛膝、杜仲、寄生通络止痛，且能补肝肾、强筋骨；赤小豆清热解毒，淡渗利湿；地肤子清热利湿；木瓜舒筋活络；甘草调和药性。诸药共用，共奏清热利湿、化浊通络之功。

加减：尿频灼热，加扁蓄10 g，瞿麦10 g，六一散10 g；淋浊，加败酱草15 g，蛇床子15 g；目赤，加菊花10 g，夏枯草15 g，青葙子15 g，川芎10 g；关节肿痛，加千年健15 g，徐长卿15 g。

（三）外治法

1. 熏洗法方

川乌、草乌、红花、当归各30 g，川芎、白芍、木瓜、牛膝各50 g，骨碎补、桂枝、麻黄各35 g。

上药放入搪瓷盆内，将食醋与水按1：5比例置于盆中，以没过药物3寸为度，煎煮30 min，将患处置于盆上熏蒸，手蘸药液搓洗。药液凉后，再加热熏洗。每次熏洗1 h，每日2次。洗后药渣仍置盆中，下次洗前再加热5～10 min（因煎煮水分蒸发，每日按上述醋水比例适量加入）。1剂药熏洗2 d，10剂为一个疗程。

2. 风寒消痛砂热敷

生川乌、生草乌、透骨草、威灵仙、独活、牛膝各20 g，生铁末100 g，樟脑10 g。

将上药研粗末。加铁砂拌匀，用时再加食醋适量搅拌，装入布袋，放患处烫贴，每次 15 ~ 30 分钟，每天 2 次，每袋药物可用 3 ~ 5 天，20 天为一个疗程。

3. 热敷剂

蜈蚣、全蝎各 5 g，蕲蛇、僵蚕、地龙、蜂房各 10 g、干姜、羌活、独活、细辛、当归、生川乌、红花各 30 g，透骨草 200 g。

将上药共碾碎，加醋炒热后，装进用黑色或蓝色棉布做成的袋子里，热敷于关节患处，一般 15 ~ 20 分钟，日热敷 3 次，晚上需在临睡前进行，每剂可连用 15 次，但每次都需加醋炒热后外敷。

4. 野葛膏

野葛、蛇含石、桔梗、防风、川芎、川楝子、羌活、川大黄、细辛、当归各 60 g、乌头、升麻、附子各 30 g，巴豆 30 枚。

将上药共研细末，过 100 目筛。另取生姜汁、大蒜汁、食醋各 500 mL，混匀后浓煎 600 ~ 700 mL，离火加上药末，调成糊状，用药时置膏药于夹棉消毒纱巾上，厚约 0.5 cm，敷于患处，胶布固定，换药每天 1 次，30 d 为一个疗程。

（四）针灸疗法

取穴：双膝眼、鹤顶，此两穴为主穴，梁丘、血海、足三里、昆仑、太溪、三阴交，交替取穴；平补平泻，针上套艾柱灸 3 壮，髌骨上方用鲜老姜去皮切成 0.2 mm 薄片上放艾柱灸 3 壮，以皮肤见红，热而不烫为度，若患者觉烫，可在姜片下再垫加一块姜片，直至火灭，再灸第 2 次，共灸 3 次。

（五）按摩疗法

采用理气活血、消肿止痛的手法进行按摩。常用的手法有推、拿、揉、弹拨、摇、拍、叩等。施法时手法由轻渐重，由点到面，由慢而快，由短而长；病程短的患者宜作关节运动，防止关节粘连及畸形。病程长的患者注意手法的选择，勿强搬硬摇，以免损伤关节、滑膜等组织。

以上治疗每日 1 次，10 次为一个疗程。

九、西医治疗

非甾体类抗炎药为反应性关节炎的首选药物，可使用扶他林缓释片，75 mg，每日 1 次，或醋氯芬酸，每次 0.1 g，每日 2 次，或西乐葆，每次 0.2 g，每日 1 ~ 2 次，或尼美舒利 0.1 g，每天 2 次。其他如洛索洛芬钠片（乐松）等也可选用，可根据患者的具体病情选用其中一种。在用药过程中应监视药物的不良反应。

对于有明确前驱感染病史而未使用抗生素治疗者，外周血检查见白细胞和中性粒细胞增高者应采用抗生素治疗。具体选择的抗生素种类应根据药物试验的结果。一般不主张长期服用抗生素，因为进行抗生素治疗的目的在于控制感染而不是治疗关节炎本身。

对于病程较长或病情反复发作者，应考虑选用慢作用抗风湿药，如羟氯喹、氨甲蝶呤或柳氮磺胺吡啶等。一般不主张应用糖皮质激素治疗反应性关节炎，因为关节炎本身不是应用激素的指征，如患者合并虹膜炎或虹膜睫状体炎时应考虑口服或局部使用小剂量激素并进行眼科专科的检查和治疗。

十、预防与调护

1. 由于本病发病前后多有诱因，如感冒、腹泻、淋证等，在治疗过程中，应避风寒、节饮食、慎起居，避免相应诱因。

2. 关节肿胀疼痛发作期间，应卧床休息，避免肿胀关节负重及压迫，肿痛减轻后及时进行功能锻炼，防止关节周围软组织粘连引起关节活动障碍。

十一、预后

部分反应性关节炎预后较好，经数月治疗可达临床治愈。但容易复发。反复发作或长期体内感染灶存在者，难以治愈。部分反应性关节炎数年后发展为类风湿关节炎或强直性脊柱炎。

第二节　肠病性关节炎

肠病性关节炎（enteropathic arthritis）是伴随肠道疾病而发生的关节炎，属于血清阴性脊柱关节病的一种。关节炎常发生于肠道疾病之后或与之伴随而发。常引起肠病性关节炎的肠道疾病有；溃疡性结肠炎、沙门菌感染、痢疾杆菌感染、克罗恩病、Whipple 病等。

肠病性关节炎为多发生于肠病之后的关节炎，或与肠病伴发，或交替发作，为邪蕴脏腑，外窜筋骨之病，属中医"痢风""痢后风""痢后鹤膝风""肠痹"等范畴。

一、中医病因病机

肠病性关节炎是由于先天禀赋不足，脾肾素虚，后天饮食不节，劳倦内伤，情志失调，伤及脾胃，脾之运化失司，湿浊内生，郁久化热、复感寒湿、湿热、疫毒之邪，内外相合，蕴结肠腑，而成泻痢。泻痢之后，余邪未尽，正气虚弱，余邪稽留，气机紊乱，血行不畅，闭阻经络、筋骨、关节，发为本病。

（一）热毒内攻，闭阻经络

患者素为阳盛之体，感受暑湿、疫毒之邪，侵及肠胃，热毒搏结熏灼于肠道，气血阻滞化为痢下赤白脓血，发为热毒痢，痢之后，余邪久留未尽，热毒内攻，闭阻经络，气血壅滞，阻于关节，发为本病，出现关节红肿热痛，屈伸不利。

（二）湿热蕴蒸，流注关节

饮食过量，停滞不化；或素喜食肥甘厚味，酿生湿热，湿热内蕴，影响脾胃升清降浊之功能，腑气壅阻，气血凝滞于肠道，化为脓血，而发为湿热痢，痢后余邪未尽，湿热稽留，蕴结经脉，流注四肢关节，气血阻滞不通，发为本病。

（三）寒湿凝聚，阻滞关节

素体阳虚，感受寒湿之邪或过食生冷，损伤脾胃，运化失职，水谷精华不能吸收，反停为湿滞，发为寒湿泻痢，痢后寒湿留连体内，阻滞经络、关节，发为本病。如《医宗金鉴‐外科心法要诀》云："鹤膝风肿生于膝，上下枯细三阴虚，风寒湿邪乘虚而入，痛寒挛风筋缓湿。此症一名游膝风，一名鼓槌风，痢后得者为痢风。"

（四）脾肾阳虚，关节失濡

素体脾肾虚弱，先天不足，后天失养，纳运不及，形体筋骨关节失于濡养，不荣则痛，或久病大病不愈，正气渐亏，卫阳不固，脾肾受损，脾虚不化精微，肾虚精血衰少，外邪易乘虚而入，发为本病。本病正虚邪留，虚实交替，缠绵难愈，易受外来因素所诱发。

正如《证治要诀‧痢》中论："痢后风，因痢后下虚，不善调将，或多行，或房劳，或感外邪，致两脚酸软，若痛若痹，遂成风痢。"

总之，本病病机是泻痢后正气不足，风寒湿热、毒邪乘虚侵袭或留连不去，闭阻经络关节而发病，病位在关节经络及大小肠，病本在脾、胃、肾。

二、西医病因、发病机制及病理

（一）病因和发病机制

1. 溃疡性结肠炎关节炎

本病病因尚不明确，有以下几种学说：

（1）遗传因素：本病患者 HLA-B27 阳性率高于正常对照组，发病呈家族聚集性。

（2）免疫因素：患者血清中存在非特异性抗结肠抗体，结肠上皮细胞与其相应抗体结合，激活淋巴细胞释放淋巴因子，起到杀伤作用，说明本病与自体免疫有关。

（3）精神神经因素：大脑皮层活动障碍可引起自主神经功能紊乱，导致肠道运动亢进，血管平滑肌收缩，毛细血管通透性增高，从而形成结肠黏膜炎症、糜烂和溃疡。

（4）感染因素：虽然没有病原体感染的证据，但本病的结肠黏膜炎症性改变与感染性结肠炎相似。

（5）溶菌酶的破坏作用：肠壁分泌过多的溶菌酶破坏了黏液的保护作用导致细菌侵入，发生黏膜坏死。

2. 肠道感染后关节炎

病原体感染后引起滑膜关节炎，如痢疾杆菌、沙门氏菌、耶尔森菌、衣原体等，此类关节炎并非细菌直接感染关节，可能与肠道吸收病原体的某些致炎因子有关，此类患者 HLA-B27 阳性率 50%～80%，提示 HLA-B27 抗原与致关节炎因子间有交叉反应。

3. 克罗恩痛关节炎

此病与遗传和免疫相关，其免疫损伤机制与溃疡性结肠炎相似。

4. Whipple 病

此病的病因未明确。肠道黏膜、肠系膜淋巴结等组织切片中，发现巨噬细胞内过碘酸雪夫（PAS）阳性包涵体或游离于细胞外的棒状杆菌。本病可能存在细胞介导的免疫缺陷和吞噬功能异常。

（二）病理

1. 溃疡性结肠炎关节炎

肠道病变累及直肠和结肠的黏膜和肌层。关节滑膜增生，成纤维细胞增殖，血管增生，滑膜表面纤维素沉着，伴中性粒细胞、淋巴细胞和浆细胞浸润，甚至骨侵蚀。

2. 克罗恩病关节炎

肠道病理改变有淋巴管闭塞、淋巴液外漏、黏膜水肿、肠壁肉芽肿性炎症等。关节滑膜可见淋巴细胞浸润和非坏死性类上皮细胞肉芽肿。

3. Whipple 病

小肠受累，有时累及结肠。肠壁增厚和水肿，显微镜下肠黏膜表面扁平或蜷曲，巨噬细胞浸润，绒毛结构变形。过碘酸雪夫（PAS）染色阳性的巨噬细胞取代了固有层正常的细胞成分，巨噬细胞内可见被吞噬的杆菌，呈变性和解体状态。在心、肺、肝、脾等处，可以见到 PAS 染色阳性的巨噬细胞。

三、临床表现

（一）溃疡性结肠炎关节炎

1. 临床表现

关节炎发生在结肠炎后的几年内，以侵犯膝、踝关节最常见，关节肿痛，活动障碍，持续数月至数年不等。结肠炎症状为间歇性或发作性腹泻、黏液便或脓血便、腹痛。

2. 辅助检查

（1）血沉（ESR）增快，C 反应蛋白（CRP）升高；小细胞低色素性贫血。

（2）便常规：有脓血和黏液。

（3）可能有 HLA-B27 阳性。

（4）肠壁检查：急性期黏膜呈弥漫性充血、水肿、出血、糜烂、溃疡，晚期肠壁增厚，肠腔狭窄。

（5）X 线：关节滑膜炎，骨侵蚀和软骨破坏，轻中度骨质疏松。

3. 诊断方法

确诊慢性溃疡性结肠炎，且有关节肿胀疼痛及相应的 X 线表现即可确诊本病。

（二）肠道感染后关节炎

1. 临床表现

（1）关节炎在肠道感染后 1～3 周内发作。

（2）多关节受累，以下肢关节为主，非对称性，关节红、肿、热、痛。

（3）可伴全身发热、结膜炎、虹膜炎等。

2. 辅助检查

（1）血沉增快，C 反应蛋白升高，白细胞（WBC）升高。

（2）血液中病原菌抗体阳性。

（3）X线：多数无关节畸形，部分患者晚期可有骶髂关节炎表现。

3. 诊断方法

有肠道感染病史，且有关节疼痛、肿胀的表现，排除其他疾病后，即可诊断本病。

（三）克罗恩痛关节炎

1. 临床表现

关节炎在下肢膝、踝关节开始，以大关节为主，非对称性，部分发展为强直性脊柱炎。关节症状与肠道症状不平行。

2. 辅助检查

（1）贫血、白细胞升高、血沉增快。

（2）血清仪：γ球蛋白升高，HLA–B27阳性。

（3）大便有脓血、黏液等。

（4）肠壁可见溃疡、铺路石样改变、充血、水肿，结肠袋变浅或消失，肠腔狭窄等。

（四）Whipple痛

1. 临床表现

（1）关节炎可出现在肠道症状之前。多见于膝、踝、肩、腕关节，关节肿痛呈发作性，数日或数周减轻，无关节畸形。

（2）腹痛、腹泻、水样便或有泡沫的脂肪泻。

（3）淋巴结肿大，皮下结节，体重减轻，色素沉着，肝肿大，杵状指，多器官炎症，如肺炎、胸膜炎、心包炎等。

2. 辅助检查

（1）血沉增快，查便中含大量脂肪球。

（2）滑液检查：白细胞升高，滑膜及淋巴结活检可见含有PAS染色阳性颗粒的巨噬细胞，电镜下可在PAS阳性巨噬细胞中找到"杆样菌"细菌。

四、中医鉴别诊断

（一）鹤膝风

鹤膝风是因禀赋不足，足三阴亏损，风寒之邪侵袭，留于膝关节，以单侧或双侧膝关节肿大、变形、肌痿，形如鹤膝之状，甚则化脓溃败。一般不侵犯小关节及多个关节，属进行性、消耗性疾患，因关节变形，失去活动功能而致残，而肠病性关节炎发病前后多有肠病史，关节可累及一个或多个，以膝关节多见，其次踝、髋、腕、指、骶髂关节亦可罹患，多呈对称性，预后较好。

（二）历节病

历节病是一种全身性疾病，好发于女性，常侵及小关节，及多个关节变形，对称性发作，晨间关节僵硬尤为明显，关节始终不化脓，关节症状以大小多关节变形为特征。肠病性关节炎也可累及多个关节肿痛症状，可对称发作，但本病发病前后有肠病史，受累关节以膝关节多见，关节症状预后较好，少有畸变。

五、西医鉴别诊断

1. 慢性细菌性痢疾

有明确的急性细菌性痢疾病史，并在粪便中分离出痢疾杆菌。

2. 肠结核

临床症状与克隆病相似，肠结核的典型X线特征是可见到与肠管轴成直角的环状或带状溃疡，无卵石征。可查PPD或试用抗结核药治疗以观察。

六、中医治疗

（一）治疗原则

本病特征为脏腑与经络肢体同病，故治疗应兼顾表里，对起病急骤，来势凶猛的热毒内攻关节型，应清热解毒，通络止痛对湿热蕴毒关节型，应清热利湿，宣痹止痛；寒湿凝聚关节型，应散寒利湿，通络止痛；晚期脾肾阳虚，关节失濡型应温肾健脾，益气通络。

值得重视的是，本病患者多有脾虚体质，或因肠病伤及脾肾，治疗全程中应不忘顾护脾胃之气，特别是对热毒内攻及湿热蕴蒸两型，使用苦寒药物不可太过，并佐以健脾的伏苓、白术、甘草等，以防苦寒药伤脾伐胃。

（二）辨证论治

本病患者多在关节肿痛发作时才就诊风湿科，故询问有无肠病病史，对本病辨证至关重要。

凡起病急骤，关节红肿热痛，病势剧烈，伴全身高热者为热毒内攻关节；关节肿胀疼痛，屈伸不利，伴身热不扬者为湿热流注关节；关节肿痛冷感僵硬者，为寒湿阻滞关节；关节隐痛，畏寒肢冷者，为脾肾阳虚，关节失养。本病特征为脏腑与经络肢体同病，早期以实以热为主，晚期以虚以寒为重。

1. 热毒内攻，闭阻经络

症状：腹胀痛，腹泻，里急后重，起病急，四肢关节红肿热痛，病势剧烈，活动受限，多从膝、踝起始发作，关节游走疼痛，伴身热，心烦，口渴，尿赤，皮肤红斑结节，舌质红，苔黄而干，脉弦数或滑数。本证型多见于肠道感染后关节炎或 whipple 病。

证候分析：素体热盛，感受风、湿、疫毒之邪，邪气相互搏结，热毒内攻，闭阻经络、关节，则发病急骤，关节红肿热痛明显，痛势剧烈；风为百病之长，善行走窜，故关节游走疼痛；热毒内盛于体内，则见身热；热为阳邪，阳热上炎，故见心烦、口渴；热邪下移小肠，则尿赤；热毒之邪耗伤营血，则见皮肤红斑结节；舌为心之苗，心火上炎，则见舌红，苔黄而干；热毒盛则脉弦数或滑数。

治法：清热解毒，通络止痛。

方药：黄连解毒汤加减（《外台秘要》）。黄连 10 g，黄芩 10 g，黄柏 10 g，忍冬藤 30 g，豨签草 15 g，鸡血藤 30 g，虎杖 10 g，茯苓 15 g，甘草 6 g。

方解：本方用以治疗内火热毒炽盛之证，为泻火解毒常用方。黄连泻心火为主，兼泻中焦之火；黄芩泻肺热，以泻上焦火为主；黄柏泻下焦之火，导热下行，三药共用以奏泻三焦之火毒，清热燥湿之功。忍冬藤、豨签草共用，以清热解毒，通络止痛，利关节；鸡血藤行血通络，强筋骨；茯苓利水消肿，宁心安神；虎杖治以活血通络、止痛；甘草调和诸药。全方共用以达清解火热之毒、通经活络止痛之效。

加减：若下利秽恶，便脓血者，以白头翁汤加减，以清热燥湿，凉血解毒。热毒深入筋骨化火伤津者，加生地黄 15 g，玄参 10 g，麦冬 10 g，以滋阴润燥荣筋；关节痛甚者，加穿山甲 10 g，丝瓜络 10 g，桃仁 10 g，红花 10 g，以活血通络止痛；皮肤红斑结节者，加牡丹皮 15 g，赤芍 10 g，以凉血解毒。

2. 湿热蕴蒸，流注关节

症状：四肢关节肿胀疼痛，扪之热感，不能屈伸，伴低热或身热不扬，口渴不欲饮，小便黄赤，大便黏滞不爽，臭秽，纳呆腹胀，舌质红，苔黄腻，脉濡数或滑数。

证候分析：湿热内盛，蕴结经脉，流注关节，湿邪重着黏滞，故见关节疼痛肿胀，扪之热感；湿热蕴蒸，阻滞经络及气血运行，则关节屈伸不利；湿为阴邪，湿性缠绵难愈，与热搏结，蕴于体内，见低热或身热不扬；湿热内蕴，津不上承，则口渴不欲饮；湿热阻滞中焦，运化失司，则见纳呆腹胀；湿热下注，水谷传导运化不利，且湿邪黏滞，则可见小便黄赤，大便黏滞不爽；湿热内蕴，阳气被遏，则见舌红，苔黄腻，脉滑数或濡数。

治法：清热利湿，宣痹止痛。

方药：加味四妙散加减（《成方便读》）。黄柏 12 g，苍术 15 g，当归 10 g，牛膝 15 g，防己 10 g，车前子 15 g，萆薢 15 g，海桐皮 15 g，白术 15 g，木瓜 15 g，忍冬藤 20 g，甘草 6 g。

方解：黄柏苦寒，清热燥湿l配苍术辛温，加强燥湿之力，且苍术有健脾之功，可燥湿健运中焦。加萆薢、防己以清热利湿，通络利关节；车前子渗湿利水消肿；当归、牛膝养血活血，行气止痛；白术健脾利湿；木瓜舒筋，化湿和胃；海桐皮、忍冬藤共同祛风湿，通经络，甘草调和诸药。全方共同作用，以清热化湿和胃，通络止痛，利关节。

加减：急性期，下痢里急后重，可用葛根芩连汤加减，以清热利湿。关节重着者，加威灵仙15 g，土茯苓25 g，以除湿利关节；气滞腹胀者，加厚朴10 g，木香12 g，槟榔10 g，以行气除胀；热甚者，加连翘15 g，栀子10 g，以助清热；关节积液或浮肿明显者，加泽泻10 g，薏苡仁15 g，以利水渗湿。

3. 寒湿凝聚，阻滞关节

症状：关节肿胀疼痛，僵酸感，得热则舒，遇寒加重，纳呆，腹胀，舌质暗淡，苔白腻，脉弦紧或弦滑。此证型多见于溃疡性结肠炎反复发作者。

证候分析：寒为阴邪，其性凝滞，主收引，感受寒邪侵袭，气血凝滞，脉络瘀阻，遇寒则关节疼痛加剧；遇热则寒凝渐散，气血得以运行，故得热痛减；湿亦阴邪，其性重浊黏滞，易阻碍气机，故肢体重浊，疼痛固定不移，僵胀感；寒湿风盛，留于关节，则关节肿胀。

脾主运化，喜燥恶湿，湿邪凝聚，阻滞脾气运化，中焦气机受阻，则纳呆，腹胀。舌质暗淡，苔白腻，脉弦紧或弦滑，为寒湿聚集之象。

治法：散寒利湿，通络止痛。

方药：薏苡仁汤（《类证治裁》）。薏苡仁30 g，川芎10 g，麻黄6 g，桂枝10 g，羌活10 g，独活10 g，川乌10 g，当归15 g，防风10 g，苍术10 g，甘草6 g。

方解：本方有祛风散寒、除湿通络之效。方中薏苡仁健脾渗湿，利关节；川乌、麻黄、桂枝均为温经祛寒之药，以温通经脉，散寒止痛；独活、羌活共用，可共同发散风寒湿邪，而通络关节经脉。川芎、当归，以活血行气止痛；防风驱散风寒之邪；苍术以利湿通络；甘草健脾，兼调和诸药。本方其祛风散寒，蠲痹通络之功效迅速，终可使伏郁之邪外达，营卫气血流畅，络脉疏通，故关节疼痛消失，活动恢复正常。

加减：疼痛甚者，加制草乌6 g，地龙10 g，红花10 g，丝瓜络15 g，以祛风活血止痛；关节肿胀明显者，加姜黄10 g，土茯苓30 g，以利湿通络；腰膝酸痛者，加熟地15 g，寄生15 g，补骨脂15 g，以强腰壮骨；腹胀明显者，加枳壳10 g，沉香6 g，以理气和中；纳食少者，加茯苓15 g，砂仁15 g，豆蔻10 g，以健脾祛湿。

4. 脾肾阳虚，关节失濡

症状：四肢关节肿痛日拯时重，畏寒肢冷，神疲乏力，面色无华，大便稀薄或夹白冻，食后腹胀，或小腹坠痛，腹泻时发时止，舌质淡胖，苔白，脉沉细。此证型多见于本病慢性期。

证候分析：素体虚弱，或病久正气渐亏，外邪易于侵袭，闭阻经脉、关节，则见四肢关节肿痛时轻时重，痛势不剧；经脉失于温养，则见畏寒肢冷；脾为后天之本，气血生化之源，主水谷之运化，脾不健运，后天失养，水谷精微不达周身，则疲乏无力，面色无华；脾主升清，脾气健运失司，清阳之气不升，则见泻痢时作时止，小腹坠痛。小肠与胃之下口相接，脾胃运化失司，小肠泌别清浊功能异常，"清气在下，则生飧泄"，故出现大便稀薄或夹白冻。脾肾阳虚，则见舌质淡胖，苔白，脉沉细。

治法：温肾健脾，益气通络。

方药：温阳健脾汤加减（《实用中医风湿病学》）。熟附子15 g，干姜10 g，黄芪20 g，白术15 g，山药15 g，当归10 g，鸡血藤30 g，牛膝15 g，陈皮10 g，茯苓15 g，炙甘草6 g。

方解：方中熟附子、干姜为温里要药，起温中散寒，补火助阳之功效。黄芪、白术以健脾，补助元气；山药可健脾肾之气；当归、牛膝、鸡血藤共奏活血行血止痛之功；陈皮、茯苓燥湿健脾和胃；炙甘草有补脾胃，兼调和诸药的作用。本方刚柔相济，温阳不伤阴，滋阴不碍脾，故达温肾健脾，益气通络之功。

加减：腹胀纳少，加白扁豆15 g，焦三仙30 g，以健脾开胃；口淡苔腻者，加苍术15 g，藿香15 g，厚朴10 g，以芳香燥湿醒脾；胃寒便溏，加桂枝10 g，炮姜10 g，以温经散寒；恶寒肢冷，加千年健、追地风各10 g，以祛风通络；寒中督脉，腰背变形强直者，加制川乌6 g，独活15 g，威灵仙20 g，以通利关节，强筋骨；关节屈伸不利，加伸筋草15 g，透署苣15 g，络石藤15 g，叫杜湿活络。

（三）传统疗法

可选用针灸治疗，膝踝关节为本病好发部位。膝关节可取犊鼻、梁丘、膝眼、膝阳关、鹤顶；踝关节可取申脉、照海、昆仑、丘墟、解溪、悬钟、太溪等。每次选 3 ～ 5 个穴位，留针 30 min，每日 1 次，10 d 为一个疗程，辨证配伍如下。

1. 热毒炽盛，闭阻经络型

取合谷、大椎、阳陵泉、阴陵泉、足三里、三阴交，针用泻法。

2. 湿热蕴蒸，流注关节型

取大椎、曲池、阴陵泉、悬钟、足三里，针用泻法。

3. 寒湿凝聚，阻滞关节型

膈俞、血海、阴陵泉、肾俞、关元、外关，针用平补平泻法。

4. 脾肾阳虚，关节失濡型

肾俞、中脘、肺俞、关元，针用补法。

七、西医治疗

（一）肠道病变的治疗

1. 抗胆碱能药物

苯乙哌啶（易蒙停）缓解腹痛、腹泻症状。

2. 抗生素

根据药敏试验选用敏感抗生素或针对不同肠道感染选用黄连素、复方新诺明、甲硝唑等抗生素。

3. 柳氮磺胺吡啶

柳氮磺胺吡啶具有治疗肠道病变和关节病变的双重作用。用于治疗肠道炎症时，剂量大，3 ～ 6 g/d，分 3 次服用；而用于关节炎时，2 ～ 3 g/d，分 3 次服用。

4. 糖皮质激素

糖皮质激素用于重度炎性肠病患者，常用剂量为 1 ～ 2 mg/（kg·d），病情控制后逐渐减量。

5. 免疫抑制剂

常用硫唑嘌呤和氨甲蝶呤，常用剂量为硫唑嘌呤 50 mg，每日 1 ～ 2 次；氨甲蝶呤 7.5 ～ 15 mg，每周 1 次。

（二）关节病变的治疗

1. 柳氮磺胺吡啶

柳氮磺胺吡啶为本组疾病的首选药物。

2. 羟氯喹

羟氯喹每次 0.2 g，每日 2 次。

3. 小剂量糖皮质激素

小剂量糖皮质激素抑制外周关节滑膜炎有效，对中轴关节受累无效。

4. 非甾体抗炎药

非甾体抗炎药用于控制关节疼痛。但因理论上非甾体抗炎药能够抑制结肠的前列腺素合成，可能造成溃疡性结肠炎的症状。对本类疾病非甾体抗炎药一直存在争议。好在多数患者具备良好的耐受能力，因此，非甾体抗炎药仍广泛地用于临床。

八、预防调摄

1. 生活调摄

本病发病前后多有肠病史，应先积极治疗肠病，去除病源；注意起居规律，冷暖适当，四肢避免风寒及潮湿；适当锻炼，避免过度劳累及活动。

2. 饮食调摄

风寒偏盛，关节游走疼痛者，忌食辛辣之品，宜食血肉有情之品以补气养血祛风；寒湿偏重，关节冷痛重着者，宜食狗肉等温补之品，忌食生冷油腻；热邪偏盛，关节红肿热痛者，饮食宜清淡，多食水果蔬菜，忌食鱼肉及酒类；长期腹泻，身体虚弱，营养不良者，应予营养丰富、易消化的高热量、优质蛋白、高维生素、低脂肪流质或半流质饮食。

3. 心理调摄

患者由于病程长，反复发作，精神、经济上负担较重，容易出现抑郁、焦虑情绪。

详细了解患者的思想、生活、工作情况，耐心介绍疾病的治疗过程、注意事项，以及所用药物的性能、用法及作用，并介绍成功病例，消除其焦虑心理，保持平静愉快的心境，增强治愈疾病的信心。

九、护理

1. 肠病反复发作者，应注意监测水、电解质平衡，及时补充身体必需的营养物质，配营养餐，必要时给予肠外营养支持。

2. 注意环境及饮食卫生，避免发生感染。

3. 适度运动增强抗病能力

十、预后

多数肠病性关节炎预后较好，但若肠病或关节炎发作严重，全身症状明显，体质严重消耗者预后差。

第三节 未分化脊柱关节病

未分化脊柱关节病（undiferentiated spinal arthropath，UspA）的定义是：具有脊柱关节病的某些特点，满足脊柱关节病的诊断标准，但又不能满足某一肯定脊柱关节病的诊断的患者，则诊断为未分化的脊柱关节病。

换言之，未分化脊柱关节病是能满足 ESSG 和（或）Amor 的标准又不能满足强直性脊柱炎、反应性关节炎、赖特综合征、银屑病关节炎、肠病性关节炎的各自诊断标准的疾病。

未分化脊柱关节病还有以下含义：①某些脊柱关节病的早期表现，以后将发展为典型的某种脊柱关节病。②临床表现没有完全发生，即投有发展为典型表现的某种脊柱关节病的挫顿型。③作为一种症候群出现，不会演变为单独的肯定的脊柱关节病。

对强直性脊柱炎的认识已有 30 余年，流行病学及基础研究丰富，而未分化脊柱关节病的资料相对较少。一般认为未分化脊柱关节病一词用以指其所囊括疾病的异质性，并强调这种分类的初步状态。未分化脊柱关节病是一种疾病状态，它可能是现已明确的某种脊柱关节病的早期表现，或者多种重叠；也可能是某些症候群，如与 HLA-B27 相关的临床表现，其复发性、严重性和病情经过均存在很大的变异。

未分化脊柱关节病属中医"痹证""脊痹"范畴，表现为腰、脊、骶、髋及四肢关节疼痛，而又未至脊背强直、弯曲的"尪痹"阶段，无"尻以代踵，脊以代头"的畸形表现，属"脊痹"的早期阶段。

一、中医病因病机

本病内因为肾督不足，外感风寒湿热之邪，或饮食情志内伤，内生湿热痰浊瘀血，痹阻筋腱关节，经络不通，肾督阻塞，发为本病。也有操劳过力，损伤心、肝、肾，气血化源不足，精气神俱伤，肝肾失养，督脉失充，筋腱关节失濡，不荣则痛者。

（一）肾督不足，外邪袭督

素体肾督不足，复因汗出当风，冒雨涉水，或夏季吹空调电扇。恣意贪凉，致风寒湿邪入侵；或外感风湿热邪，从口、鼻、咽喉而入，循经入里，侵犯督脉，痹阻经络、筋腱、关节，气血瘀阻，发为本病。

正如《诸病源候论·虚劳髀枢痛候》云："劳伤血气，肤腠虚疏，而受风冷故也。肾主腰脚，肾虚弱，则为风邪所乘，风冷客于髀枢之间，故痛也。"

（二）饮食情志，内邪蕴毒

嗜食辛辣肥甘，湿热中生，阻碍脾胃升降运化，饮食水谷不化精液，反酿湿生痰，致湿热痰浊内蕴，流注督脉。或情志抑郁，肝气郁结，气失条达，疏泄不利，气滞血瘀，瘀血阻络，筋腱肌肉失养，督气不畅，发为本病。

（三）劳累过度，损肾伤督

自恃年轻气盛，学业、事业欲望过高，长期超负荷奋斗，操劳过度，食寝无常，劳心过度则伤神，神伤则损精，精亏则肾失养。劳力过度则伤脾，脾伤则气血化生乏源，肝血无以生化，使筋腱失于润泽，发为本病。先天之精失于濡养，则肾之精气受损，后天之精无填充则督脉失充，不荣则痛，发为本病。《诸病源候论·背偻候》："肝主筋而藏血。血为阴，气为阳。阳气，精则养神，柔则养筋。阴阳和同，则气血调适，共相荣养也，邪不能伤。若虚，则受风，风寒搏于脊膂之筋，冷则挛急，故令背偻。"

总之，本病的病因病机主要责之于肾督空虚，阳气不足，开阖不得，筋骨失于温煦荣养；或体内痰浊壅盛，气机郁滞，阻滞经络，筋骨失养；在外当属风寒湿或风湿热邪乘虚入侵体内，内外合邪深侵肾督。督脉受邪则阳气开阖不得，布化失司。肾藏精主骨生髓，肾受邪则骨失淖泽，且不能养肝荣筋，脊背腰胯之阳失于布化，阴失营荣，加之外邪胶结不解，遂终发病。

二、西医病因、发病机制及病理

未分化脊柱关节病机制具有脊柱关节病的共同特征，携带易感基因和病原微生物感染是主要原因。但是 HLA-B27 在未分化脊柱关节病中的阳性率不足 30%，或许与 MHC 以外的多基因有关，至今尚未被识别。UspA 的发病机制与 AS 相似，有受体结合学说、分子模拟学说等，自身免疫功能紊乱是导致病理性炎症的关键。

UspA 的病理特征是肌腱端病，主要侵犯肌腱插入骨的部位，如指、趾、跟骨、肋骨、臀部，严重者侵犯脊柱。UspA 不侵犯滑膜，所以骶髂关节炎不明显，这是 UspA 与 AS 关键的病理鉴别要点。

三、临床表现

（一）关节表现

未分化脊柱关节病发病形式个体差异很大。有急性起病者，也有隐袭起病者。初发症状可能为关节炎首发，亦可以炎性腰背痛、臀区疼痛起病，多数以足跟痛为首发表现，也有患者在关节炎发作前已有虹膜炎的反复发作。

以关节炎起病者多为单关节或寡关节，非对称性，以下肢膝、踝、足关节最常见。偶尔由腕关节起病，伴关节僵硬肿胀，大量的炎性关节液常见于膝关节，并伴有腘窝囊肿。未分化脊柱关节病的病理实质也是肌腱端炎。炎症侵犯的部位是肌腱插入骨的部位，而非关节的滑膜。炎症侵犯手指、足趾时，可呈弥漫肿胀，形似腊肠。

下腰痛也是本病的早期症状，可放射到臀区和大腿部，并在卧床休息和长时间一种体位时而加重。在此阶段脊柱的放射线表现是正常的。胸痛也常见，是由胸肋、胸椎关节间的肌腱炎症引起。晚期则表现为背部、颈部的僵硬疼痛和活动性减少。

（二）关节外表现

未分化脊柱关节病可有其他脊柱关节病所伴有的各种关节外表现，如发热、虹膜炎、结膜炎、口腔溃疡、尿道炎、肺纤维化、房室传导阻滞、心包炎、主动脉瓣反流等。脊柱关节病的关节外表现是确诊脊柱关节病（如强直性脊柱炎、赖特综合征）的重要线索。

四、理化检查

未分化脊柱关节病无特异性实验室诊断指标，但是，某些指标对判断其病情程度、估计预后及指导用药有一定的意义。主要的实验室检查项目包括以下几点：

1. 血液学

急性炎症期，可表现为炎症指标升高，如血沉（ESR）、C反应蛋白（CRP）和血小板等炎症指标在急性炎症期可升高，在进入慢性期者则可降至正常。少数患者在急性关节炎期可有血白细胞和中性粒细胞升高，慢性期可有正色素性贫血。

2. 自身抗体及免疫球蛋白

UspA患者的抗核抗体及类风湿因子为阴性，个别患者可有低滴度阳性。部分患者的血清免疫球蛋白IgG、IgA，IgM可增高。这些指标的测定有助于UspA的诊断和鉴别诊断。

3. HLA-B27测定

HLA-B27阳性可支持诊断，但不是确诊的必要根据，它对预后的评价、中轴疾病的发生和虹膜炎的预测有帮助。但其检测不是绝对必要，在Amor标准中HLA-B27阳性被列为诊断的一条要点，HLA-B27阳性可支持诊断，但不是确诊的必要依据。

4. 关节液检查

关节液检查对UspA诊断及与其他类型关节炎的鉴别具有重要的意义。UspA的滑液多是炎症性，白细胞计数在2×10^9/L以上，而不超过100×10^9/L。滑膜活检为非特异性炎症改变。

五、诊断

目前应用较多的诊断标准是欧洲脊柱关节病研究组于1991年提出的ESSG标准和Amor于1990年提出的Amor标准（表5-1，表5-2）。这两个标准均将UspA包括在内，即对不符合任何明确的SpA患者，可诊断UspA。

表5-1 未分化脊柱关节炎早期诊断标准（ESSG标准）

根据1991年ESSG标准，诊断脊柱关节病需要满足下面主要两项条件之一

1. 炎性脊柱疼痛。

2. 不对称性或以下肢受累为主的滑膜炎。

若患者已具备以上两条标准的一项或两项，还应询问是否存在下述中其他标准的一项或多项：

（1）阳性家族史。

（2）银屑病。

（3）炎性肠病。

（4）在关节炎发病前出现有尿道炎、盆腔炎或急性腹泻。

（5）臀部两侧交替性疼痛。

（6）肌腱端炎。

（7）骶髂关节炎。

表5-2 Amor（1990）脊柱关节病诊断标准

1. 临床症状或过去病史	积分
（1）夜间腰痛或背痛或腰背晨僵	1
（2）不对称性少关节炎	1
（3）臀区痛：左右侧交替，或一侧，或双侧	1或2
（4）足趾或手指腊肠样肿	2
（5）足跟痛或其他明确的附着点痛	2
（6）虹膜炎	2
（7）非淋菌性尿道炎并存，或关节炎起病前一月内发生	1

（8）急性腹泻，或关节炎起病前一月内发生	1
（9）银屑痛或龟头炎或肠痛（溃疡性结肠炎、克罗恩病）的病史阳性	2
2. 放射学检查	
（10）骶髂关节炎（双侧≥2级，单侧≥3级）	3
3. 遗传背景	
（11）HLA-B27 阳性或一级家属中有阳性强直性脊柱炎、赖特综合征、葡萄膜炎、银屑病或慢性结肠病	2
4. 对治疗反应	
（12）用非甾体抗炎药后风湿性主诉明显进步，停药后痛又复发	2

根据 1991 年 ESSG 标准，诊断脊柱关节病需要满足下面主要两项条件之一注：患者的积分≥6 提示患有脊柱关节病。

尽管 UspA 是 SpA 最常见的类型之一，但人们对它的认识还远远不够，经常被漏诊或误诊。UspA 包括那些具有一种或一种以上支持 SpA 的症状和影像学特征，但尚不能满足已建立的某个特定 SpA 诊断标准的疾病。它包括明确某种 UspA 疾病实体的不完全形式（如反应性关节炎伴有无症状的感染诱发因素，无皮疹的 PsA），某一种 SpA 的早期阶段（如 AS 骶髂关节炎侵蚀前期）。Amor 标准和 ESSG 标准囊括了临床谱的大多数表现，但并未包括临床表现很轻或仅有一种表现的患者。

骶髂关节影像学检查和 HLA-B27 检测有助于诊断。通常普通 X 线平片就足以诊断患者的骶髂关节炎。当普通平片正常或仅表现为模糊改变时，需行 CT 或 MRI 检查，提供确凿的骶髂关节炎的证据，并能比普通 X 线平片提早发现病变。CT 特异性高但不如 MRI 敏感。MRI 无放射性，尤其在检测儿童和青少年患者骶髂关节炎方面有优势。HLA-B27 是一种重要的实验室检查，但不能被当作有下腰痛或关节炎患者的常规诊断或筛查 UspA 的方法。大多数 UspA 患者的诊断还要基于病史、体格检查和影像学表现。

六、中医鉴别诊断

1. 腰痹

本病与腰痹二者均可出现腰痛的症状，但腰痹是以一侧或两侧腰部疼痛为主要表现，多由外伤引起，属实证；而本病常伴有腰背僵胀感，多由肾督不足而邪生，属虚证。

2. 偏痹

本病与偏痹（腰尻痛）均有腰背、裁部疼痛。而偏痹属西医坐骨神经痛范畴，其疼痛都位较广，常连及大腿后侧、腘窝直至小腿、足踝等处，疼痛发作时呈剧痛、针刺样痛、酸胀痛，不可屈伸，卧床休息疼痛可稍减；而本病以腰背关节疼痛、僵胀感为主。

七、西医鉴别诊断

未分化脊柱关节病需与以下疾病进行鉴别。

1. 强直性脊柱炎

炎性腰背痛、弯腰、扩胸受限及 X 线肯定的骶髂关节炎是其诊断要点。

2. 反应性关节炎（包括赖特综合征）

关节炎发作前的泌尿道，甚至呼吸道感染的证据，溢脓性皮肤角化症、旋涡状龟头炎则是诊断 ReA(RS)时的条件。

3. 银屑病关节炎

银屑病的皮疹及指（趾）甲改变有助于区别 UspA。

4. 肠病性关节炎

临床表现有溃疡性结肠炎或克罗恩病的证据，才应诊断此病。

八、中医治疗

(一)治疗原则

本病以补肾通督为治疗大法,辅以祛风除湿,养肝荣筋,祛瘀通络,调补脾胃等法。补肾之法,既可养精、生髓、壮骨,消除阴霾寒凝,又能养肝荣筋,强健关节;通督,通利督脉,包括活血、化瘀、利湿,通经活络。初期祛风散寒除湿,温经活血通络;进展期清热利湿,通痹止痛;迁延日久,肾损督伤,治疗以补肾强督通络为主。在各个证型的治疗中都应注意顾护胃气,调补脾胃,以后天补益先天。

(二)辨证论治

1. 风湿袭督

症状:初发时,腰脊骶髂及四肢关节走窜疼痛,渐渐痛处固定,疼痛部位与程度呈逐渐加重趋势。晨起有腰脊僵硬感,晴天舒适,阴雨天加重,伴恶风,纳可,便调。舌淡红,苔白略腻,脉弦滑。

证候分析:肾督空虚,督脉总督全身阳气,督空则风寒湿之邪易侵,感受风邪,善行数变,腰背、四肢关节走窜疼痛;湿邪黏滞,寒邪收引,关节疼痛固定,寒、湿俱为阴邪,故晨起腰脊僵硬感,阴雨天加重。舌淡红,苔白,脉弦滑为风湿内侵之征。

治法:祛风除湿,通络止痛。

方药:风湿通督汤。独活10 g,羌活10 g,鸡血藤30 g,防风12 g,川芎10 g,杜仲10 g,茜草10 g,狗脊15 g,灵仙15 g,生苡米30 g,秦艽20 g,甘草6 g。

方解:羌活主入膀胱、肾经,独活主入肝肾、膀胱经,二药合用以祛挟脊而行的膀胱经所经脊背的风湿之邪,通经止痛;防风为太阳膀胱经引经药,且可有顾护脾胃之效,与羌活、独活合用散风除湿,通络止痛之力更强;狗脊、杜仲补肝肾,强筋骨,祛风湿,利关节;灵仙补。肾壮阳,祛风除湿;秦艽、川芎、茜草活血祛瘀,通络止痛;鸡血藤补血行血,舒筋活络;生苡米健脾利湿,舒筋,利关节;甘草调和药性。诸药共用起祛风除湿、通络止痛之效。

加减:疼痛游走不定者,加青风藤以祛风湿,通经络;若恶风畏寒,四末不温者,加川乌、仙灵脾、干姜,以祛风散寒,温经止痛;伴倦怠、纳差者,加千年健、苍术、白术,以健脾益气,燥湿利水。

2. 寒湿袭督

症状:腰脊骶髂、膝踝冷痛,痛有定处,遇寒加重,得温则舒,关节肿胀,屈伸不利,肢体酸重。纳呆,便溏。舌暗淡,苔白腻,脉沉滑。

证候分析:肾虚督寒,阳气不能布化,寒湿留而不去,故脊背冷痛而屈伸不利,遇寒加重,得温则减;寒湿中阻,则见纳呆,便溏。舌暗淡,苔白腻,脉沉滑为寒湿内盛之象。

治法:散寒除湿,通络止痛。

方药:寒湿通督汤。制附子10 g,熟地10 g,川断10 g,独活10 g,杜仲10 g,当归20 g,牛膝15 g,细辛3 g,川芎10 g,姜黄10 g,甘草6 g。

方解:制附子温肾助阳,祛风寒湿;熟地补益肝肾,生血填精;川断、牛膝补肝肾,强筋骨,行血脉,壮腰膝;杜仲滋肾温阳;细辛散寒止痛;独活祛风除湿,通络止痛;当归、川芎补血活血,祛瘀止痛;姜黄通利关节,舒筋除湿。

加减:寒邪偏重者,加川乌、干姜,以温经散寒,通络止痛f湿邪偏重,关节肿胀较甚者,加茯苓、生苡米、防己,以利水化湿,消肿;疼痛较甚者,加灵仙、乳香、没药,以通络止痛;大便稀溏者,加炒白术、补骨脂,燥湿健脾,止泻。

3. 湿热蕴督

症状:腰背疼痛,髋、膝、踝、腕等关节热痛肿胀,夜间及晨起全身僵硬疼痛明显,甚则夜间翻身困难,臀部疼痛,足跟、足底疼痛。或伴发热,咽干,口苦,口干不欲多饮,目赤红肿,心烦寐差,纳呆便秘,或大便黏滞不爽,小便黄赤。舌质红,苔黄腻,脉滑数或弦数。

证候分析:湿热之邪侵入机体,阻于经络,气血运行滞涩,故见腰背疼痛;湿邪重着趋下,热邪稽留局部,故见膝、踝、足关节红肿疼痛;湿热之邪熏蒸于内,见烦热,口干、苦,目赤,便秘或黏滞不爽,小便黄赤。

舌红，苔黄腻，脉滑数或弦数均为湿热之象。

治法：清热化湿，通络止痛。

方药：湿热通督汤。葛根 30 g，秦艽 15 g，忍冬藤 30 g，络石藤 15 g，xi 莶草 15 g，灵仙 15 g，土鳖虫 10 g，寄生 15 g，白花蛇舌草 15 g，蚕砂 10 g，蜂房 10 g，猫爪草 15 g，桃仁 20 g，赤芍 15 g，海桐皮 10 g，甘草 6 g。

方解：葛根清热生津，驱伏脊之邪，又可开胃健脾；忍冬藤、络石藤之藤类药物又以藤蔓达肢节，除邪侵，畅气血，利关节；赤芍清热散瘀，舒筋止痛；白花蛇舌草清热解毒；秦艽、灵仙除湿通络；土鳖虫走窜经络，祛瘀止痛；寄生、灵仙补肝肾，强筋骨，祛风湿，调血脉；海桐皮、蚕砂、豨莶草祛风除湿，通络止痛；蜂房祛风止痛；猫爪草散结消肿；桃仁活血祛瘀，润肠通便。

加减：热象明显伴发热者，加石膏、知母、麦冬，以清热护阴，生津；腰背疼痛明显，日轻夜重者，加鸡血藤、三七、穿山甲，以补血活血，通痹止痛；失眠者，加夜交藤、远志，以养心安神，夜交藤又可加强通络之力；若胸闷者，加杏仁、橘红，祛痰利气，燥湿；胃脘纳呆甚者，加佩兰、砂仁，化湿和中，理气健脾。

4. 肾损督伤

症状：腰脊酸楚疼痛，骶髂隐痛无力，腰背空虚感。时有头晕，耳鸣，纳呆，神疲乏力，失眠，夜尿频数，口干目涩，心烦易怒。舌质红，苔薄，脉沉细。

证候分析：肝肾同源，肾阴亏虚，肝失所养，筋骨失于濡养，故见关节疼痛；阴液亏耗，经脉失养，关节隐痛无力；肝阴不足，不能上濡目睛，见目涩；阴虚火旺，可有头晕、耳鸣、失眠、心烦易怒等表现。舌红、苔薄、脉沉细为阴虚之象。

治法：补肾强腰，通络止痛。

方药：益肾充督汤。熟地 15 g，杜仲 12 g，牛膝 15 g，川断 15 g，炙龟板 15 g，鹿角胶 15 g，茯苓 15 g，生黄芪 20 g，山萸肉 10 g，独活 10 g，秦艽 15 g，木瓜 20 g，菟丝子 10 g，当归 15 g，甘草 6 g。

方解：熟地养阴补血，填精益髓1杜仲、川断、牛膝、山萸肉补肝肾，强筋骨，活血通经；鹿角胶益肾助阳；炙龟板滋阴补血，益肾健骨；菟丝子补肾益精，养肝明目；黄芪健脾补中，益气升阳；茯苓健脾利湿，以助中州，与黄芪合用，以先天补益后天；当归补血活血，止痛；独活、秦艽祛风除湿，通经活络止痛；木瓜平肝舒筋，和胃化湿。

加减：心烦易怒者，加青皮、川楝子，以疏肝理气；纳谷欠馨者，加陈皮、木香，健脾调中；双目干涩者，加菊花、枸杞，以养肝明目；阴虚火旺甚者，加天花粉、丹皮、玄参，滋阴清热凉血；腰背酸软乏力者，加狗脊、蛤蚧，以补肾督，强腰脊。

九、西医治疗

（一）心理调理

脊柱关节病多呈慢性病程，需长期服药，给患者带来巨大经济负担和心理压力。医生应教育患者和家属正确认识本病的发展过程，树立信心，配合治疗。

（二）功能锻炼

脊柱关节病病程的任何阶段都应坚持适当并力所能及的功能锻炼，尽早锻炼，长期坚持。锻炼包括关节和肌肉功能的锻炼。活动范围应广泛，包括颈、胸、腰、背、髋、膝、踝、肩等关节。日常生活中，保持直立挺胸的行走姿势，睡硬板床。合并股骨头坏死者，应减少负重，避免跳跑等暴力冲击动作。戒烟，常做深呼吸等。

（三）药物

1. 非甾体抗炎药

目前非甾体抗炎药物仍是缓解炎性下腰痛、关节炎、肌腱端炎的首选药物。应选择患者敏感、耐受性强、副作用小的药物，并注意观察胃、肠道、肝、肾等副作用。病情缓解后，及时减量。

2. 柳氮磺胺吡啶

在治疗脊柱关节病时，首选的慢作用药是柳氮磺胺吡啶。服药期间，注意每 2 周监测一次血尿常规、肝肾功能，至少坚持一个月。未生育的患者，停药6个月后可生育，服药期间应避孕。

3. 生物制剂

目前已于国内上审的用于治疗脊柱关节病的生物制剂有两种，即 Infliximab 和 Etanercept。两者均能够缓解脊柱疼痛、关节炎和肌腱端病，同时能降低 ESR、CRP，改善生活质量，且没有严重的不良反应和感染发生，成为治疗脊柱关节病具有划时代意义的药物。

4. 糖皮质激素

糖皮质激素不是脊柱关节病的常规治疗药物。当合并眼色素膜炎时，可局部用药。

5. 氨甲蝶呤

氨甲蝶呤并非是脊柱关节病常用的慢作用药，只有当非甾体抗炎药及柳氮磺胺吡啶等常规治疗症状不能缓解或有明显的外周关节受累时，可选择氨甲蝶呤。

6. 来氟米特

来氟米特多用于脊柱关节病慢作用药联合治疗或对柳氮磺胺吡啶不耐受及磺胺过敏者。

十、预防与调护

1. 生活调护

（1）保护肾督，即要保护肾中精气和保护督脉，使之不受损伤，避免劳累过度、房事不节，或久病失养，培补先天，养护肾督。

（2）防寒保暖，冷暖相宜，防止寒湿邪气内侵，损伤气血经脉。

（3）保持良好睡姿，坚持睡硬板床，平卧低枕。

2. 心理调理

本病是一种慢性疾病，病程缠绵，患者容易产生消极、焦虑、烦躁、不安等不良情绪。医护人员应帮助患者认识自身疾病状况及治疗情况，使其了解治疗进展，耐心开导，解除其紧张情绪，增强患者战胜疾病的信心。

3. 饮食护理

本病患者应以高蛋白、高维生素、高能量、易消化的饮食为主，避免肥甘厚味、生冷、辛辣之品，戒除烟酒等不良嗜好。也需根据患者的饮食爱好，合理地进行饮食调配，营养均衡，以增强机体抵抗力。

4. 功能锻炼

坚持进行肢体锻炼，尤其以腰背、髋部关节运动为主，保持腰背及各关节的生理活动度。可以进行下列的体育锻炼，如太极拳、八段锦、气功及广播体操等运动，动作缓慢轻柔，适宜本病患者。锻炼应根据自身情况制定合理的训练计划，切忌操之过急，要量力而为，循序渐进，持之以恒。

十一、护理

1. 病情活动期，出现发热者，应监测体温，出汗多者应补充糖盐水，以防电解质紊乱。

2. 病室通风消毒，避免上呼吸道感染诱发病情活动。

3. 组织患者做操，打太极拳，练深呼吸。

4. 告知患者，定期做影像学及血清学检查，防止疾病进展为 AS。

十二、预后

多数未分化脊柱关节病患者病情进展缓慢，但最终发展为强直性脊柱炎是本病的主要归宿。是否进展为 AS，与 HLA-B27 阳性及初发病时骶髂关节影像学表现相关。

以10年为随访终点，初发病时骶髂关节 X 线符合早期病变者，10年后88%进展为 AS；初发病时 X 线可疑者，10年后59%进展为 AS；初发病时骶髂关节 X 线正常者，10年后7%进展为 AS。还有部分患者10年后仍诊断为 UspA 或转变为其他疾病，少数 UspA 症状消失。

第六章

感染性关节炎

第一节　细菌性关节炎

任何感染原均可引起感染性关节炎，其中最易造成破坏的是细菌性关节炎，主要包括由奈氏淋球菌或其他奈氏菌属引起的关节炎及非淋球菌性关节炎两大类。典型的细菌性关节炎表现为关节疼痛、压痛及功能障碍，可伴有其他感染症状，如发热，亦可缺如。有效的广谱抗生素的应用使得其临床表现常不典型，然而，感染性关节炎至今仍是引起关节损伤及功能丧失且发病率较高的关节疾病。

一、诊断

（一）诊断依据

1. 病史

收集完整的病史及全面体检非常重要，特别应注意寻找感染源。

2. 全身表现

急性感染和中毒表现。

3. 关节体征

受累关节的剧痛，运动障碍，和红、肿、热、痛。

4. 检查

实验室检查、放射线检查、关节腔穿刺、血培养、关节液涂片及细菌培养，找到致病菌诊断即可确定。

（二）诊断要点

1. 非淋球菌性关节炎

（1）常见致病菌有金黄色葡萄球菌，各种链球菌属和革兰阴性菌。

（2）一般只累及单一关节，以负重关节特别是膝关节最为多见。

（3）急性起病，受累关节表现为明显的红、肿、热、痛及触痛。

（4）全身症状表现为发热、寒战，寒战在儿童不多见。

（5）50%患者外周血白细胞增多，滑液中白细胞数增多，嗜中性粒细胞分类大于80%。

（6）X线检查除非发生骨髓炎，一般只能看到软组织肿胀。

（7）患者多为幼儿及老人，常患有严重的疾病或使用过肾上腺皮质激素或免疫抑制剂。

2. 淋球菌性关节炎

（1）致病菌为奈氏淋球菌，由播散的淋球菌感染（DGI）所致的关节感染。

（2）多累及手、足小关节、腕、肘、膝及踝关节。

（3）可见到亚急性骨髓炎，表现为疼痛及关节肿胀，多见于手、足小关节。

（4）极少引起软骨及骨破坏。

（5）可有发热、畏寒。

（6）50%以上有皮肤损害，如瘀点、丘疹、脓疱、出血性大疱或坏死病变。

（7）易感人群多为年轻、健康、性生活活跃的人，仅 25% 的 DGI 患者有泌尿生殖系症状。

（8）第一周血培养常为阳性，症状明显的化脓性关节炎患者，其关节液培养常呈阳性。

3. 结核性关节炎

（1）通常经血行播散，关节结核常伴有骨髓炎及关节炎。

（2）慢性隐袭的单关节疾患。

（3）软骨破坏起始于关节边缘，缓慢进展，最终导致严重骨破坏、冷脓肿和窦道形成。

（4）50% 的骨结核发生在脊柱，其次为大的负重关节，老人多为非负重关节如肩关节受累。

（5）常见症状为疼痛，活动时加重，受累关节常有明显的滑膜增生和滑膜积液以及进行性关节活动受限，关节附近的肌肉僵直和迅速地进行性萎缩。

（6）脊柱结核多发生在胸椎下段和腰椎，临床特征为慢性腰背痛，典型者可有肌肉痉挛，局部压痛，脊柱后凸及神经根压迫症状。

（7）全身反应常见有发热，体重下降，严重者有高热、夜间盗汗、全身乏力、食欲不振，这些患者常提示有活动性肺结核或粟粒性结核。

（8）X 线可见软组织肿胀和关节附近骨骼的早期骨质疏松，继而干骺端出现囊性变，关节软骨和软骨下骨质呈现侵蚀性破坏。

（9）滑液检查，蛋白质浓度增高，葡萄糖浓度降低，白细胞增多，以多形核粒细胞为主，但分类很少超过 85%。与化脓性关节炎形成鲜明的对比。

（10）病因学诊断依赖滑膜活检或滑液和滑膜培养出结核菌。

二、诊断思维程序

（一）典型的临床表现

1. 单关节感染，2 个以上少见。

2. 下肢负重关节最易受累，膝关节多见，其次为踝、肘、腕和肩关节，手、足小关节少见。

3. 局部症状：关节红肿、热、痛、活动受限，呈半屈曲位，表浅关节感染时，压痛明显，膝关节浮髌试验阳性。深部关节受累时，周围软组织肿胀，但红、热不明显。

4. 全身症状：有败血症病史，起病急，畏寒、发热、周身不适、食欲减退及其他全身中毒症状。

5. 有原发感染的症状和体征：如肺炎链球菌引起的肺炎；葡萄球菌引起的疖、尿道炎、咽炎等。

（二）关节液的穿刺、检查是诊断的关键

（三）其他检查

如实验室、X 线、放射性核素、CT 等。

（四）应与下列疾病相鉴别

1. 病毒性肝炎

也有多关节炎，腱鞘炎和皮疹等临床表现，但关节炎和皮疹常在无黄疸期出现，皮疹多为荨麻疹，滑液中白细胞计数低于化脓性关节炎，且有肝功异常，血沉正常，血清 HBsAg 阳性，血及滑液培养阴性。

2. 赖特（Reiter）综合征

可出现关节炎、腱鞘炎及尿道炎，经典的赖特综合征的尿道炎并非淋球菌所致，且有结膜炎、无痛性黏膜溃疡、环形龟头炎和溢脓性皮肤角化病，有骶髂关节炎的临床及放射学表现，HLA-B27 可阳性。

三、治疗

（一）抗生素治疗

1. 早期及时应用抗生素

2. 给药途径

急性期需静脉给药，剂量要足够，疗程 10 d 至 2 周，每日分次给药，每次间隔 6 ～ 8 h。继之改为口服抗生素 1 ～ 2 周，剂量为常量的 2 ～ 3 倍。链球菌和嗜血杆菌在 2 周内可根除，葡萄球菌感染治疗

给药时间更长，淋球菌性关节炎所需治疗时间较短。

3. 制定治疗方案

当怀疑细菌性关节炎时，应给予大剂量抗生素治疗，同时作细菌培养，然后根据药敏结果选用适当的抗生素。

（二）关节引流

1. 穿刺引流

每天穿刺引流，然后用生理盐水或林格液冲洗。注意不宜将抗生素直接注入关节腔内，以免引起局部炎症。

2. 手术引流

一般治疗 4 ~ 7 d 后仍无改善时，才做手术引流。彻底清除脓肿和坏死的滑膜，但不要破坏于骺端的血运，注意保持引流通畅。

3. 关节镜下的检查及治疗

通过关节镜灌注冲洗其内容物，创伤小，因此穿刺引流失败者以及体质太差不能耐受手术的患者，更应考虑关节引流。

（三）全身支持疗法

急性期应卧床休息，制动，增加营养，纠正水电解质代谢紊乱，少量多次输血或清蛋白，提高全身抵抗力，控制原发感染灶，减轻疼痛等。

（四）感染后滑膜炎的治疗

感染后滑膜炎是由细菌产生的毒性因子所致，可在使用抗生素数日后，加用非甾体类抗炎药。

四、预后

关节的红、肿、热、痛以及运动范围的改变均可用来分析治疗的效果。滑液中白细胞总数进行性减少以及无细菌发现是预后良好的表现，在发病一周内积极使用敏感抗生素，则有一半患者恢复良好，多关节感染或革兰阴性杆菌感染者预后不佳。

第二节　结核性关节炎

自从出现有效的抗结核药物后，结核病的发病率逐年下降。但是，近年来由于多种因素的影响如获得性免疫缺陷综合征的流行、人口老龄化、滥用药物及酗酒等，尤其是对多种药物耐药的特殊菌群的出现，使结核病发病率近年又呈上升趋势。骨关节结核占总结核病的 1% ~ 5%，在肺外结核中占第 4 位。关节结核目前在我国发病率仍较高，尤其好发于儿童和青壮年。本病易损害骨和关节而造成残废。肢体关节结核通常为慢性单关节炎，髋、膝、肘和腕等关节均可受累，早期诊断和尽早合理治疗对改善预后甚为重要。

一、病因与病理

几乎所有骨和关节结核都是继发性的，约 95% 源于肺结核。结核菌主要通过血液、淋巴液或直接由原发灶蔓延到达骨与关节。结核菌可暂时潜伏下来，待机体免疫力低下或其他不利因素如酒精中毒、长期应用激素或免疫抑制药及药物滥用等存在时，迅速繁殖致病。病灶好发于血运差、劳损多和生长活跃的骨松质，常累及脊柱关节、髋关节和膝关节。

骨结核病变以浸润及坏死为主，坏死骨组织与周围骨分离后形成游离死骨，脓液到达骨膜下，刺激骨膜形成新骨，久之形成葱皮样增生。病灶扩展至软组织，可形成所谓寒性脓肿，若脓肿向体外或空腔脏器穿破，则形成窦道或内瘘。骨结核蔓延突破关节软骨侵入关节腔。滑膜感染后，出现充血、肿胀、炎细胞浸润和渗液增加，此后滑膜增厚，表面变粗糙形成绒毛乳头状增生，乳头内表层和深层可见结核结节及干酪样坏死。滑液内凝固的纤维素可形成许多米粒大小的小粒。滑膜结核或骨结核进一步发展成全关节结核，造成软骨破坏和脱落，后期发生纤维性骨强直或关节畸形。

二、临床表现

本病起病隐袭，患者常有低热、盗汗、心悸、失眠、倦怠及体重减轻等结核中毒症状。关节表面皮肤紧张、变薄、触之不热而有僵硬感。关节疼痛多较轻微，活动后加剧。儿童、老年人以及营养不良者本病多见，主要侵犯脊柱、髋关节和膝关节。

（一）脊柱结核

发病率最高，约占全身骨关节结核的 46.7%，年轻人居多。其中腰椎结核最多，胸椎次之。脊椎结核早期变化位于脊椎的前缘和椎间盘，症状较少，不易诊断。患者可有受累椎体周围肌肉痉挛、脊柱运动障碍及功能性强直。颈椎结核时，患者不能仰头，有时用双手托住下颚，以防颈椎向前或向后过度活动。腰椎或胸椎结核患者不能弯腰，拾物试验阳性。局部疼痛不明显，偶尔神经根受刺激后，患者有上、下肢或胸壁放射痛，咳嗽并在大小便用力时疼痛加剧。一般在关节结核发生半年以后，病变附近可有寒性脓肿形成，破溃后有清稀脓液流出，内有干酪样坏死物，窦道经久不愈。椎旁脓肿可流入腹股沟或锁骨上窝并在局部出现肿块。若破入椎骨或肉芽组织侵入前方而使脊髓受压，轻者尿便可略有失禁，重者可发展为截瘫。

（二）髋部结核

包括髋臼、股骨头、股骨颈和大转子的单纯骨结核、单纯滑膜结核和大转子滑囊结核、全关节结核以及合并感染的髋关节结核。患者早期症状不明显，经过 1 d 活动后，下午或睡前略感髋部不适，偶见跛行。体格检查可能无阳性所见。因此有上述症状的小儿，尤其有结核接触史者，应仔细检查，询问下午发热、夜间啼哭的病史。肺部和髋部 X 线片检查是早期诊断的重要依据。髋关节运动的检查必须与健侧对比。病变发展到晚期诊断比较容易，常伴大腿和膝关节疼痛，局部明显肿胀，各方向运动受限及髋关节呈屈曲畸形。X 线片表现为关节间隙变窄，骨质破坏，有时可见死骨。

（三）膝部结核

包括股骨髁、胫骨髁和髌骨的单纯骨结核、单纯滑膜结核和合并感染的膝关节结核。膝关节部位表浅，症状发现较早，但常不引起患者及亲属的注意，故仍可能延误诊断。患者早期可有局部肿胀，滑膜或全关节受累后，膝关节呈梭形肿胀。关节可逐渐发生屈肌痉挛和畸形，最后由于韧带和关节囊的破坏发生半脱位或形成窦道。因此晚期膝关节结核的诊断较容易。

三、实验室检查及辅助检查

至少一半骨、关节结核患者的胸片是正常的。皮肤结核菌素试验阳性可作诊断参考。病变活动期可有血沉增快。闭合穿刺活检还是切开活检，取决于病变的部位及医师的经验。组织病理学形态以及滑膜活检的组织培养对 90% 以上的病例有诊断意义。通过关节镜取得的滑膜具有相同的诊断价值，而且对患者的创伤极小。骨、关节结核的滑液通常是云雾状和黄白色，蛋白质含量高，白细胞增多，中性粒细胞偏多。滑液抗酸染色 20% 的标本可见结核杆菌，80% 的标本结核菌培养为阳性。

X 线检查是诊断关节结核的重要手段，对于早期诊断和早期治疗极为重要。最初期在 X 线片上表现为关节周围的骨质疏松和软组织层次模糊不清；晚期出现软骨下细小的囊状破坏区及毛玻璃样改变。关节面的骨皮质一般不受破坏，若皮质已见改变，提示软骨已遭破坏。晚期还可见关节囊附近的点状或片状钙化，关节软骨下骨板大部分破坏，关节间隙狭窄或消失，关节强直、畸形或半脱位。脊柱结核患者 X 线表现为椎间隙变窄、脊柱后凸畸形及椎旁脓肿。髋部结核 X 线表现为关节间隙变窄、骨质破坏，有时可见死骨。Paradisi 等最近提出了脊柱结核的 X 线分期，现介绍如下：①早期。软组织肿胀（脊椎旁脓肿），边缘及终板处骨质吸收和矿物质排出过多，椎间隙狭窄和消失。②晚期。椎体前缘进行性溶解破坏，椎体前缘楔形变，及椎体塌陷和脊柱后弯畸形。

四、诊断

根据结核病史、症状、体征、实验室检查和 X 线表现可做出临床诊断。确诊有赖于细菌学和病理学检查。必须强调，本病在早期极易漏诊和误诊，因此，对有结核史或结核接触史的儿童或青少年，若出现关节炎症状，尤其单关节炎长期不愈者，应详细检查有无本病、不能确诊者应做长期随访。

五、治疗

骨关节结核多继发于肺结核，应积极防治。治疗原则包括增强抵抗力、应用抗结核药物、保存关节功能及防止发生全关节结核、混合感染及畸形。

（一）全身疗法

加强营养及充分休息对结核患者十分重要，尤其对早期滑膜结核及单纯骨结核更重要。病情稳定者，无须绝对卧床，但可适当局部制动，如应用石膏托、夹板或牵引，脊柱结核可采用石膏、钢条或皮围腰及支架保护。

（二）抗结核药物

常用利福平、链霉素及异烟肼等，经常几种药物联合使用。美国胸科协会介绍了两种肺结核治疗方案：一种为 6 个月疗法，最初 2 个月每天用异烟肼、利福平和吡嗪酰胺，以后的 4 个月中每天用异烟肼和利福平，也可每周用 2 次；另一种为 9 个月疗法，先每天用异烟肼和利福平 1 ~ 2 个月，以后每周用药 2 次。对异烟肼耐药者，加用乙胺丁醇。骨、关节结核的治疗也可用这两种方法，但治疗时间应根据 X 线检查和临床反应来调整。

（三）手术治疗

手术治疗必须在抗结核药物的控制下进行。常用方法有单纯滑膜切除及病灶清除，以便缩短疗程，防止畸形，制止病变发展和保存关节功能。不过必须掌握手术适应证。很多病例可非手术治疗。因此必须根据病变的部位、临床表现、X 线所见及全身情况来综合考虑治疗方案。

（四）药物耐药

近来，药物耐药尤其是对多种药物耐药（指对异烟肼和利福平耐药，伴有或不伴有对其他药物耐药）的现象越来越受到重视，目前认为耐药结核菌株的出现是自然发生与人们的错误认识共同作用的结果。患者不规律服药或医师对病情缺乏足够认识而单一用药是产生耐药性的主要原因。已耐药的方案宜改为替代方案。

第三节 病毒性关节炎

病毒性关节炎是由病毒感染所引起的关节炎，其临床表现常是非特异性的，各种病毒感染影响的关节数目及关节部位也各不相同，总的说来，又有以下几个共同特点：①起病急，病程较短，较少复发。②关节炎或关节痛多发生在病毒感染的前驱期。③常伴有特征性的皮疹。④罕见的破坏性的关节改变。⑤普通实验室检查正常或仅有非特异性改变，确诊有赖于血清病毒抗体的检测或者病毒的分离。

一、诊断

（一）诊断依据

1. 病毒性关节炎，起病较急，病程较短，较少复发。

2. 关节炎或关节痛多发生于病毒感染的前驱期或初始阶段。

3. 病毒性关节炎常伴有较特征性的皮疹，以红色斑丘疹多见，乙肝病毒感染可有典型的荨麻疹，水痘带状疱疹病毒则引起小水疱，细小病毒感染后出现的"传染性红斑"则是特征性皮疹。

4. 一般不引起破坏性的关节改变。

5. 普通实验室检查正常或仅表现为非特征性改变。

6. 确诊有赖于血清病毒抗体的检测或者病毒的分离。

（二）诊断要点

1. 乙型肝炎病毒相关性关节炎

（1）关节炎起病急，在前驱症状出现后 1 ~ 12 d 发生，对称性的多关节痛，常累及手小关节、膝、踝、肩关节，晨僵明显。

（2）40％的患者出现皮疹，最常见为荨麻疹。

（3）黄疸出现时关节症状逐渐消退，关节炎恢复后不遗留关节变形。

（4）实验室检查：HBsAg 可阳性及其他乙肝病毒的抗原抗体异常，转氨酶升高，C_4 及 CH_{50} 降低；关节液呈炎性，部分患者可检出 HbsAg。

2. 细小病毒性关节炎

（1）关节炎多发生在感染后 17 ~ 18 d 时，起病急，随皮疹（传染性红斑）出现而出现；

（2）受累关节为对称性多关节，以双手小关节及膝关节最常见。

（3）关节炎通常在 2 周后消退，关节痛要持续 4 周左右，无关节破坏。

（4）血清中的细小病毒 B19 的 IgM 抗体在关节炎症状出现时升高，1 ~ 2 月后开始下降，2 ~ 3 月后降至正常。

3. 风疹病毒和风疹疫苗所致关节炎

（1）以 20 ~ 40 岁女性最常见，男女比例为 1 ∶ 5。

（2）关节症状常突然发生，多在皮疹出现后 2 ~ 3 d。

（3）关节痛常见，可有晨僵，关节周围软组织肿胀及其他炎症表现。

（4）最常受累关节为近端指间关节及掌指关节，其次为肘、踝、趾关节。

（5）关节症状持续 1 ~ 28 d，平均 7 d 后缓解。

（6）可并发腱鞘炎，腕管综合征及臂神经炎。

（7）与自然感染风疹比较，接种风疹疫苗后关节炎更易累及膝关节，关节痛及晨僵较明显，也较易发生腕管综合征，肌痛，感觉异常。

（8）血清中高滴度的抗风疹病毒抗体，鼻咽部涂片及关节液中检测到风疹病毒。

二、诊断程序

根据病毒性关节炎的起病急，病程短，关节痛或关节炎发生早，特征性皮疹，如乙肝病毒感染典型的荨麻疹，细小病毒感染后出现的传染性红斑等，不引起破坏性的关节改变等特征，不难做出诊断。

三、治疗

主要是使用非甾体抗炎药对症治疗，对严重病例可考虑糖皮质激素治疗，对有皮疹瘙痒明显的患者，可给予抗组胺制剂。

四、预后

预后较好，一般不遗留关节破坏。

第七章
晶体性关节炎

第一节　痛风

一、概述

痛风（gout）是嘌呤代谢紊乱及（或）尿酸排泄减少使血浆尿酸盐浓度超过正常范围引起的一种晶体性关节炎，临床表现为高尿酸血症和尿酸盐结晶沉积（痛风石）所致的特征性急、慢性关节炎反复发作，并可累及肾脏，发生尿酸盐肾病、尿酸性尿路结石等，严重者可出现肾功能不全。痛风分为原发性和继发性两大类（如表7-1）。原发性痛风有一定的家族遗传性；继发性痛风伴发于其他疾病，如肾脏病、血液病等。本节重点讨论原发性痛风。痛风见于世界各地区，欧美地区发病率较高，为0.13%～0.37%。我国部分地区的流行病学调查显示，近年来随着生活水平的提高和饮食结构改变，高尿酸血症及痛风的患病率直线上升，在高原游牧地区、青海和西藏更为多见。

表7-1　痛风的分类

类型	尿酸代谢紊乱	遗传特征	发病率
原发性			
1. 酶及奔代谢缺陷			
（1）PRPP 合成酶活性增加	PRPP 合成过多, 尿酸产生过多	X- 联	1%～2%
（2）HGPRT 部分缺少	PRPP 浓度增加, 尿酸产生过多		
2. 原因未明的分子缺陷			
（1）产生过多	尿酸产生过	多基因	10%
（2）排泄减少	肾脏清楚减少	多基因	90%
继发性			
1. 伴有嘌呤合成增多			
（1）HGPRT 完全缺乏	尿酸产生多 Lesch-Nyhan 综合征	X- 联	
（2）葡萄糖 -6- 磷酸酶缺乏	尿酸产生过多和肾脏清楚减少, 糖原积累病 I 型	自体隐性	
2. 伴有核算转换增加	尿酸产生过多, 如慢性溶血, 红细胞增多症, 骨髓增生性疾病及 - 放疗或化疗后		
3. 伴有肾脏清除减少特发性高尿酸血症	肾功能减少, 由于药物、中毒或内源性代谢产物	_	
	未明		

病因及发病机制：长期高尿酸血症是痛风发病的关键因素，在正常人体内，尿酸主要以尿酸盐形式

存在，且数值波动于较窄的范围之内，我国男性平均为 339 μmol/L，女性平均为 256 μmol/L，女性更年期后可接近男性。血尿酸男性高于 416 μmol/L，女性高于 357 μmol/L 可视为高尿酸血症。尿酸生成较为复杂，主要过程如（图 7-1）。

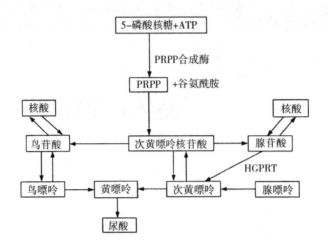

PRPP：5-磷酸核糖 -1- 焦磷酸；HGPRT：次黄嘌呤鸟嘌呤磷酸核糖转移酶

图 7-1　尿酸生成过程

二、诊断思路

（一）病史要点

1. 年龄、性别特征

原发性痛风具有显著的年龄、性别特征以中、老年人为主，40 ~ 50 岁是发病高峰期，男性多见，女性于绝经期后发病率升高。不少病例有家族史。

2. 诱发因素

有饱餐、饮酒、高嘌呤和高蛋白饮食、过度疲劳、紧张、服用药物、手术等，多无前驱症状及全身表现。

3. 根据病程进展可分为三期

（1）急性发作期：起病急骤，夜间突然发病，急性关节炎是原发性关节炎最常见的首发症状，好发于下肢远端单侧关节，半数以上首发于第一跖趾关节，具有典型的红、肿、热、痛和功能障碍等炎性症状。随着病程进展，可依次侵及踝、膝、腕、指、肘等各关节。

（2）临床缓解期：初次发作病程有自限性，症状持续数天或数周后可自行缓解，仅残留局部关节病变部位皮肤色素加深、脱屑，为本病的特有症状，随着病程的进展，色素可逐渐消退。

（3）慢性迁延期：患者初次发病后常有约一年间歇期，若治疗不及时，可反复发作后产生关节畸形、痛风石沉积，痛风石表皮破溃后经久不愈，但较少继发感染，若尿酸盐结晶沉着于肾脏，可引起肾结石、肾功能障碍，出现血尿、蛋白尿等关节外病变。

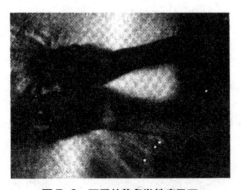

图 7-2　双手关节多发性痛风石

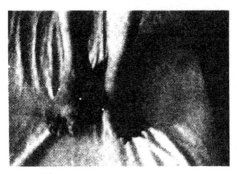

图 7-3　双足趾关节痛风结节

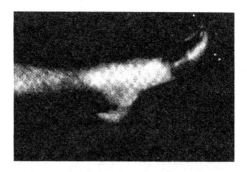

图 7-4　左足踇趾关节痛风急性发作表现

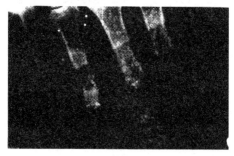

图 7-5　右手中指及指间关节有圆凿样缺损

（二）查体要点

1. 急性发作期

炎症局部皮肤红肿、皮温升高、功能障碍，压痛明显。

2. 疾病间歇期

除病变皮肤表面有色素沉着或皮屑外，可无其他阳性体征。

3. 慢性迁延期

可见关节肿胀、畸形，可形成外观为芝麻大到鸡蛋大的黄白色赘生物，表面皮肤菲薄，易于破溃，破溃后有豆渣样或糊状的白色物质排出。

（三）辅助检查

1. 常规检查

（1）血清尿酸盐测定：以尿酸酶法应用最广。正常值男性为 $210 \sim 416\ \mu mol/L$；女性为 $150 \sim 357\ \mu mol/L$，绝经期后接近男性。血液中 98％的尿酸以钠盐的形式存在，在 37℃、pH7.4 的生理条件下，尿酸盐溶解度约为 $381\ \mu mol/L$，加之尿酸盐与血浆蛋白结合约为 $24\ \mu mol/L$，男性大于 $416\ \mu mol/L$，女性大于 $357\ \mu mol/L$ 为高尿酸血症。由于血尿酸受多种因素影响，存在波动性，应反复测定。

（2）尿液尿酸含量测定：低嘌呤饮食 5 d 后，留取 24 h 尿，采用尿酸酶法检测。正常水平为 24 小时 $1.2 \sim 2.4\ mmol$，大于 $3.6\ mmol$ 为尿酸生成过多型，仅占少数；多数小于 $3.6\ mmol$ 为尿酸排泄减少型。实际上不少患者同时存在两种缺陷，而以其中一种为主。通过尿酸测定，可初步判定高尿酸血症的分型，有助于降尿酸药物的选择及鉴别尿路结石的性质。

（3）关节囊滑液检查：行关节腔穿刺抽取滑液，采用偏振光显微镜检查，尿酸盐结晶可被白细胞吞噬，故可在滑液和白细胞内见双折光细针状或棒状尿酸盐结晶，该检查具有确诊意义，被视为痛风诊断的"金标准"。

（4）痛风石检查：对痛风石行组织病理活检，可确定痛风石的性质。

（5）X线检查：痛风性关节炎发病早期除关节肿胀外，无明显改变；痛风反复发作及慢性迁延后，可出现典型的X线表现：尿酸盐在骨质中沉积，对骨质产生凿孔样、虫蚀样破坏，缺损多呈圆形或弧形改变，可有骨疣形成，局部可有骨质疏松改变，病变周围骨质可有增生，且界限清晰，边缘锐利，"鼠咬式损害"有利于与其他关节病相鉴别。

2. 其他检查

（1）血、尿常规：血常规在急性发作期可有外周血白细胞计数增多；尿常规在疾病早期无明显改变，累及肾脏时可出现血尿、脓尿、蛋白尿等。

（2）B超：并发肾结石者，B超检查可有肾结石改变，有助于痛风的病程进展判断。

（四）诊断标准

1. 急性痛风性关节炎

急性痛风性关节炎是痛风的主要临床表现，常为首发症状，因此，痛风急性期的诊断十分重要。目前多采用1977年美国风湿病学会（ACR）的分类标准见（表7-2）或1985年Holmes标准见（表7-3）进行诊断。

表7-2　1977年ACR急性痛风关节炎分类标准

1.关节液中有特异性尿酸盐结晶
2.用化学方法或偏振光显微镜证实痛风石中含尿酸盐结晶
3.具备以下12项（临床、实验室，X线表现）中6项
（1）急性关节炎发作大于1次
（2）炎症反应在1天内达高峰
（3）单关节炎发作
（4）可见关节发红
（5）第一跖趾关节疼痛或肿胀
（6）单侧第一跖趾关节受累
（7）单侧跗骨关节受累
（8）可疑痛风石
（9）高尿酸血症
（10）不对称关节内肿胀（X线证实）
（11）无骨侵蚀的骨皮质下囊肿（X线证实）
（12）关节炎发作时关节液微生物培养阴性

表7-3　1985年Holmes标准

具备下列1条者
1.滑液中的白细胞有吞噬尿酸盐结晶的现象
2.关节腔积液穿刺或结节活检有大量尿酸盐结晶
3.有反复发作的急性单关节炎和无症状间歇期、高尿酸血症及对秋水仙碱治疗有特效者

2. 间歇期痛风

此期为反复急性发作之间的缓解状态，通常无任何不适或仅有轻微的关节症状，因此，此期诊断必须依赖过去的急性痛风性关节炎发作的病史及高尿酸血症。

3. 慢性期痛风

慢性期痛风为病程迁延多年，持续高浓度的血尿酸未获满意控制的后果，痛风石形成或关节症状持续不能缓解是此期的临床特点。结合X线或结节活检查找尿酸盐结晶，不难诊断，此期应与类风湿关节炎、银屑病关节炎、骨肿瘤等相鉴别。

4. 肾脏病变

尿酸盐肾病患者最初表现为夜尿增加，继之尿比重降低，出现血尿，轻、中度蛋白尿，甚至肾功能不全。此时，应与肾脏疾病引起的继发性痛风相鉴别。尿酸性尿路结石则以肾绞痛和血尿为主要临床表现，X线平片大多不显影，而B超检查可有发现。对于肿瘤广泛播散或接受放化疗的患者突发急性肾衰，应考虑急性尿酸性肾病，早期血尿酸急骤明显升高是其特点。

（五）诊断步骤（图7-6）

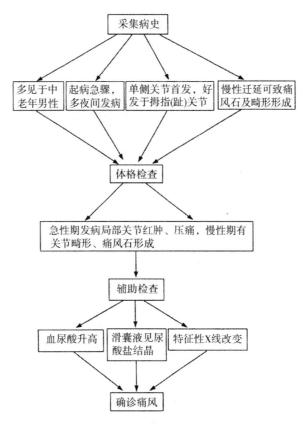

图7-6　痛风的诊断流程图

（六）鉴别诊断

1. 风湿性关节炎

起病前1～4周有A族溶血性链球菌感染史，青少年多见，首先累及大关节如踝、膝、腕、肘，常为对称性、游走性，伴有心肌炎、皮下结节和环形红斑等；抗链球菌溶血素O（ASO）、抗链球菌激酶（ASK）、抗透明质酸酶（AH）均升高。

2. 类风湿关节炎

中年女性多见，好发于四肢远端小关节，指趾小关节常呈对称性梭形肿胀、畸形，伴明显晨僵，类风湿因子阳性，关节滑液无结晶形成，X线可见关节间隙变窄，部分出现融合，骨质缺损少见。

3. 二水焦磷酸钙结晶沉积症

由焦磷酸钙沉积于关节软骨引起，老年人多见，病变主要侵犯大关节，以膝关节为主，滑液中可见焦磷酸钙结晶，X线见关节间隙变窄和软骨钙化灶呈密点状或线状，无骨质破坏。

4. 银屑病关节炎

多数病人关节病变发生于银屑病之后，常非对称性地侵犯远端指趾关节，关节症状与皮损变化一致，约20%患者伴血尿酸增高，故有时难以鉴别，关节液无尿酸盐结晶，X线像可见关节破坏及增生并存，关节间隙增宽、指趾末节骨端呈刀削状。

5. 其他

同时应与丹毒、蜂窝织炎、化脓性关节炎、创伤性关节炎等相鉴别。

三、治疗措施

痛风治疗总体目标：①急性期控制痛风性关节炎的急性发作，并预防急性关节炎的复发。②急性发作期过后纠正高尿酸血症以预防尿酸沉积对关节、肾造成损害。③手术剔除痛风石，对毁损关节进行矫形手术，以提高生活质量。④防治伴发疾病。

（一）一般治疗

1. 饮食控制

痛风患者应采用低热量及低糖膳食，增加适当比例的优质蛋白及不饱和脂肪酸的摄入，加强运动，保持理想体重。同时，限制嘌呤饮食应根据病人病情轻重、所处病期、并发症和降尿酸药应用情况分别对待（见表7-4、表7-5）。严格戒饮各种酒类，尤其是啤酒。每日饮水应在2 000 mL以上。

2. 碱化尿液

尿pH 6.2 ~ 6.8，可服用碳酸氢钠片1 ~ 2 g/d或乙酰唑胺250 mg/d。

3. 避免诱因

避免外伤、受凉、劳累、暴食、酗酒、精神紧张，避免使用影响尿酸排泄的药物，如某些利尿剂、小剂量阿司匹林等，避免接触铅。

4. 防治伴发疾病

同时治疗伴发的高脂血症、冠心病、高血压病、糖尿病等。

表7-4 食物嘌呤含量分类

分类	嘌呤含量（mg/100g）	举例
I	高（150 ~ 1000）	动物内脏，凤尾鱼，沙丁鱼，肉汤
II	较高（75 ~ 150）	鲤鱼、鳕鱼、鲈鱼、大比目鱼、小虾、淡菜、鳗鱼、鳝鱼；鹅、鸽、鸭、野鸡；兔、猪肉
III	较少（<<75）	青鱼、鲱鱼、鲑鱼、白鱼、龙虾、蟹、火腿、羊、牛肉、面包、麦片、芦笋、菜花、四季豆、青豆、豌豆、蘑菇、菠菜
IV	很少	奶类；蛋类；其他谷类、蔬菜类；水果，干果类及各种饮料

表7-5 饮食选择。

	I	II	III	IV
急性期	禁吃	禁吃	少吃	自由选择
慢性缓解期	禁吃	少吃	自由选择	自由选择
高尿酸血症	禁吃	少吃	自由选择	自由选择

（二）药物治疗

目前，对痛风仍无根治药物。药物治疗的目的为：①尽快终止急性发作和预防急性关节炎复发。②预防和治疗尿酸盐在关节，肾脏等组织中沉积。③预防尿酸性肾结石。④治疗高血压、高脂血症、糖尿病等并发症。抗痛风药的分类见（表7-6）。

表7-6 抗痛风药分类

痛风炎症干扰药	降尿酸药
1. 秋水仙碱	1. 尿酸促排药
2. 非甾体抗炎药类	2. 抑制尿酸生成类：
3. 肾上腺皮质激素类	3. 具有双重药理作用类包括
	（1）兼有降糖作用的尿酸促排药
	（2）兼有降脂作用的尿酸促排药
	（3）兼有降压作用的尿酸促排药

1. 痛风炎症干扰药

（1）秋水仙碱：从公元6世纪起，本药即用于治疗急性痛风，由于其直接抑制尿酸盐微晶体引起的炎症反应，是目前治疗急性痛风发作最特异性的药物，可口服或静脉给药。如在急性痛风发作最初的10～12h内使用，效果最好，超过48h，疗效明显减低。大部分患者于用药后24h内疼痛可明显缓解，口服给药0.5 mg/h或1 mg/2 h或1 mg每天3次，直至出现3个停药指标之一：①关节症状缓解。②总量6 mg未缓解。③出现加重的胃肠道不良反应。若消化道对秋水仙碱不能耐受，也可静脉给药，用生理盐水将秋水仙碱1 mg稀释到20 mL缓慢静脉注射（大于2～5 min），静脉给药起效迅速无胃肠道反应，单一剂量不超过2 mg，24 h总量4 mg，但应注意静脉给药时胃肠反应少，中毒不易发现，需在给药前后检查血常规。本药局部刺激作用强，故不得漏出血管外。值得注意的是秋水仙碱治疗剂量与中毒剂量十分接近，除胃肠道反应外，可有白细胞减少、再生障碍性贫血、肝脏损害、脱发、肌病、横纹肌溶解引起肾功能衰竭等，长期服药必须观察血象，骨髓功能低下者忌用，老年患者、心功能不全、肝脏疾病、肾功能不全者慎用口服秋水仙碱。

（2）非甾体抗炎药（nonsteroidal antiinflammatory drugs，NSAIDs）：由于其有更长的维持时间及更好的耐受性，比秋水仙碱更广泛用于痛风急性发作，特别是经尿酸盐结晶确诊的患者。目前大量研究发现传统的NSAIDs如吲哚美辛、萘普生等与特异性的环氧化酶-2（cyclooxygenase，COX-2）抑制剂如塞来昔布相比疗效无显著差异，可根据病人情况和药物毒副作用来决定药物的选择和取舍。通常开始使用足量，直到症状完全缓解后7～10 d内逐渐减量。常见的副作用是胃肠道症状，还包括加重肾功能不全，影响血小板功能、引起心脑血管意外等。冠心病、充血性心衰及肾功能不全者慎用，活动性消化性溃疡及胃出血禁用。注意当这些患者同时服用阿司匹林时，更加重其危险性。

（3）肾上腺皮质激素：严重急性痛风发作伴有较重全身症状，秋水仙碱或NSAIDs无效，或不能耐受或有禁忌时，可合用本类药物。口服可予泼尼松每日20～60 mg，3～4 d后逐渐减量停药；ACTH常用25～50 U加入葡萄糖液500 mL内静脉滴注，维持8h滴完，每日1次或40～80 U肌内注射，必要时可重复；病变局限于个别关节者，可用醋酸氢化可的松25～50 mg作关节腔内局部注射；亦可用曲安西龙10～25 mg或醋酸泼尼松龙25 mg或双醋酸氢化可的松5 mg局部注射，疼痛常在12～24 h内完全缓解。采用本类药物加麻醉剂同时作关节腔内注射疗效较好，如以曲安西龙5～20mg加2%利多卡因2～3mL，或0.25%普鲁卡因10～20 mL，或0.75%丁哌卡因2～3 mL，后者维持时间更长。由于ACTH或皮质类固醇减量及撤药后易发生反跳现象，故最好同时和继续应用维持量秋水仙碱或NSAIDs等维持一周。除了反跳现象外，使用激素时，还要严密监测其他副反应包括水钠潴留、电解质紊乱、糖耐量异常、感染等。

2. 降尿酸药

降尿酸药物分为两类：一类是促尿酸排泄药；另一类是抑制尿酸生成药。二者均有肯定的疗效，主要用于痛风慢性期及间歇期的治疗。一般在急性痛风发作完全缓解后2～3周开始用药。为防止用药后血尿酸迅速降低诱发痛风急性发作，应从小剂量开始，逐渐加至治疗量，生效后改为维持量，长期服用，使血尿酸维持在327 μmol/L以下。此外，为防止急性发作，应在开始使用降尿酸药物前几周，预防性使用秋水仙碱0.5 mg，每日1～2次或NSAIDs，至少使用3个月。同时注意的是不要单独使用秋水仙碱或

NSAIDs 来预防痛风发作，这样只会掩盖急性发作的症状，并不能减轻尿酸盐沉积引起的损害。下列情况可两类降尿酸药物合用：单用一类药物效果不好，血尿酸大于 535 μmol/L；痛风石大量形成。

（1）促尿酸排泄药：抑制近端肾小管对尿酸的重吸收，以利尿酸排泄。由于大多数痛风患者属于尿酸排泄减少型，因此可首选下列药物之一，适用于肾功能正常或轻度异常（内生肌酐清除率小于 30 mL/min 无效）、无尿路结石及尿酸盐肾病患者。用药期间服用碱性药物，使尿 pH 保持在 6.5 左右（但不可过碱，以防钙质结石形成），并嘱大量饮水，保持尿量。①丙磺舒：0.25 g，每日 2 次，渐增至 0.5 g，每日 3 次。一日最大剂量 2 g。主要不良反应：胃肠道反应、皮疹、过敏反应、骨髓抑制等。对磺胺过敏者禁用。②苯磺唑酮：50 mg，每日 2 次，渐增至 100 mg，每日 3 次，一日最大剂量 600 mg。主要不良反应：胃肠道反应、皮疹、骨髓抑制等，偶见肾毒性反应。本药有轻度水钠潴留作用，对慢性心功能不全者慎用。③苯溴马隆：是一新型促尿酸排泄药。50 mg，每日 1 次，渐增至 100 mg，每日 1 次。主要不良反应：胃肠道反应如腹泻，偶见皮疹、过敏性结膜炎及粒细胞减少等。

（2）抑制尿酸生成药：抑制黄嘌呤氧化酶，阻断黄嘌呤转化为尿酸，减少尿酸生成。用于尿酸产生过多型的高尿酸血症，或不适于使用促尿酸排泄药者，也可用于继发性痛风。

别嘌醇：100 mg，每日 1 次，渐增至 100 ~ 200 mg，每日 3 次。300 mg 以内也可每日 1 次，超过 300 mg 分次口服。一日最大剂量 800 mg。主要不良反应：胃肠道反应、皮疹、药物热、骨髓抑制、肝肾功能损害等，偶有严重的毒性反应。对于肾功能不全者，应减量使用。应定期检查肝肾功能、血尿常规等。

3. 具有双重药理作用类

由于大多数痛风病人伴有高血压、高血脂、糖尿病等并发症，因此在选择治疗这些疾病的治疗药物时，应尽量选择那些促进尿酸排泄的药物，避免选择抑制尿酸排泄的药物，目前已经发现很多具有双重作用的药物。①兼有降糖作用的尿酸促排药：如醋磺己脲是磺脲类口服降糖药。偶然发现在降糖同时兼有显著尿酸促排作用，抑制肾小管对尿酸的重吸收。②兼有降脂作用的尿酸促排药：如菲诺贝特除有降脂作用外，能明显地降低血尿酸水平。③兼有降压作用的尿酸促排药：如血管紧张素受体拮抗剂氯沙坦在降压的同时还具有促尿酸排泄作用。

（三）其他治疗

患者出现痛风石，如沉积在关节，可经关节镜手术剔除；对于尿酸性尿路结石，大部分可溶解、自行排出；如沉积在肾脏，形成肾结石，体积大且固定者可体外碎石或手术治疗。

（四）治疗步骤（图 7-7）

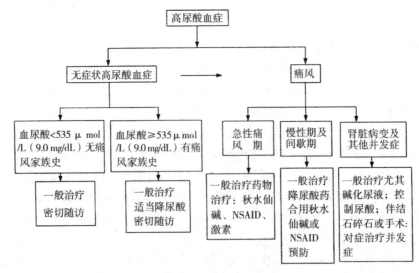

图 7-7 痛风治疗流程图

四、预后评价

若能及早诊断和规范治疗，不但能提高病人的生活质量，亦会明显降低其病残率。晚期患者经过治疗，痛风石可以溶解,关节功能可以改善,肾功能障碍也可以改善。30岁以前出现初发症状的痛风患者,其病情严重。大约20%痛风患者出现尿酸或草酸钙结石。并发症有尿路梗阻和感染,并有继发性肾小管间质病变。合并高血压、糖尿病或其他肾病者,如未经治疗可进一步导致尿酸盐排泄障碍,这不仅能加速关节内的病理进程,同时也使肾功能进一步恶化而危及生命。

五、最新进展和展望

研究发现对高嘌呤食物的限制没有必要,从如此狭窄的食谱中选择食物,患者也很难耐受。限制嘌呤食物基本没有效果,因为限制嘌呤摄入,仅能降低血尿酸大约 6 mmoL/L。如果要限制嘌呤食物,应限制嘌呤高的动物源食物,嘌呤高植物来源食物的摄入不会增加高尿酸血症的危险,且应限制高热量的食物,增加蛋白的摄入,加强奶制品的摄入。痛风疗效差很重要的原因是没有及时正确的诊断,其他包括血尿酸没有降到理想水平、患者的依从性差、没有控制饮酒等。目前何时开始降尿酸治疗仍存在争议,笔者倾向于每年发作2次以上的患者应予降尿酸治疗。研究发现那些每年发作2次以上的患者予降尿酸治疗比那些没有治疗的患者花费更少。现已将痛风和高尿酸血症作为代谢综合征的一种表现,研究发现高尿酸血症与高血压、高血脂、胰岛素抵抗等有密切的关系,血尿酸高的患者比其他患者更易死于心血管疾病,且发现尿酸盐是心血管疾病死亡的独立危险因素。高血尿酸水平是心血管疾病的一个标志,但其是一个主导者、参与者还是保护者,有待于进一步研究。

第二节 焦磷酸钙沉积病

焦磷酸钙沉积是一种由二水焦磷酸钙(CPPD)晶体沉积造成的疾病,以关节软骨钙质沉积及关节炎为主要临床表现。好发于老年人。临床表现复杂多样,可能为急性、亚急性或慢性关节炎,或只有软骨钙质沉积而无关节炎的症状。仅次于痛风,为第二类常见的晶体性关节炎。

一、诊断

(一)诊断标准

1. 用偏振光显微镜检测滑液,如有弱正性双折射光晶体存在,同时X线有典型的钙沉积现象便可确诊二水焦磷酸钙沉积病(CPDD)。

2. 若仅为上述两者之一,则为较肯定的CPDD。

3. 如果临床上有急性关节炎,尤其是在膝、腕、掌、肘、肩、掌指等关节而无高尿酸血症或慢性关节炎时;特别是在膝腕等关节,伴发急性恶化者则称之可能的CPDD。

4. 一旦诊断为CPDD,必须检查血钙、磷、镁、铁、总铁结合能力、碱性磷酸酶及甲状腺激素等。

(二)诊断要点

1. 主要有6种关节炎的表现

(1)假性痛风:起病急,常发生于重大手术或重大疾病之后,关节炎呈急性单一关节炎或由一炎症关节再扩展到其他关节,与痛风相似。好发关节与痛风略有不同,最多见于腕、肩、踝、膝关节。

(2)假性类风湿关节炎:呈慢性多发性关节炎,与类风湿关节炎相似,但好发于较大关节如腕、肘、肩、膝关节,亦可侵犯小关节,可有晨僵、血沉上升,只有10%患者类风湿因子阳性。关节炎持续的时间可从1个月到数个月不等,但关节对称性不如类风湿关节炎明显。可有关节滑膜肥厚,但无骨侵蚀,可有骨赘及软骨钙化。

(3)假性骨性关节炎伴有反复急性发作:呈慢性关节炎、疼痛时间达数月到数年之久。最常侵犯膝关节,其次才为掌指关节,肩、肘、踝等关节,一般呈两侧对称侵犯,平常无明显的关节肿痛,但可有间歇性的急性发作;骨刺形成,赫伯登结节、布查得结节等表现均与骨关节炎相似,但关节破坏、变形或挛缩一般比较严重。

(4)假性骨性关节炎不伴急性关节炎发作:一般临床表现与3型相似,只是没有急性发作;虽无急性关节炎发作，但关节滑液中亦可找到 CPPD 晶体，大部分 X 线可看见关节软骨钙沉积，也有的看不到关节软骨钙沉积。可有进行性的关节退化与变形。

（5）无症状型：也称为放射学软骨钙化症。即只能在 X 线上看到关节软骨钙沉积而临床上无关节炎的症状，放射学可见点状及线性钙化。与正常人相比，这类患者较易患膝内翻与腕部不适。

（6）假性神经病性关节炎：可发生于没有神经系统异常的患者，患者关节破坏情形严重，与神经病变性关节炎或夏科关节病变相似，易侵犯膝关节。但亦可发生于有神经系统异常，如神经性梅毒患者。

2. 相关疾病

以下疾病与焦磷酸钙沉积病密切相关。

甲状旁腺功能亢进、血色素沉积病、甲状腺功能不全、黄褐病、痛风及高尿酸血症、糖尿病、医源性柯兴病、淀粉样变。

二、治疗

1. 急性关节炎发作时可予非甾体抗炎药，秋水仙碱的效果不如在痛风时好。
2. 可以抽取关节滑液，再行关节内糖皮质激素注射。
3. 最重要的是要避免过度的关节活动，减少关节外伤及不稳定因素。
4. 关节破坏较严重者考虑手术，如人工关节置换术、滑膜切除等关节康复可以增加关节之稳定度。

第三节　碱性磷酸钙结晶沉积病

除痛风、假性痛风以外，羟基磷灰石等碱性磷酸钙结晶也可在关节腔内沉积造成关节炎，称为碱性磷酸钙结晶沉积病。

碱性磷酸钙几乎可沉积在全身所有的关节或肌腱。但肩关节周围的关节滑膜、肌腱、韧带和滑囊组织是最常见的钙化沉积部位，右肩部比左肩部常见，而且约 50％ 的患者双侧同时有沉积现象，活动度越大的关节，越容易发生碱性磷酸钙沉积，发现肩部钙化患者约占 69％，其他依次为髋关节、肘关节、腕和膝关节。

一、诊断

据临床表现、X 线检查及关节液结晶的鉴定来诊断。

（一）临床表现

1. 钙化性关节旁炎症

（1）大多数没有症状，较大的钙沉积会导致急性炎症发作，较小的可自然吸收。

（2）70％ 以上的患者小于 40 岁。

（3）急性者大部分发生在单一关节，常伴有红、肿、热、痛，可持续数周。

（4）X 线发现钙质沉积是最好的诊断依据。

2. 关节内碱性磷酸钙结晶沉积性关节病

（1）常有急性红、肿、痛，与急性痛风极为类似。

（2）扫描电子显微镜可在关节液内找到碱性磷酸钙结晶，关节液内白细胞也明显升高。

（3）碱性磷酸钙结晶与关节破坏的程度有密切关系。

3. Milwaukee 肩／膝综合征

此综合征具有特殊的临床、X 线和关节液表现。

（1）见于受伤、使用过度、先天性肩关节发育不良、神经病变（如颈神经根病变或脊髓空洞症）及长期透析患者。

（2）80％ 为女性患者，且以侵犯肩部为主，伴有盂肱关节退化和显著的肩袖撕裂。

（3）患者平均年龄为 72.5 岁。

（4）发病缓慢，可自 1 年至 10 年。

（5）大多数患者感到轻至中度疼痛，尤其在肩部活动后，少数患者在休息时也会感到剧烈疼痛。

（6）其他症状包括关节活动受限、僵硬和夜间疼痛。

（7）查体可发现关节活动度受限制、不稳定，若将肱骨头推向肩盂，可产生骨摩擦音和疼痛，关节穿刺液常为血性，大约在 30 ～ 40 mL 之间，有时甚至可多到 130 mL。

（8）X 线可发现盂肱关节退化，软组织钙化，肱骨头向上半脱位。

（9）关节造影可发现肩袖撕裂，大部分患者的肱骨头上缘至肩峰上缘的距离小于 2 mm。

（10）常见有喙突、肩峰下表面和肩锁关节损伤，肱骨头、肩峰和锁骨之间常形成假性关节。

（11）大部分的关节液内可找到碱性磷酸钙结晶、颗粒状胶原，还可发现胶原酶和蛋白酶活性增加。

4. 继发性碱性磷酸钙结晶性关节病

（1）继发于其他疾病，如慢性肾功能衰竭、自身免疫疾病（硬皮病、重叠综合征）、神经受损、关节腔内注射、肿瘤等。

（2）碱性磷酸钙结晶可以沉积在其他疾病所造成的关节内，例如退行性关节炎和类风湿关节炎，加速原来的疾病，造成软骨、骨和软组织的严重破坏。

（二）放射学

（1）X 线表现为在关节旁和距离关节较远的地方有均匀但不规则的沉积物，且无骨小梁形成，可与异位性骨化或籽骨鉴别。

（2）沉积物的大小不一，呈圆形、线形或三角形，边缘清楚或不清楚。肌腱沉积物，大多靠近肌腱附着点。

（三）关节液

大量碱性磷酸钙结晶聚集在一起，光学显微镜下可看到发亮的钱币状晶体。

二、诊断思维程序

（一）钙化性肌腱炎和滑囊炎需和下列疾病进行鉴别

1. 转移性钙化

为钙磷代谢异常所致，肾性骨发育不全、甲状旁腺功能低下、维生素 D 过多和类肉瘤病。

2. 钙盐沉积病

钙化现象发生在皮肤或皮下间质组织，但钙的代谢正常，如全身间质性钙盐沉积病、硬皮病、皮肌炎和肿瘤性钙化症。

3. 营养不良性钙化

钙沉积在不能存活的组织，如退化、坏死、肿瘤、炎症、外伤、甚至寄生虫感染的组织。

4. 软组织骨化

常见于外伤性骨化性骨炎、神经损伤、烧伤、软组织肉瘤，手术后伤疤、静脉曲张、甚至进行性骨化性肌炎，骨化物可有骨小梁形成而钙化则无。

5. 二水焦磷酸钙结晶沉积病（CPDD）

此病可见到软骨钙化和肌腱钙化，常较弥漫且呈现长条形，碱性磷酸钙沉积常呈现圆形。

6. 痛风

痛风有时可伴有骨侵蚀现象，而钙化性肌腱炎则无。

（二）关节内碱性磷酸钙结晶沉积病需和下列疾病进行鉴别

1. 退行性关节炎

退行性关节炎的 X 线表现常很轻微，在膝关节，碱性磷酸钙结晶造成的关节侵袭性病变好发部位在外侧胫股或髌股关节部分，且破坏严重。

2. 二水焦磷酸钙结晶沉积病

碱性磷酸钙结晶不会造成软骨钙化，它形成均匀的像云一样的关节内不透明影，可伴有或不伴。有关节囊钙化。但二者都可造成严重的进行性关节退化。

三、治疗

1. 华法林可用来治疗软组织钙化，因其能降低维生素 K 依赖的丫羧基谷氨酸的合成，而后者在组织钙化中起作用。丙磺舒也可应用。

2. 急性期可用非甾体抗炎药和秋水仙碱，关节液抽吸后注射激素。

3. 慢性期可结合物理治疗。

4. 对大量的关节旁结晶沉积，如果保守治疗失败，可进行外科手术移除结晶沉积物。

微信扫码
◆ 临床科研
◆ 医学前沿
◆ 临床资讯
◆ 临床笔记

第八章
血管炎

第一节　大动脉炎

大动脉炎又称高安病，是指主动脉及其分支的慢性进行性炎症引起血管不同部位的狭窄或闭塞，少数患者可出现动脉扩张或动脉瘤。大动脉炎主要累及主动脉、主动脉弓及其分支，升主动脉、腹主动脉、锁骨下动脉、肾动脉、肺动脉等，其中以头臂动脉、肾动脉、胸腹主动脉以及肠系膜上动脉为好发部位。腹主动脉伴肾动脉受累者占绝大多数。本病好发于青年女性，以 10 ~ 30 岁起病较多，平均年龄 22 岁。

一、病因和发病机理

本病病因未明，一般认为与自身免疫有关，虽在某些患者可查到抗大动脉基质抗体，但迄今仍未能获得此类抗体可直接导致大动脉炎的证据。另外本病可能与内分泌异常以及遗传因素等因素亦有相关性。

二、病理和免疫病理

病变血管早期表现为血管外膜和外层的肉芽肿性炎症，逐渐发展至血管全层。可见淋巴细胞、浆细胞、巨噬细胞、组织细胞等浸润，使内外弹力层等正常血管结构破坏，最终使内膜增厚、纤维组织增生，管腔有不同程度狭窄，并常常导致血栓形成。由于中层弹力纤维及平滑肌断裂、坏死，内膜增厚纤维化，中外膜缩窄，引致动脉管腔狭窄和闭塞，在局部血流动力学的影响下病变处可形成动脉扩张，以致形成动脉瘤。

三、临床表现

本病可急性发作，表现为发热、肌痛、关节肿痛、食欲减退、厌食、体重减轻等，部分患者呈隐匿性起病，直至血管狭窄、闭塞才出现症状。临床上根据血管累及的不同部位，分为 4 种类型。

（一）头臂动脉型（主动脉弓综合征）

颈动脉和椎动脉狭窄和闭塞引起头部缺血，出现头痛、眩晕、记忆力减退，咀嚼无力或疼痛，严重者可有反复晕厥，抽搐、失语、偏瘫或昏迷。锁骨下动脉受累导致上肢缺血，可出现单侧或双侧上肢无力、酸痛、麻木、发凉，甚至肌肉萎缩。少数患者可出现锁骨下动脉窃血综合征，可于上肢活动时出现一过性头晕或者晕厥。查体时可以发现颈动脉、肱动脉、桡动脉搏动减弱或消失，约半数患者于颈部或锁骨上窝可听到Ⅱ级以上收缩期血管杂音，少数伴有震颤。

（二）主动脉型或肾动脉型

病变主要在腹主动脉和肾动脉，出现肾性高血压，有头痛、头晕、心悸，下肢出现乏力、发凉、酸痛和间歇性跛行等症状，少数患者可以发生心绞痛或者心肌梗死。高血压为本病最重要的临床表现，尤以舒张压升高，舒张压升高与肾动脉狭窄程度呈正相关。约80%的患者于脐上部可闻及高调的收缩期血管杂音，单侧或双侧肾动脉狭窄可在脐一侧或两侧闻及杂音，但腹部血管杂音并非肾动脉狭窄的特异性体征，未闻及血管杂音，不能除外肾动脉狭窄的可能。上下肢收缩压差：用血压计测压时，正常的下肢动脉收缩压水平较上肢高 2.7 ~ 5.3 kPa（20 ~ 40 mmHg），如果上下肢收缩压差小于 2.7 kPa（20 mmHg），则主动脉系统可能有狭窄存在。

（三）广泛型

具有上述两种类型的特征，病变广泛，部位多发，本型病情一般较重。

（四）肺动脉型

上述 4 种类型均可合并肺动脉受累，尚未发现单纯肺动脉受累者，患者常有肺动脉高压的表现，如心悸，气短，肺动脉办区可闻及收缩期杂音和肺动脉办第二音亢进。

四、实验室及辅助检查

（一）化验室检查

急性期约有 1/3 患者出现轻度贫血、白细胞增高。CRP 增快，ESR 增快。血清抗主动脉抗体阳性，其阳性率可高达 90%，丙种球蛋白升高。ESR 和 CRP 是反映病情活动的重要指标。

（二）胸部 X 线检查

心脏改变：约 1/3 的患者有不同程度的心脏扩大，多为轻度左心室扩大，原因是高血压引起的后负荷增加以及主动脉办关闭不全或冠状动脉病变引起的心肌损害所致。

胸主动脉改变：常为升主动脉或主动脉弓降部的膨隆、扩张、甚至瘤样扩张，降主动脉尤以中下段变细及搏动减弱，是胸降主动脉广泛狭窄的重要指征。

（三）心电图检查

约半数患者为左心室肥厚，高电压。少数患者有 S–T 段改变，重者有心肌梗死改变。极少数患者出现右心室肥厚。

（四）眼底检查

可发现本病眼底特征性改变。这种特征性改变分为 3 期。

1. 血管扩张期，视神经乳头发红，动静脉扩张，血管增生，但虹膜玻璃体正常。
2. 吻合期，瞳孔散大，反应消失，虹膜萎缩，视网膜动静脉吻合形成，周边血管消失。
3. 并发症期，表现为白内障，视网膜出血，剥离等。

（五）血管造影

为明确诊断的最重要检查。可见主动脉及其分支受累部位的血管管腔狭窄或狭窄后扩张，动脉瘤形成，甚至闭塞。

（六）其他

本病还可以出现肺功能异常，动脉超声示主动脉及其分支狭窄，闭塞等，结合临床，均可提示本病存在之可能。

五、诊断要点

（一）诊断线索

对于 10 ~ 40 岁的女性若是出现以下症状，应怀疑本病。

1. 单侧或双侧肢体出现缺血症状，伴有动脉搏动减弱或者消失，血压降低或者测不到。双上肢血压差大于 1.3 kPa（10 mmHg）时应注意本病之可能。

2. 脑动脉缺血症状，单侧或者双侧颈动脉搏动减弱或者消失以及颈部血管杂音者。

3. 近期发生的原因不明的高血压或顽固性高血压。伴有上腹部 2 级以上的无其他病因的高调血管性杂音。

4. 不明原因发热，以低热为主，伴有血管杂音，四肢脉搏有异常改变者。

5. 无脉和眼底血管改变者。

对于出现以上症状患者，应行动脉造影检查，结合临床，以明确诊断。

（二）诊断标准

采用 1990 年美国风湿病学会的分类标准。

1. 发病年龄不超过 40 岁，出现症状或体征时的年龄不足 40 岁。

2. 肢体间歇性跛行，活动时一个或更多肢体出现乏力、不适或症状加重，尤以上肢明显。

3. 肱动脉搏动减弱，一侧或双侧肱动脉搏动减弱。

4. 血压差大于 1.3 kPa（10 mmHg），双侧上臂收缩压差大于 1.3 kPa（10 mmHg）。

5. 锁骨下动脉或主动脉杂音，一侧或双侧锁骨下动脉或腹主动脉闻及杂音。

6. 动脉造影异常，主动脉一级分支或大动脉狭窄或闭塞，病变常为局灶或节段性，且不是由动脉硬化，纤维肌发育不良等原因引起。

符合上述 6 项中的 3 项者可诊断本病。

（三）鉴别诊断

本病主要与先天性主动脉狭窄、动脉粥样硬化、血栓闭塞性脉管炎、白塞病、结节性多动脉炎等疾病鉴别。

1. 肾动脉纤维肌性结构不良

本病好发于女性，病变多累及肾动脉远端及其分支，可呈串珠样改变，以右肾动脉受累多见，但主动脉受累少见。上腹部很少听到血管杂音。没有大动脉炎的典型临床表现。

2. 动脉粥样硬化

本病见于年龄较大的患者，以男性好发，无大动脉炎的临床表现，但是血管造影可出现髂、股动脉以及腹主动脉的粥样硬化的病变，可有管腔狭窄，但本病很少累及腹主动脉的分支。

3. 先天性主动脉瓣狭窄

本病与大动脉炎累及胸降主动脉狭窄所致的高血压易混淆，前者多见于男性，血管杂音位置较高，限于心前区及背部，腹部听不到杂音，全身无炎症活动表现，造影可以显示病变部位狭窄。

4. 血栓性闭塞性脉管炎

为周围血管慢性闭塞性病变，主要累及四肢中小动脉以及静脉，下肢常见，年轻男性多见，多伴有吸烟史，临床表现为肢体缺血，剧烈疼痛以及间歇性跛行，足背动脉搏动减弱或者消失，游走性表浅动脉炎，重症患者可出现下肢溃疡和坏死。本病可形成血栓造成腹主动脉以及肾动脉受累而导致高血压，故需要与大动脉炎所出现的高血压鉴别，必要时可行血管造影，两者可鉴别。

5. 结节性多动脉炎

病变以累及内脏中小动静脉为主，如累及肾动脉可致高血压，两者需鉴别。结节性多动脉炎为系统性、坏死性血管炎，很少累及大血管，结节性多动脉炎常与乙肝病毒感染有关，肾功能损伤明显，血管造影常发现肾脏、肝脏、肠系膜及其他脏器的中小动脉有微小动脉瘤样扩张和节段性狭窄。而大动脉炎与乙肝病毒感染无明确关系，血管造影可见主动脉及其分支受累部位的血管管腔狭窄或狭窄后扩张，动脉瘤形成，甚至管腔闭塞。

六、治疗

（一）一般治疗

注意休息，对于出现血压增高的患者应注意饮食，限盐。

（二）药物治疗

1. 糖皮质激素

急性活动期可用泼尼松 0.5 ～ 1 mg/（kg·d），1 次或分次口服，病情缓解后，维持 3 ～ 4 周后逐渐减量。病情较重者静滴甲泼尼松龙 1 g/d，应用 3 ～ 5 d，当症状减轻，ESR 及 CRP 下降，再改为泼尼松 0.5 ～ 1 mg/（kg·d），症状控制后，逐渐减量至最低有效维持量。

2. 免疫抑制剂

可选用氨甲蝶呤（MTX）10 ～ 20 mg/ 周，或环磷酰胺（CTX）200 ～ 400 mg/ 周治疗，适合于糖皮质激素疗效差，病情反复活动，激素减量的患者，或伴有明显脏器损伤的患者。也可与糖皮质激素合用，提高疗效，减少激素的剂量及不良反应。但长期应用注意白细胞减少、肝肾功能异常等不良反应。雷公藤多甙，具有明确的抗炎以及免疫抑制作用，其抗炎及免疫抑制作用与糖皮质激素作用相似，但是不良反应比糖皮质激素少，对于应用糖皮质激素效果差的患者可选用，如与糖皮质激素合用，则会提高疗效，而且有助于减少激素的不良反应以及用量。一般 30 ～ 60 mg/d，每日 3 次，长期应用注意其不良反应如白细胞减少，肝肾功能的异常，由于该药可以影响生殖系统，育龄期尤其是尚未生育的青年患者应谨慎，避免长期应用，一般不超过 3 个月。另外依木兰、环孢素 A（CsA）等亦可选用。

3. 降压药物治疗

出现高血压的患者，对于单侧肾动脉狭窄，无手术或者扩张术指征的患者可选用 ACEI 类降压药物治疗。但要注意尿蛋白以及肾功能变化。

4. 扩张血管以及改善微循环

应用 706 代血浆，每日 1 次，2 ～ 3 周为 1 疗程，可使血液黏稠度下降，减低红细胞聚集，延长凝血时间。另外亦选用川芎嗪等药物治疗。

5. 抗凝治疗

本病可出现血栓形成，故可应用阿司匹林或潘生丁等药物以防止血栓形成。

（三）外科治疗

外科治疗的目的是缓解高血压，防止肾脏萎缩以及肾衰竭，减少并发症。对单侧或双侧肾动脉狭窄所致的肾性高血压，可行血管重建术。肾动脉成形术：可用于治疗累及肾动脉导致肾动脉狭窄而致肾性高血压的患者。其适应证有以下几种情况。

1. 上肢舒张压大于 12.7 kPa（95 mmHg）。若上肢无脉，则以下肢为主。
2. 单侧或双侧肾动脉主干以及主要分支管径狭窄，而不伴有明显肾萎缩者。
3. 肾动脉狭窄远近端收缩压差大于 4.0 kPa（30 mmHg）或平均压大于 2.7 kPa（20 mmHg）者。
4. 肾静脉肾素比值（RVRR）大于 1.5，健侧肾静脉 / 下腔静脉肾素活性比值（RcCRR）小于 1.3 及健侧肾静脉 / 下腔静脉 / 下腔静脉肾素活性比值（Rc-C/C）小于 0.24 者。
5. 肾动脉无钙化者。患侧肾脏已明显萎缩，肾功能严重受损或肾动脉分支病变广泛者，行肾切除术。

七、预后

主要取决于并发症及高血压的程度，本病属于慢性、进行性血管病变，由于受累动脉的侧支循环非常丰富，大多数患者预后较好，可参加一般工作。据文献报道，无并发症的患者 95% 生存 15 年以上。死亡原因主要是脑出血、肾衰竭、心衰竭、急性心肌梗死、主动脉夹层和假性动脉瘤破裂。

第二节　结节性多动脉炎

结节性多动脉炎（PAN）是一种主要影响中小动脉的坏死性、炎症性疾病，因受累动脉出现炎性渗出及增殖形成节段性结节，故称为结节性多动脉炎。轻者可呈局限性或者自愈，重者进行性加重，甚至死亡。本病全身各组织器官均可受累，以肾脏、皮肤、心脏、神经最为常见。PAN 可以是原发，也可以继发于某些疾病，如类风湿关节炎（RA）、干燥综合征（SS）等。

一、病因和发病机理

本病病因不明确，可能与微生物感染，药物等因素有关。而其中，许多资料表明病毒可能是本病的重要致病因素，如甲肝，乙肝，丙肝，HIV 病毒等与本病的关系均有报道。当病毒等微生物或其他致病因子引起免疫反应，从而形成免疫复合物，沉积于血管壁，导致血管损伤。

二、病理和免疫病理

本病主要累积中小动脉，少数亦可累及细小动脉和静脉。病变主要发生于血管分叉和动脉分支处。

且有局灶性节段性分布的倾向。病变早期主要是内膜水肿，内皮细胞脱落，动脉中层肌纤维肿胀，内膜和中层发生纤维素样坏死。多种炎症细胞浸润，包括嗜中性粒细胞，淋巴细胞以及嗜酸性粒细胞。病变侵及动脉全层，内膜增厚，内弹力层断裂。肌层变性，外膜受累。血管壁正常结构被破坏，造成动脉瘤样扩张，破裂，血栓形成，内膜增厚，血管腔狭窄，闭塞，使组织缺血甚至梗死。病变晚期，出现炎症消退，炎症部位纤维化。

三、临床表现

本病为系统性疾病，病变广泛且临床表现多样性。主要有以下表现。

（一）全身症状

发热，可呈持续性或间歇性，体温可高达 39.0℃以上，也可为低热。常伴有全身不适、乏力、头痛、食欲不振和体重减轻等。

（二）皮肤

20%~30%患者常有皮肤损害，如网状青斑、紫癜、溃疡、远端指（趾）缺血性改变，部分患者伴有雷诺现象，也可出现皮下结节，大小不等，多沿血管分布。皮肤型多动脉炎血管病变多局限于皮肤及皮下组织。极少累及内脏。

（三）关节和肌肉

关节炎和关节痛有时为本病的早期症状，约50%患者出现关节症状，表现常呈非对称性、多发性，无关节畸形，不遗留关节损害，症状可类似 RA，但滑膜检查正常。骨骼肌中小动脉受累，常表现为多发性肌痛和间歇性跛行。

（四）肾脏

大多数患者都伴有不同程度的肾脏损伤。临床上可以出现蛋白尿、血尿及各种管型，也可出现高血压及急性肾衰竭，高血压又加重了肾脏，心脏及脑血管的损害，尿毒症常为本病的死亡原因之一。

（五）神经系统

有时为 PAN 的首发表现，常出现周围神经炎的症状，如感觉异常，麻木、疼痛、四肢末端呈手套或袜套样改变，也可出现运动障碍，四肢均可受累，以多发性单神经炎最为常见。周围神经损伤受累主要表现单神经炎，多发性单神经炎以及多发性神经炎。其中以多发性单神经炎最为常见。约50%患者可出现中枢神经的临床表现，如头痛、精神障碍、偏瘫、癫痫发作、脑出血等，但脊髓受累少见。

（六）消化系统

腹痛最为常见，弥漫性腹痛多见于肠系膜动脉炎引致肠系膜动脉栓塞，出现黑便、血便、不完全肠梗阻等表现，胆囊动脉炎可致急性坏死性胆囊炎，胰腺动脉炎可致坏死性胰腺炎，肝脏受累表现为黄疸、转氨酶升高。

（七）心血管系统

以冠状动脉炎多见，引起心绞痛，甚至心肌梗死，各种心律失常均可出现，主要为室上性心动过速及传导阻滞。

（八）其他

系统受累约80%男性患者附睾以及睾丸受累，但临床症状一般不明显。肺可受累，但少见。眼部可出现中心视网膜阻塞、视盘水肿、虹膜炎、巩膜炎等。

四、实验室及辅助检查

（一）化验室检查

无特异性指标，血常规可出现白细胞总数及中性粒细胞增高，尿常规以蛋白尿，镜下血尿及肉眼血尿常见，亦可出现颗粒管型，细胞管型，蜡样管型。肾功能检查可出现血肌酐升高，肌酐清除率下降。ESR 增快、CRP 升高、RF 阴性或低滴度阳性、冷球蛋白阳性、丙种球蛋白增高，总补体及补体 C_3 下降等，但抗核抗体（ANA）一般阴性。若阳性，一般为低滴度。30%患者出现乙型肝炎病毒抗原或抗体。

（二）病理活检

有重要的诊断意义，皮损部位、睾丸、周围神经、肌组织活检阳性率较高，因本病病变呈节段性分布，应尽可能多部位活检。

（三）血管造影

对诊断帮助很大，常发现肾脏、肝脏，肠系膜及其他脏器的中小动脉有微小动脉瘤样扩张和节段性狭窄。

（四）其他检查

心电图可发现各种心律失常。腹部超声有助于发现肝、胰以及肾脏病变。头颅 CT 有助于对出现神经系统症状患者作出判断。

五、诊断要点

（一）诊断标准

目前尚无统一标准，多采用 1990 年美国风湿病学会关于结节性多动脉炎的分类标准。

1. 体重下降

不低于 4 kg，无节食或其他原因所致。

2. 网状青斑

肢体或躯干皮肤点状或网状青斑。

3. 睾丸疼痛或压痛

并非由感染、创伤或其他因素所致。

4. 肌痛、无力或下肢压痛

弥漫性肌痛（肩带或骨盆带肌除外）或肌无力或下肢肌肉压痛。

5. 单发或多发神经炎

单神经病变或多发单神经病变或多发性神经炎。

6. 舒张压不低于 12.0 kPa（90 mmHg）

舒张压不低于 12.0 kPa（90 mmHg）的高血压。

7. 尿素氮或肌酐升高

并非因脱水或梗阻而致的血尿素氮（BUN）大于 14.3 mmol/L（40 mg/dL）或肌酐（Cr）大于 132.7 μ mol/L（1.5 mg/dL）。

8. 乙型肝炎病毒

血清中存在乙型肝炎病毒抗原或抗体。

9. 动脉造影异常

动脉造影显示内脏动脉瘤或闭塞，并非由动脉硬化、肌纤维发育不良或其他非炎症因素所致。

10. 中小动脉活检

病理示动脉壁有中性粒细胞和单核细胞浸润。

上述 10 条中至少有 3 条，才能诊断 PAN，其敏感性为 82.2％，特异性为 86.6％。

（二）鉴别诊断

1. 继发性结节性多动脉炎

许多疾病如系统性红斑狼疮，类风湿关节炎，干燥综合征及少数毛细胞白血病等均可合并结节性多动脉炎。其血管炎的临床表现以及血管炎的特点与结节性多动脉炎表现相似，但上述疾病各自有各自的疾病特征，故鉴别不难。

2. Churg-Strauss 综合征（CSS）

本病主要受累器官为肺、心、肾、皮肤和外周神经。多数患者外周血嗜酸性粒细胞增多，伴有哮喘或变应性鼻炎。病理表现为组织及血管壁大量的嗜酸性粒细胞浸润，小血管周围多发的肉芽肿形成，节段性纤维素样坏死性血管炎。

3. 韦格纳肉芽肿（WG）

可发生于任何年龄，无性别差异，临床常表现为鼻和鼻窦炎、肺病变和进行性肾衰竭。病理呈以非干酪样坏死性炎性肉芽肿为基础病理，伴有多种炎性细胞浸润以及节段性坏死性血管炎或者肺毛细血管炎。

4. 大动脉炎

绝大多数发生在育龄妇女，主要受累为弹力及肌性大动脉。血管造影可见主动脉及其常见的风湿病分支受累部位的血管管腔狭窄或狭窄后扩张，动脉瘤形成，甚至管腔闭塞。

5. 过敏性紫癜

本病实际属于过敏性血管炎的一种类型，多见于儿童以及青年，多累及皮肤，消化道，肾脏和关节。故临床上可分为皮肤型，腹型，肾型，关节型以及混合型 5 种类型，主要侵犯小动脉，病理可见淋巴细胞浸润，偶尔有肉芽肿形成，可见到 IgA 免疫复合物在受累部位的沉积。

6. 过敏性血管炎

患者常有药物，化学物质过敏史，疫苗接种史以及潜在肿瘤。主要累及皮肤，极少见于内脏损伤以及关节炎。可以出现间质性肾炎，心肌炎，肝炎，主要为细小血管受损，病理可见白细胞裂解以及淋巴细胞浸润，偶尔有肉芽肿形成。临床上要注意与皮肤型的结节性多动脉炎鉴别。

7. 巨细胞动脉炎

本病多见于老年人，头痛为其主要症状，主要累及颞动脉，极少见于其他血管受累，据此可与结节性多动脉炎做鉴别。病理可见动脉受损呈局限性，节段性分布，形成跳跃征象。动脉全层呈坏死性炎症反应，有肉芽肿形成，不含或含数量不等的巨细胞。

8. 其他疾病的鉴别

如恶性肿瘤，败血症，有高血压时应注意与原发性高血压和其他继发的高血压鉴别，肾脏损伤时要注意与肾小球肾炎、肾病综合征等鉴别。

六、治疗

（一）一般治疗

注意休息，去除感染灶，避免应用过敏药物，有原发病则积极治疗原发病。

（二）糖皮质激素

糖皮质激素是治疗 PAN 的首选药物，及早使用可以改善预后，常用泼尼松 1 mg/（kg·d），或琥珀酸氢化可的松 200 ～ 300 mg/d，如临床症状改善，实验室指标好转，治疗 1 个月后减量，减量时应减 5 ～ 10 mg/1 ～ 2 周，当总剂量减至 15 mg 时，应注意减慢速度。较重的患者可用甲泼尼松龙冲击，1 g/d，连用 3 ～ 5 d，停用后按 1 mg/（kg·d）应用，可取得较好的疗效。但治疗期间应注意糖皮质激素的不良反应，如水钠潴留、血压增高、骨质疏松、继发感染、类固醇性糖尿病、低钾血症等。

（三）免疫抑制剂

免疫抑制剂同激素合用可提高疗效，多采用环磷酰胺（CTX），常静脉给药，200 ～ 400 mg/周，或每月 1 000 mg，也可 2 mg/（kg·d）口服。持续应用 1 年至病情缓解逐渐减量，或应用间隔时间延长，但要注意环磷酰胺不良反应，主要为骨髓抑制，出血性膀胱炎，肝功能异常，生殖系统异常，肺间质纤维化，远期致肿瘤等，治疗期间应注意观察不良反应，如每次应用环磷酰胺时白细胞数不低于 3.0×10^9/L。而且应注意药物的不良反应与病情复发之间的鉴别。另外也可选用其他免疫抑制剂如氨甲蝶呤（MTX）、依木兰、环孢素 A（CsA）等，使用期间也要注意其不良反应。

（四）其他控制病情药物

对于上述药物治疗效果差的患者，可选用以下药物或方法亦可获得一定疗效、如静脉注射丙种球蛋白，如病情较重，内脏受累多，可试用血浆置换。

（五）其他相关药物

因病程中常有血栓形成，导致血管栓塞，常加用阿司匹林、潘生丁等抗凝药物。如出现血管狭窄，可应用扩张血管药物。

七、预后

结节性多动脉炎是一种进行性、多系统损害的严重疾病，未经治疗的患者预后差，死亡原因常为肾衰竭、心力衰竭及脑血管意外，高血压可加重心、脑、肾的损害。用激素和免疫抑制剂治疗后，5年生存率已达90%，故尽早诊断、及时治疗可明显改善患者的预后。

第三节　过敏性紫癜

过敏性紫癜（AP）是常见的毛细血管变态反应疾病，主要病理基础为广泛的毛细血管炎，以皮肤紫癜、消化道黏膜出血、关节肿胀疼痛和肾炎等症状为主要临床表现，少数患者还伴有血管神经性水肿。部分患者再次接触过敏原可反复发作。肾脏受累的程度及转归是决定预后的重要因素。过敏性紫癜可发生于任何年龄，以儿童及青少年为多见，尤以学龄前及学龄期儿童发病者多，1岁以内婴儿少见，男性多于女性，约为（2～4）：1。

本病四季均可发病，以春秋季发病居多。过敏性紫癜是常见的出血性疾病，近年来，过敏性紫癜的患病率有增高的趋势，可自愈，但可复发，并有约5%患者死于肾衰竭、中枢神经系统并发症等，严重威胁人们的健康。AP有单纯皮肤型、腹型、肾型、关节型。

一、病因

过敏可由于多种因素引起，但对每一具体病例寻找其确切病因往往有一定的难度。

1. 感染

包括细菌、病毒，特别是寄生虫等最为多见。

2. 食物

如鱼、虾、蛋、乳等蛋白质。

3. 药物

抗生素、磺胺类、解热镇痛剂、镇静止惊药等。

4. 其他

花粉、虫咬、预防接种等都有可能是本病的诱发因素。

二、发病机制

过敏性紫癜属于自身免疫性疾病，由于机体对某些过敏物质发生超敏反应而引起毛细血管的通透性和脆性增高，导致皮下组织、黏膜及内脏器官出血及水肿。本病的病变范围相当广泛，可累及皮肤、关节、胃肠道、肾脏、心脏、胸膜、呼吸器官、中枢神经系统、胰腺、睾丸等。本病存在遗传好发倾向，有关遗传学研究提示：携带HLA-A2、A11、B35基因及HLA-A1、B49、B50基因的缺失可能是过敏性紫癜发病的易感因素。

IgA尤其是IgA1亚类在过敏性紫癜的发病中起着重要作用。近期研究发现，IgA免疫复合物沉积的因素并非单纯由于其分泌水平增高，很大程度是因IgA1的结构存在异常，由于IgA1在铰链区终末端缺乏半乳糖残基，致使异常的IgA1无法被肝细胞去唾液酸糖蛋白受体清除，导致血清中IgA1水平增高并形成IgA1免疫复合物沉积于组织、器官的小血管壁，从而通过激活补体和激发炎症细胞活性导致相应组织、器官的炎性损伤。

另外，调节性T细胞的减少、IL-1受体拮抗剂等细胞因子的分泌紊乱均与过敏性紫癜急性期免疫失衡密切相关。

三、免疫学特征

本病的主要病理变化为血管炎，除毛细血管外，也可累及微动脉和微静脉。皮肤病理变化主要为真皮层微血管和毛细血管周围可见中性粒细胞和嗜酸性粒细胞浸润、浆液及红细胞外渗以致间质水肿。肾脏改变多为局灶性肾小球病变。荧光显微镜检查，肾小球毛细血管有膜性和广泛性增殖性改变。本病皮肤及肾脏病理检查均发现有 IgA 免疫复合物的沉积，且血清 IgA 升高。外周血 CD4$^+$T 细胞、CD8$^+$T 细胞数量，CD4/CD8 比值在急性期均有降低。

四、I 临床表现

多数患者在发病前 1 ~ 3 周有上呼吸道感染史，发病急骤。以皮肤紫癜为首发症状，也可早期表现为不规则发热、乏力、食欲减退、头痛、腹痛及关节疼痛等非特异性表现。紫癜较轻微或缺如，此时往往早期诊断困难。

（一）皮肤症状

皮疹是本病的主要表现。主要分布在负重部位，多见于下肢远端，踝关节周围密集；其次见于臀部；其他部位如上肢，面部也可出现，躯干部罕见。特征性皮疹为高出皮肤，初为小型荨麻疹或粉红色斑丘疹，压之不褪色，即为紫癜。一般 1 ~ 2 周内消退，不留痕迹。

（二）消化道症状

较为常见，约 2/3 患者出现消化道症状。一般出现在皮疹发生 1 周以内。最常见症状为腹痛，可有压痛，但很少有反跳痛。同时伴有呕吐。约有半数患者大便潜血阳性。如果腹痛在皮肤症状之前出现，易误诊为外科急腹症，甚至误行手术治疗。少数患者可并发肠套叠、肠梗阻、肠穿孔及出血性小肠炎，需外科手术治疗。

（三）肾脏表现

约 1/3 患者出现肾脏损害。可为肉眼血尿或显微镜下血尿及蛋白尿，或管型尿。一般于紫癜后 2 ~ 4 周出现，也可出现于皮疹消退后或疾病静止期。病情轻重不等，重症可出现肾衰竭和高血压。

（四）关节症状

大多数患者仅有少数关节疼痛或关节炎。大关节如膝关节、踝关节为最常受累部位，其他关节如腕关节、肘关节及手指也可受累。关节病变常为一过性，多在数日内消失而不留关节畸形。

五、实验室检查

本病无特异性实验室检查。血小板计数正常或升高，这点可以与血小板减少性紫癜相鉴别。出、凝血时间及血块收缩等均正常。部分患者白细胞总数增高达 20.0×10^9/L，伴核左移。血沉可增快，C 反应蛋白及抗链球菌溶血素可呈阳性。抗核抗体及类风湿因子常阴性。约半数患者在急性期时其血清 IgA、IgM 升高。肾脏受累时可出现镜下血尿及肉眼血尿。肾组织活检可确定肾炎病变性质，对治疗和预后的判断有指导意义。活检时可见肾小球系膜组织有 IgA 沉积。系膜上还有备解素、纤维素、补体 C_3 沉积，这些改变与 IgA 肾病的改变相似。皮肤活检有助于疑难病例的诊断。

六、诊断和鉴别诊断

（一）诊断标准（1990 年美国风湿病学会制订的过敏性紫癜诊断标准）

1. 可触性紫癜。
2. 发病年龄不足 20 岁。
3. 急性腹痛。
4. 组织切片显示小静脉和小动脉周围有中性粒细胞浸润。

上述 4 条标准中，符合 2 条或以上者即可诊断为过敏性紫癜。

（二）鉴别诊断

1. 特发性血小板减少性紫癜

根据皮疹形态、分布及血小板数量一般不难鉴别。过敏性紫癜时常伴有血管神经性水肿，而血小板减少性紫癜时则无。

2. 外科急腹症

在皮疹出现以前如出现急性腹痛者，应与急腹症鉴别。过敏性紫癜的腹痛虽较剧烈，但位置不固定，压痛轻，无腹肌紧张和反跳痛，除非出现肠穿孔才有上述情况。出现血便时，需与肠套叠、美克耳憩室作鉴别。过敏性紫癜以腹痛为早期主要症状大多数为年长儿。因此，对儿童时期出现急性腹痛者应考虑过敏性紫癜的可能，需对皮肤、关节及尿液等做全面检查。

3. 细菌感染

如脑膜炎双球菌菌血症、败血症及亚急性细菌性心内膜炎均可出现紫癜样皮疹。这些疾病的紫癜，其中心部位可有坏死。患者一般情况危重，且血培养阳性。

4. 其他

肾脏症状突出时，应与链球菌感染后肾小球肾炎、IgA 肾病等相鉴别。

七、治疗原则

目前尚无特效疗法。

1. 一般治疗

主要采取支持和对症治疗，急性期卧床休息。如有明显感染，应给予有效抗生素。注意寻找和避免接触过敏原。

2. 皮质激素

一般病例无须用皮质激素治疗，因其对皮肤紫癜及肾脏损害者无效，也不影响过敏性紫癜的总病程、复发率、肾脏疾病的预后。本药可缓解症状，对急性期的出血控制有良好的作用。特别适用于一般对症治疗不能控制的消化道症状或关节症状，常用泼尼松每日 1 ～ 2 mg/kg 口服，连用 3 ～ 4 周。

3. 免疫抑制剂

对肾上腺皮质激素应用 4 周仍有紫癜表现，或有肾脏损害、病情迁延者，可考虑改用免疫抑制剂治疗。常用环磷酰胺，每日 1 ～ 2 mg/kg，分 2 次口服。

4. 血小板抑制剂

潘生丁对控制皮肤紫癜，特别是预防紫癜性肾炎有显著效果，也可缓解关节肿痛及腹痛。疗程一般 1 个月左右。

5. 重型病例及腹型过敏性紫癜

除联合应用激素与免疫抑制剂外，还可用 0.5% 普鲁卡因 20 ～ 40 mL 加入 5% 葡萄糖溶液 250 ～ 500 mL 中静脉滴注，每日 1 次，连用 7 日为一个疗程。亦可应用血浆置换，移去血中 IgA 免疫复合物，

八、预后

多数患者预后良好。部分患者可复发，复发间隔时间数周至数月不等。消化道出血重者，如处理恰当，一般可控制。肾脏受损程度是决定预后的关键因素。约有 2% 患者发生终末期肾炎。大多数有轻度肾脏损害者都能逐渐恢复，而有新月体形成的肾小球肾炎患者，80% 以上于 1 年内发展为终末期肾炎。

微信扫码
◆ 临床科研
◆ 医学前沿
◆ 临床资讯
◆ 临床笔记

第九章

自身免疫性肝病

第一节 自身免疫性肝炎

自身免疫性肝炎（autoimmune hepatitis，AIH）是一种以肝脏慢性坏死性炎症为特点的疾病。Waldenstrom 于 1950 年首先描述此病。此病多见于中、青年女性，伴有高丙种球蛋白血症，血清中含有多种自身抗体，肝炎病毒系列标记物则均为阴性，其肝脏的基本病理为肝小叶周围有碎屑坏死，亦可出现桥样坏死，并有明显的淋巴细胞、单核细胞和浆细胞浸润。但无肝内胆小管损伤征象。随着病情的进展，肝内纤维组织增生而发展为肝硬化。如不给予积极的治疗，预后不良。由于部分 AIH 患者可见有狼疮细胞（LE 细胞）。Mackay 曾称此病为狼疮样肝炎，实际上，不论狼疮细胞阳性或阴性的 AIH，其免疫学特点、肝脏病理组织学改变、临床表现、病情的转归等均属相同，另外，为避免与系统性红斑狼疮相混淆，现在对狼疮样肝炎一名已摒弃不用。

一、流行病学

关于自身免疫性肝炎的流行病学资料较少。据国外文献报道，在西欧和北美国家的人群中，AIH 的患病率为 0.1/10 万 ~ 1.2/10 万人。在日本为 0.015/10 万 ~ 0.08/10 万人。我国尚未见有关报道。

二、病因和发病机制

（一）自身免疫功能异常

这是目前比较普遍认同的学说。AIH 患者血清中可以检测出多种自身抗体，血清中多克罗恩了一球蛋白水平显著增高。这些自身免疫现象提示此病的发生与自身免疫功能障碍有密切关系。在正常情况下，机体对自身组织成分具有免疫耐受性，机体内的抑制性 T 细胞具有抑制 B 细胞对自身组织蛋白产生相应抗体的功能。有人将 AIH 患者的 T 淋巴细胞分离出来后，在体外与泼尼松龙孵育，发现它对 B 淋巴细胞的抑制作用明显增强，这种实验研究的结果也提示 T 淋巴细胞调控功能的异常在 AIH 的发病机制中起着一定的作用。当机体免疫耐受性出现障碍，体内的抑制性 T 细胞对细胞失去调控作用，则 B 细胞就对肝细胞核的多种成分、细胞支架、无唾液酸糖蛋白受体、细胞色素 P-450 酶、可溶性肝抗原等自身组织成分产生抗体。这些自身抗体直接对多种肝脏的靶组织发生免疫反应，从而导致肝脏的损伤。但是，患者的免疫耐受性为何会出现障碍、抑制性 T 细胞怎样失去调控？其中的机制仍不清楚。

（二）遗传因素

AIH 有明显的种族倾向。在北美和西欧人群中，AIH 的发病率较高，在中国、日本等亚洲地区的人群中相对较低。在欧洲国家中，比利时的发病率低于英国和北欧。本病患者的家族成员中，AIH 相关的自身抗体的检出率高于对照组。AIH 更有显著的遗传背景。已知 AIH 的易感性与组织相容性抗原（MHC）有比较密切的关系。HLA-B8、HLA-DR3 和 DR52a 以及 HLA-DR4 是 AIH 的危险因子。在英国和美国的白种人 AIH 患者中，HLA-DR3 或 HLA-DR4 者占 84%。在日本患者中，HLA-DR4 的相关危险性最高。Czaja 等检测 101 例确诊为 AIH 的患者，其中 HLA-DR4 者 44 例，占 43.5%；HLA-DR3 者 41 例，占 40.6%；另有 10 例同时有 DR4 和 DR3 阳性，约占 10%。上述 T 淋巴细胞对 B 细胞调控功能异常与 HLA-A1、B8、DR3 单体型亦有明显的连锁。采用能将 DNA 分型的生物技术的研究结果表明，AIH 与 HLA-DR 区域的特殊位点有关。例如，北欧白种人的 AIH-1 型患者中，HLA-DRB1*0301 是主要的危险因子，其次是 HLA-DRB1*0401。在日本 AIH 患者中，以 DRB1*0405、DQA1* 0301、DQB1*0401 的相关性最为显著。在阿根廷和墨西哥的 AIH 患者则分别与 HLA-DRB1*0405 和 0404 相关。据 Strettell 等报道，有 HLA-DRB1*0301、DRB1*0401、DRB3*0101、CW*0701 等位基因者更具有对 AIH 的易感性。

HLA 抗原与 AIH 的临床亚型之间有一定关系。AIH-1 型患者多为 HLA-DR3 和 HLA-DR4 阳性，分别占 50% 和 40% 左右。AIH-2 型患者中，以 HLAB14 和 HLA-DR3 较多见，其中 HLA-B14 阳性率为 25% 左右，而对照组中只有 4% 左右。另外，上面已经提及，AIH 患者伴有抑制性 T 淋巴细胞功能的缺陷。经研究发现，这种抑制性 T 淋巴细胞功能的缺陷与 MHC 基因位点也有连锁关系，即与 HLA-A1、B8、DR3 单体型有明显的相关性。

AIH 患者的 HLA 对其预后也有明显的影响。HLA-B8 的患者，其 AIH 病情常常较重，而且容易复发；HLA-DR3 的患者，治疗效果往往较差；HLA-DR4 的患者，发病年龄较大，病情较轻，对免疫抑制药的疗效较好，并且常常合并有其他自身免疫性疾病。

已知不少疾病的发病机制中均涉及患者的遗传素质。如上所述，AIH 的发生也同样牵连到遗传的因素，患者的遗传因素使其对自身抗原容易产生免疫反应，最终导致肝脏损害。AIH 患者的家族虽然自身抗体的检出率高于对照组，然而，此病患者的家族成员的 AIH 外显率并无明显增高，这表明 AIH 的发病过程中还存在其他促发因素，后者激活遗传因素的外显和表达。

（三）病毒感染

曾有人认为病毒感染可能是促发 AIH 的病因，其依据是：① AIH 的肝组织损伤的病理改变与病毒性慢性活动性肝炎非常相似，往往不易区别。病毒性肝炎患者可以伴发自身免疫性肝炎，尤其是丙型肝炎病毒感染后，患者血清中也常常出现多种自身抗体。②自身免疫性肝炎患者的淋巴细胞内常见有麻疹病毒基因。③有人报道有些肝病毒（如 EB 病毒、巨细胞病毒）感染可以诱发 AIH。不过，病毒感染与 AIH 发病之间的确切关系尚不清楚。并非每例 AIH 患者均存在病毒感染的证据。用多聚酶联反应技术分析，只能发现少数 AIH 患者有 C 型肝炎病毒感染的征象。因此，病毒感染是 AIH 病因的学说还有较多的争议。

（四）药物因素

有些药物作为一种半抗原，进入人体后，与体内组织中的某种蛋白质结合而形成复合物，后者即可成为抗原，与自身组织产生相应的自身抗体而发生自身免疫反应，诱发组织的损伤。已知多种药物，如氟烷、替尼酸、二甲胺四环素、肼屈嗪（肼苯达嗪）、苯巴比妥、苯妥英（苯妥英钠）、卡马西平等可以诱发自身免疫性肝脏损害，其肝组织病理改变类似于慢性活动性肝炎。但是，这些药物诱发的肝损伤患者血清中常常不存在特异性自身抗体，而且许多 AIH 患者并无明确的药物接触史。所以，将药物视为 AIH 的病因，也仅是一种假设。

三、自身免疫性肝炎的亚型分类

根据血清中的自身抗体的不同，现在将 AIH 分为 3 种亚型。不过，这种分型方法的临床意义还有争议。

（一）AIH-1 型

AIH-1 型的特点是血清中的自身抗体主要为：抗核抗体（ANA）和（或）抗平滑肌抗体（SMA），同时可能伴有抗中性粒细胞胞质抗体（pANCA）。此型在 AIH 中最为多见，约占全部 AIH 的 80%。此型患者中，女性占 70%，发病年龄高峰为 16 ~ 30 岁，但是 30 岁以上的患者仍占 50%。大约 48% 的此型患者常伴有其他与自身免疫有一定关系的疾病，如自身免疫性甲状腺炎、滑膜炎、溃疡性结肠炎等。AIH-1 型起病常较缓慢，急性发病者很少见。大约有 25% 的此型患者在确诊时已发展到肝硬化的阶段。

（二）AIH-2 型

AIH-2 型的特点是血清中的自身抗体主要为：抗肝肾微粒体抗体（LKM-1，KLM-3）和抗肝细胞溶质蛋白抗体（LCI）。此型比较少见。在西欧的 AIH 患者中，此型约占 20%，在美国 AIH 患者中，

AIH-2 型很少见，大约只占 4%。亦以女性患者为主。此型患者常伴有糖尿病、白斑病、自身免疫性甲状腺炎、特发性血小板减少性紫癜、溃疡性结肠炎等肝外病变。起病年龄较小，多见于 10 岁左右的儿童。病情发展较快，急性重型肝炎比较多见，容易发展为肝硬化。

（三）AIH-3 型

此型的特点是血清中的自身抗体主要为：抗可溶性肝细胞抗体（SLA）和抗肝胰抗体（LP）。目前认为抗 SLA 抗体和抗 LP 抗体可能是同一种自身抗体，称之为抗 SLA/LP 抗体。当抗 SLA/LP 抗体阳性时，常伴有 ANA、SMA 和抗线粒体抗体，但不伴有抗 LKM-1 抗体。此型的患病率低于 AIH-2 型，大约只有 10%。患者亦以女性为主，占 90% 左右。起病年龄常为 20～40 岁。

在上述三种亚型中，AIH-1 型和 AIH-2 型之间的区别比较显著，除了标记性抗体明显不同，互相很少重叠外，AIH-2 型患者的发病年龄小，病情进展快，发展成肝硬化的机会大，对肾上腺皮质激素的治疗反应不如 AIH-1 型明显。然而，AIH-3 型的争议较多，其主要原因是此型的临床表现、血清中检出的自身抗体谱以及对药物治疗的效果均与 AIH-1 型基本相同。因此有不少学者认为没有必要列出 AIH-3 型。

四、与 AIH 相关的自身抗体

自身免疫性疾病的特点是由于体内免疫反应异常产生多种抗细胞内蛋白和核酸抗原的自身抗体。各种自身免疫性疾病有其特异的自身抗体谱，即所谓标记性抗体。AIH 患者的血清中亦可以检测出多种自身抗体，这些抗体在对发病机制的推测、临床诊断、亚型的分类等方面均有重要的意义。

（一）抗核抗体

ANA 是指直接与细胞核内成分发生免疫反应的一组抗体。细胞核含有 DNA、RNA、组蛋白、非组蛋白、磷脂以及多种酶，因此 ANA 是对这些蛋白质发生免疫反应后所产生的多种抗体的总称，近年来，有些学者将有些抗胞质成分的抗体也列入抗核抗体的范畴之内。迄今，发现具有不同临床意义的抗核抗体已有二十多种。

临床上常用间接免疫荧光法，以鼠肝或 HEp-2 细胞切片做底物来检测 ANA。常见的 ANA 的荧光染色可以分为 5 种不同的型别。①均质型：核质染色均匀一致。②斑点型：核质染色呈斑点状。③周边型：荧光着色在核膜的周围。④核仁型：只有核仁染色。⑤着丝点型：以 HEp-2 细胞为底物进行检测时，在着丝点处散在排列点状染色。其中以斑点型和均质型最为常见，分别约占 38% 和 34%。ANA 荧光染色出现多型性的原因，是由于靶抗原的性质不同所致。

典型的 AIH-1 型患者具有 ANA 和(或)抗平滑肌抗体阳性，而且抗体滴度较高，成人常常超过 1∶160，儿童超过 1∶80。在白种人患者中，单独出现 ANA 阳性率为 15% 左右，同时出现 ANA 和抗平滑肌抗体的阳性率为 49%。不过，ANA 对 AIH 的特异性不高，它也常可以出现于其他自身免疫性肝病（原发性胆汁性肝硬化）和其他结缔组织病（如系统性红斑狼疮）。ANA 的滴度高低往往与血中的 γ-球蛋白水平成正比。

（二）抗平滑肌抗体

抗平滑肌抗体的靶抗原是平滑肌细胞支架的多种成分，如肌动蛋白、肌钙蛋白、原肌球蛋白。有 35%～70% 的 AIH-1 型患者血清中可以测出高滴度的 SMA，常同时伴有 ANA 阳性。文献报道中该抗体的阳性率不同，可能与作者所用的测定技术不同有关。ANA 和 SMA 被认为是 AIH-1 型的标记性抗体，对临床诊断有较大的意义，如果患者 ANA 和 SMA 阳性，而且滴度较高，同时伴有肝功能试验异常，则对 AIH-1 型的诊断十分有利。与 ANA 一样，当免疫抑制药治疗而病情缓解后，SMA 滴度也常常随之降低，甚至消失。

有人用提纯的或重组的肌动蛋白，或用多聚体肌动蛋白作为抗原，以 ELISA 方法检测自身免疫性肝病的血清，发现 AIH-1 型患者含有抗肌动蛋白抗体，而且其特异性很高，只是敏感性较低。肌动蛋白也存在于肝细胞膜和细胞支架内，所以，当肝脏损害时，SMA 也可阳性。大约 70% 的原发性胆汁性肝硬化、少数 A 或 B 型病毒性肝炎，以及少数传染性单核细胞增多症患者亦可以出现低滴度的 SMA。此外，其他风湿病患者也可出现 SMA 阳性，不过，滴度较低，超过 1∶80 者非常少见。

（三）抗肝肾微粒体抗体

LKM 抗体具有多型性特点。1973 年，Rizzetto 等报道用鼠肝和鼠肾做底物，以间接免疫荧光法检测时，发现肝细胞内和肾近端曲管内有荧光反应。他们称此抗体为 LKM-1 抗体，并指出它是 AIH-2 型的标记抗体。1988 和 1991 年间，证实细胞色素 P450 2D6（CYP2D6）是 LKM-1 抗体的靶抗原。CYP2D6 是多种药物在肝内代谢时所必需的酶，大约有 10% 的白种人缺少这种酶，因此这些人对有些药物呈现慢代谢型。所有 LKM-1 抗体阳性的人，均属药物代谢速度正常者。这表明产生 LKM-1 抗体的前提是体内的 CYP2D6 活性正常。这一自身抗体能够识别 CYP2D6 蛋白的 263 和 270 之间部位的抗原决定簇。在体外实验中显示，此抗体能够抑制 CYP2D6 的生物活性和能够激活肝内 T 细胞浸润。95% ~ 100% 的 AIH-2 型患者呈 LKM-1 抗体阳性。另有一种与靶抗原 CYP2C9 起反应的 LKM，称之为 LKM-2 抗体，可出现于有替尼酸诱发的药物性肝炎患者。还有一种 LKM-3 抗体，其靶抗原为内质网中的尿苷 -5' - 葡萄糖苷酰转移酶。有人报道 6% ~ 10% 的慢性 D 型肝炎患者中可以检出这一自身抗体。亦可出现于 LKM-1 和 ANA 阴性的 AIH 患者。

以间接免疫荧光法检测 LKM-1 抗体时须避免与抗线粒体抗体相混淆，后者的荧光一般显示在肾远端曲管，有时易误认为 KLM 抗体，有时报道错误率可高达 27%，误辨率的高低取决于检验者的经验。另外，CYP2D6 与 C 型肝炎病毒和单纯疱疹 I 型病毒有相同的抗原性，因此，C 型病毒性肝炎和单纯疱疹患者亦可能出现 LKM 抗体。

关于 LKM-1 在肝细胞损伤中的作用还不甚明了。有人认为此抗体可能与肝细胞表面直接结合而诱发肝细胞的损害。Lohr 等观察了 T 细胞对 CYP2D6 的反应。他们从 LKM-1 阳性患者的肝活检组织中检出 189 株 T 细胞，发现 85% 的 T 细胞株是 CD4$^+$、CD8$^-$，而且当与含有重组的纯 CYP2D6 孵育时，发现有 5 株 CD4$^+$、CD8$^-$T 细胞出现增殖，而且这种增殖反应依赖于含有自身抗原呈递细胞和 HLA II 型分子。这表明 AIH-2 型患者肝内浸润的 T 细胞中，部分是对 CYP2D6 特异的 Th 细胞。

（四）抗肝细胞溶质蛋白 1 抗体

肝溶质蛋白存在于肝细胞胞质内，其分子质量为 240 ~ 290 ku。在间接免疫荧光法检测时，此抗体只显示于门脉周围的肝细胞胞质中，表明不是所有肝细胞均含有这种靶抗原。近年来，已知这种靶抗原分子是亚胺甲基转移酶环脱氨酶。LC-1 抗体被认为是 AIH-2 型的另一种标记型自身抗体。在 LKM-1 抗体阳性的 AIH-2 型患者中，LC-1 抗体的阳性率约为 50%。在 LC-1 抗体阳性的患者中，70% 左右的患者可以检出 LKM-1 抗体，显示 LC-1 和 LKM-1 抗体之间有密切的关系。LC-1 抗体多出现在年轻患者，患者的血清转氨酶水平往往较高。此抗体的滴度与病情的活动性有一定的关系，经免疫抑制药治疗使病情缓解后，此抗体滴度可以明显下降，甚至消失。丙型肝炎病毒感染与 LKM-1 抗体有一定关系，但与 LC-1 抗体无关，因此对诊断 AIH 而言，抗 LC-1 抗体的特异性优于 LKM-1 抗体。

（五）抗中性粒细胞胞质抗体

ANCA 是一组对中性粒细胞和单核细胞胞质成分所产生的自身抗体。以乙醇固定的中性粒细胞为底物，用间接免疫荧光法检测时，可显示出 2 种不同的图形。一种是荧光反应出现在底物的胞质内，另一种出现在核的周围，前者称之为 cANCA，后者称之为 pANCA。cANCA 的靶抗原主要为蛋白酶 3，pANCA 的靶抗原主要是髓过氧化物酶、弹力酶、乳铁蛋白等。从 AIH-1 型患者中检测的 pANCA 的靶抗原主要为组织蛋白酶 G，少数是乳铁蛋白。除 AIH 外，在韦格纳肉芽肿、原发性硬化性胆管炎、系统性血管炎、溃疡性结肠炎等患者的血清中也可以检出 ANCA，所以，这一自身抗体对 AIH 并不特异。文献报道，未经分型的 AIH 患者中，pANCA 的检出率高低不一，这可能随 AIH 亚型的不同而异。有人认为 pANCA 主要见于 AIH-1 型患者，如 Targan 报道 92% 的 AIH-1 患者血清中有高滴度的 pANCA。另一些学者报道 AIH-1 型患者中，pANCA 阳性率介于 40% ~ 75%，而 AIH-2 型患者则均为阴性。Orth 检测 28 例 AIH-3 型患者，其 pANCA 检出率为 36%。虽然在 AIH 患者可以伴有高滴度的 pANCA，但后者与患者的血清转氨酶和 γ - 球蛋白水平并不平行。有人认为 ANCA 阳性的 AIH 患者，其病情往往较重。

（六）抗肝胰自身抗体和抗可溶性肝细胞抗体

在肝胰组织匀浆上清液中，可以检测出抗肝胰抗体的靶抗原，所以这种抗原是一种可溶性蛋白，其分子质量为 52 ku 或 48 ku。有人分析 111 份 LP 抗体阳性的血清标本，发现其中 86 份的靶抗原分子质量为 52 ku，33 份为 48 ku，另外 2 份兼有 52 ku 和 48 ku。有些 AIH 患者血清中，可含有 SLA 抗体。随后发现 SLA 抗体与 LP 抗体相同的靶抗原起反应，两者可能是同一种抗体，因此现在常合并称之为抗 SLA/LP 抗体。抗 SLA/LP 抗体被认为是 AIH-3 型的标记抗体。用 ELISA 法检测是，大约 75% 的抗 SLA/LP 抗体阳性的患者中，同时伴有 SMA 和 AMA 抗体，但不伴有 ANA 和 LKM-1 抗体。

五、临床表现

自身免疫性肝炎的临床表现与病毒性肝炎比较相似，缺少特异的症状和体征。不过，此病具有以下一些特点。

（一）起病和病程

AIH 常呈慢性迁延性病程。多数患者起病比较缓慢，随着病情的进展，晚期可出现肝硬化和门脉高压症。起病时多无特异性症状，易误诊为其他疾病，等到出现持续性黄疸，并经肝功能和血清自身抗体的检测后，才诊断为本病。部分患者亦可急性起病，大约有 25% 的患者发病时类似急性病毒性肝炎。

（二）性别和年龄

AIH 多见于女性，男女之比为 1 :（4 ~ 6）。此病多见于青少年，50% 的患者年龄为 10 ~ 20 岁。部分患者则发病于绝经期妇女。

（三）主要症状和体征

AIH 患者症状与慢性肝炎相似，常见的症状有乏力、食欲减退、恶心、厌油腻食物、腹胀等。有时可有低热、上腹或肝区疼痛。女性患者月经不调或闭经者比较常见。黄疸比较常见，多为轻度或中度，深度黄疸比较少见。大约有 20% 的患者可以没有黄疸，可伴有肝脾大、蜘蛛痣和肝掌。在进展到肝硬化时，还可出现腹水和下肢水肿。

（四）肝外表现

AIH 患者常伴有肝外的临床表现，这是与病毒性慢性肝炎的不同之处。AIH 患者的肝外表现有以下几方面：①关节疼痛：受累关节多为对称性、游走性，可反复发作，但无关节畸形。②皮损：可有皮疹、皮下出血点或瘀斑，亦可出现毛细血管炎。③血液学改变：常有轻度贫血，亦可有白细胞和血小板减少，其原因可能与脾功能亢进或产生抗白细胞和血小板的自身抗体有关。有些患者可能出现 Coombs 试验阳性的溶血性贫血，但并不多见。少数患者还可伴有嗜酸性粒细胞增多。④胸部病变：可出现胸膜炎、肺不张、肺间质纤维化或纤维性肺泡炎。亦出现肺动静脉瘘或肺动脉高压。⑤肾脏病变：可出现肾小球肾炎和肾小管酸中毒。肾活检组织学检查时，除了显示有轻度肾小球肾炎外，在肾小球内还可见有免疫球蛋白复合物沉积，复合物中含有核糖核蛋白和 IgG。⑥内分泌失调：患者可有类似 Cushing 病体征，如皮肤紫纹、满月脸、痤疮、多毛等，亦可出现慢性淋巴细胞性甲状腺炎、黏液性水肿或甲状腺功能亢进，还可伴有糖尿病。男性患者可以出现乳房增大。女性患者则常有月经不调。⑦ AIH 患者伴有风湿病者并不少见，如干燥综合征、系统性红斑狼疮、类风湿性关节炎等。⑧部分患者可有溃疡性结肠炎。

六、实验室检查

AIH 的实验室检查项目主要包括两方面：①肝功能试验：血清胆红素常轻度或中等度增高，血清转氨酶和 γ - 谷氨酰转肽酶往往升高。γ - 球蛋白明显增高，这是 AIH 的特点之一。②免疫血清学检查：AIH 患者的血清中可以测出多种自身抗体，这是本病的特征性的临床表现，也是诊断的主要依据。有关与 AIH 相关的自身抗体前面已经阐述，这里不再重复。

七、AIH 的诊断标准

AIH 缺乏特异性的临床表现。除了自身抗体外，肝功能试验和其他实验室检查项目也并不特异。所以，AIH 的诊断依赖于各种临床征象，包括肝功能试验和自身抗体在内的各种实验室检查，必要时加以肝活检病理检查等多种指标，在多方面综合分析的基础上，并排除病毒性肝炎或其他病因所致的肝病，才能做出确切的诊断。

1992年,在英国Brighton召开的国际肝病研究协会年会上,制定了AIH的诊断标准和诊断评分标准(表9-1及表9-2)。概括起来,AIH的临床特征及其诊断要点是:①多见于女性。②多数患者的起病比较隐袭缓慢。③血清γ-球蛋白水平显著增高,以IgG为主。④血清转氨酶轻度或中等度增高。⑤血清中可检测出滴度较高的ANA、SMA、LKM、SLP/LP等自身抗体。⑥病毒性肝炎的标记物均为阴性。⑦肝组织病理检查显示慢性活动性肝炎的组织学改变,如汇管区碎屑样坏死或小叶中央区与汇管区之间的桥样坏死,伴有明显的淋巴细胞和浆细胞浸润。无胆管损伤。⑧排除其他原因导致的肝病,如病毒性肝炎、原发性胆汁性肝硬化、原发性硬化性胆管炎、药物对肝脏的损害、肝豆状核变性(wilson病)、酒精性肝病、其他自身免疫性疾病等。⑨无酗酒,新近没有用过肝毒性药物。⑩对肾上腺皮质激素或免疫抑制药物治疗有效。

表9-1 AIH的诊断标准

项目	确诊	可能
肝组织学检查	中等或重度活动的慢性活动性肝炎,伴有碎片样坏死,有或没有小叶性肝炎,或中央门脉区桥样坏死,无胆管损害、肉芽肿、铜沉积或其他原因所致的任何肝病	与"确诊"相同
血清生化检查	血清转氨酶异常,碱性磷酸酶无显著增高,α_1-抗胰蛋白酶、铜和铜蓝蛋白含量均正常	与"确诊"相同。如血清铜和铜蓝蛋白含量增高,但无Kayer Fleischer环经D青霉胺治后尿内铜排出量无明显增多
血清免疫球蛋白	球蛋白总量、γ-球蛋白或免疫球蛋白浓度比正常值增高1.5倍以上	球蛋白总量、γ-球蛋白或免疫球蛋白浓度比正常值增高
血清自身抗体	以鼠组织切片为底物用间接免疫荧光法检测ANA、SMA或LKM-1自身抗体滴度:成人>1:80;儿童>1:20	ANA、SMA或LKM-1自身抗体滴度:成人>1:40;儿童>1:10,SMA>1:20以上。如果患者的ANA、SMA或LKM-1阴性,但其他确认的肝自身抗体阳性,则也可包括在内
病毒标记物	甲型肝炎抗体IgM、HBsAg、HBc抗体、丙型肝炎抗体以及其他嗜肝病毒(巨细胞病毒、EB病毒)指标均阴性。无输血和血制品历史	与"确诊"相同。在确诊甲型肝炎之前,允许甲型肝炎抗体阳性
其他病因因素	每日酒精消耗量:男性少于35g,女性少于25g。最近没有用过肝毒性药物	每日酒精消耗量:男性少于50g,女性少于40g。最近没有用过肝毒性药物。如非确知在戒酒或停用肝毒性药物后,肝损害仍继续存在,否则患者的酒精消耗量可以大于上述限量

表9-2 AIH的诊断评分标准

项目		评分
性别	男	0
	女	+2
血清生化检查:碱性磷酸酶与丙氨酸转氨酶的比值	>3.0	-2
	<3.0	+2
血清球蛋白总量、γ球蛋白、IgG高于正常值得倍数	1.5~2.0	+2
	1.0~1.5	+1
	<1.0	0
自身抗体滴度:(以鼠组织为底物的免疫荧光法)	>1:80	+3

项目		评分
成人 :ANA、SMA 或 LKM-1	1 : 80	+ 2
	1 : 40	+ 1
	< 1 : 40	0
	> 1 : 20	+ 3
儿童 ANA 或 LKM-1	1 : 10 或 1 : 20	+ 2
	< 1 : 10	0
儿童 SMA	> 1 : 20	+ 3
	1 : 20	+ 2
	< 1 : 20	0
抗线粒体抗体	阳性	−2
	阴性	0
肝炎病毒指标	抗 HAV IgM、HBsAg 或抗 HBcIgM 阳性	−3
	抗 HCV(ELISA 或 RIBA 法) 阳性	−2
	抗 HCV(PCR 法) 或 HCV RNA 阳性	−3
	其他病毒活动性感染	−3
	上述检查均阴性	+ 3
近期用过肝毒性药物或接受过血制品	有	−2
	无	−1
性别	男	0
	女	+ 2
饮酒量	男 < 35 g，女 < 25 g	+ 2
	男 35 ~ 50 g，女 25 ~ 40 g	0
	男 50 ~ 80 g，女 40 ~ 60 g	−2
	男 > 80 g，女 > 60 g	−1
遗传因素	患者或其第一代亲属患有自身免疫性疾病	+ 1

　　上述积分在治疗前超过 15 分或治疗后超过 17 分者可以确诊为 AIH。治疗前为 10 ~ 15 分或治疗后为 12 ~ 17 分者可能是 AIH。

　　1992 年 Brighton 国际肝病会议上制定的 AIH 诊断标准经大家在临床实践中应用后，普遍认为内容比较完善，有实用价值。1999 年，国际自身免疫性肝炎组将 1992 年制定的 AIH 诊断标准和诊断评分作了评估和修改。他们对将近 1 000 例患者的临床资料进行了分析，显示 Brighton 诊断评分标准的准确性为 89.8%，敏感性为 98.0%。与以往的认识相同，AIH 患者的临床表现、血清生化检验和肝病理组织学检查结果均缺乏特异性。70% ~ 80% 的 AIH 患者伴有滴度高于 1 : 40 以上的 ANA 或 SMA，或兼有两种自身抗体，3% ~ 4% 的患者（主要是年轻女性）伴有抗 LKM-1 自身抗体，这 3 种自身抗体阴性者约占 20%。

　　近年来的文献资料显示，pANCA 虽常见于原发性胆汁性肝硬化的患者，然而在 AIH 患者中的阳性率可高达 90%。对于 ANA、SMA 和抗 LKM-1 自身抗体阴性的患者诊断为 AIH 的难度较大，其诊断依据主要是肝生化检验、以 IgG 为主的 γ - 球蛋白明显增高、肝病理组织学的典型改变、患者或其亲属伴有其他自身免疫性疾病以及相关的 HLA 型、仔细排除其他原因所致的肝病、检测其他相关的自身抗体，如抗

ASGP-R、SLA、LCI、LP、pANCA 等抗体。

虽然 AIH 没有特异性的肝病理组织学改变，但是肝穿刺活检仍是一项重要的检查。另外，肝病理组织学检查亦有助于确定病程是否发展到肝硬化的阶段。

患者对肾上腺皮质激素或其他免疫抑制药的治疗反应有助于 AIH 的诊断。但是，对免疫抑制药治疗无明显效果的患者，不应轻易排除 AIH 的诊断。

八、鉴别诊断

AIH 应与下列其他原因引起的慢性肝病相鉴别。首先，应与慢性病毒性肝炎，尤其是 B 型和 C 型肝炎区别开来。检测各种肝炎病毒指标是重要的鉴别依据。文献报道有些 AIH 患者同时合并有病毒性肝炎，但是非常少见。C 型肝炎患者伴有自身抗体时，抗体滴度往往较低。病毒性肝炎对免疫抑制药治疗常无明显效果。AIH 常与其他自身免疫性疾病合并存在，有些自身免疫性疾病如系统性红斑狼疮、干燥综合征、原发性胆汁性肝硬化、原发性硬化性胆管炎也可以出现 ANA、SMA 等自身抗体，所以应该注意鉴别。这些自身免疫性疾病各有其不同的临床表现，仔细地分析不难与 AIH 鉴别。有些患者可能同时具有 AIH 和另一种自身免疫性疾病的临床表现，这须考虑两病同时存在，即所谓重叠综合征。有些代谢异常性疾病如肝豆状核变性、血色病伴有明显的肝组织损伤，通过它们不同的临床表现及一些特殊的实验室检查，鉴别诊断不是十分困难，例如，肝豆状核变性患者伴有神经系统症状和体征，眼角膜边缘有 Kayser-Fleischer 环，血清铜和铜蓝蛋白降低，尿铜排出量增多。血色病患者常有肝硬化、糖尿病，血清铁的含量增高。酒精性肝病和药物性肝病可以通过仔细的病史询问、血清自身抗体的检查，可以与 AIH 相鉴别。

九、治疗

如果对 AIH 的病情没有加以及时的控制，则预后较差，严重时可以危及患者的生命。通过及时和有效的治疗对于改善患者的预后十分重要，可以减轻症状、改善肝功能和延长患者的生命。治疗的基本目的是迅速缓解病情和使患者处于持续的缓解期。目前治疗 AIH 的措施中除了生活调理外，药物方面主要是肾上腺皮质激素和免疫抑制药。同其他自身免疫性疾病一样，迄今，AIH 还没有可以根治的特效疗法。不论肾上腺皮质激素或其他免疫抑制药只能缓解病情，停药后或在治疗过程中，病情可能复发。有部分患者对目前常用的药物不能发生明显的效果，这主要因为 AIH 的病因和发病机制仍不完全明了，因此尚不能从产生疾病的根本原因上来加以阻断和清除。

（一）一般治疗

常用的一般治疗适当限制体力活动和休息；忌烟酒；吃低脂、高蛋白和含维生素丰富的膳食；避免使用对肝脏有损害的药物。

（二）肾上腺皮质激素

常用的制剂是泼尼松或泼尼松龙，主要用于病情较重的患者。肾上腺皮质激素对 AIH 有良好的疗效，用药后，临床症状常可明显减轻，肝功能好转，远期预后得到显著改善。例如，Cook 等于 1971 年总结报道 22 例 AIH 患者经肾上腺皮质激素治疗后，只有 3 例死亡，病死率为 13.6%，而 27 例对照组患者中，病死者 15 例，病死率高达 55.6%，两组有非常显著的差别。

多数患者经肾上腺皮质激素治疗后，除了临床症状减轻，肝功能化验指标好转外，肝脏的病理组织学也会有不同程度的改善，不过，多数学者追随观察的结果显示，最终发展为肝硬化的概率并无明显降低。

肾上腺皮质激素的常用剂量为每天口服泼尼松或泼尼松龙 40 ~ 60 mg，疗程宜长，待临床症状和肝功能生化指标改善，病情获得缓解后，剂量可以减少，但减量必须要慢，过早减量或停药，病情容易再次加重和复发。初始剂量的大小、什么时候开始减量以及维持疗程的长短需视病情的轻重而定，一般需服用 1 年或更长时间。何时可以停药是一个比较困难的问题，多数学者主张以小剂量、长时期维持为宜，最好能有治疗前后肝活检病理组织学的比较结果，肝组织学证实病情缓解后开始逐渐缓慢地减小剂量。停药后必须定期随诊，观察肝功能化验的变化。AIH 的复发率较高，一旦出现复发的征象时，可以再次使用肾上腺皮质激素。多次复发者容易进展为肝硬化或肝功能衰竭，预后更差。

如果单用肾上腺皮质激素治疗不能使病情缓解，则可以考虑与硫唑嘌呤等免疫抑制药联合治疗。患者最好选用泼尼松龙，因为口服泼尼松后，需在肝内转化为泼尼松龙后才能发挥治疗作用，当肝功能受损的患者，这种转化作用可能存在障碍。肾上腺皮质激素的不良反应有满月脸、痤疮、多毛、骨质疏松、体重增加、血压增高、诱发糖尿病、容易继发感染等。近年来，常用名为布地奈德的肾上腺皮质激素，这是一种合成的肾上腺皮质激素，它不含卤素，具有极高的肝脏首关代谢效应，所以，其不良反应明显小于通常采用的肾上腺皮质激素。此药最初应用于支气管哮喘的治疗，Danielson 等于 1994 年报道，13 例 AIH 患者每天口服布地奈德 6 ～ 8 mg，疗程超过 9 个月后血清转氨酶下降至正常水平，没有明显的不良反应。Manns 等报道，布地奈德治疗 AIH 也有疗效，但是对已有肝硬化和门腔静脉吻合术后的患者其疗效并不优于泼尼松龙。布地奈德的优点是在长期治疗中的不良反应小于通常所用的肾上腺皮质激素。目前，我国市场上只有用于治疗支气管哮喘的喷雾剂，尚无口服制剂供应。

（三）硫唑嘌呤

硫唑嘌呤，又名依木兰，是一种嘌呤类衍生物，在体内分解为 6- 巯基嘌呤，后者对嘌呤能起拮抗作用。免疫活性细胞在抗原刺激后的增殖期时需要嘌呤类物质，如果嘌呤受到抑制时，则能抑制 DNA 的合成而影响淋巴细胞的增殖，从而阻碍了对抗原敏感的淋巴细胞转化为免疫母细胞。因此，硫唑嘌呤可以发挥免疫抑制的药理效应。单用硫唑嘌呤治疗 AIH 的疗效较差，通常在肾上腺皮质激素治疗中因疗效不理想、肾上腺皮质激素的不良反应较大或经肾上腺皮质激素治疗后病情已趋缓解，外加硫唑嘌呤联合治疗。常用剂量为每日泼尼松龙 30 ～ 40 mg 和硫唑嘌呤 75 ～ 100 mg。

硫唑嘌呤的不良反应主要是抑制骨髓的增生，大剂量和长疗程应用时必须重视，应该观察血象的变化。此外，也可以出现黏膜溃疡、恶心、食欲减退、脱发等不良反应。

（四）环孢素

20 世纪中期，Sandos 药厂从两种土壤里的真菌中提取出多种环化多肽，称之为环孢素 A、C、G 等。1972 年，Borel 首先发现它们对细胞免疫和体液免疫功能都有抑制作用。不久就作为免疫抑制药应用于器官移植和治疗多种自身免疫性疾病。环孢素是一种由 11 个氨基酸组成的环化多肽，有显著的免疫抑制作用，主要作用于免疫反应的诱导期。此药进入细胞后，与胞质内的亲环孢素蛋白结合形成复合物，后者可作用于细胞内的一种含丝氨酸 – 苏氨酸异构体的磷酯酶，钙调磷酸素。环孢素通作用于对磷酯酶 – 钙调磷酸素，可以抑制 IL-2、IL-3、IL-4、TNF-α、IFN-7 等细胞因子的产生和释放，也可抑制 IL-2R 的表达，从而影响 T 细胞在抗原刺激下的分化、增殖和细胞介导的免疫反应。在 AIH 的治疗中，环孢素的常用剂量为口服 2 ～ 4 mg/（kg·d），一般成人患者口服 200 mg/d。有人报道，应用环孢素治疗 AIH 有较好的效果，临床症状和肝病理组织学均可明显改善。从现有的文献报道来看，环孢素主要应用于儿童 AIH 患者，以避免因长期服用肾上腺皮质激素而影响患儿的发育。环孢素的不良反应主要包括对肾脏的损害、胃肠道反应、血压增高、肝脏损害、风疹等，其中肾脏受损是环孢素的最突出的不良反应。由于应用于自身免疫性疾病的环孢素剂量远比用于器官移植前后的剂量要小，因此，出现不良反应的程度较轻。从已报道的临床资料显示，AIH 患者在接受环孢素治疗时的耐受性较好，很少有因不良反应而须终止治疗者。

（五）他克莫司

他克莫司，又名普乐可复或 FK506，是一种从土壤链霉菌中提取出的属于大环内酯抗生素，其药理作用机制是可以抑制 T 细胞的活化以及 T 辅助细胞依赖型 B 细胞的增生，也可抑制 IL-2、IL-3 和 γ - 干扰素等淋巴因子的生成和 LH-2R 的表达。在体外和体内的实验研究结果表明，此药具有显著的免疫抑制作用。有人报道口服他克莫司 3 mg，每日 2 次，疗程 1 年，临床症状和肝功能均有改善。不过，此药治疗 AIH 方面尚缺少大规模的临床验证，其应用前景还不能做出确切的评价。

（六）熊去氧胆酸

熊去氧胆酸是亲水性的胆汁酸，可从肝细胞置换疏水的胆汁酸，促进胆汁分泌和减少胆汁酸在回肠内的再吸收，并可改变 HLA-1 类抗原在肝细胞表面的表达和抑制免疫球蛋白的产生。胆汁淤滞明显的 AIH 患者可以试用。不过，疗效并不非常肯定。有人认为每天口服此药 600 mg 可以减轻黄疸和降低血清转氨酶水平。但也有人观察并无明显疗效。

（七）肝移植

经药物治疗无效、病程进入晚期的患者，可以考虑肝移植治疗。欧洲的文献报道，有4％的AIH患者接受肝移植治疗，他们5年生存率为92％，AIH的复发率为11％～35％，肝移植手术后，AIH仍会复发，所以必须继续应用免疫抑制药治疗，以降低AIH的复发率，自身抗体持续阳性与AIH复发无明确的关系。

第二节　原发性硬化性胆管炎

原发性硬化性胆管炎（primary sclerosing cholangitis，PSC）是一种病因尚不清楚的、肝内和肝外胆管慢性进行性弥漫性炎症、纤维化以及胆管狭窄或闭塞而引起的慢性胆汁淤滞综合征。它起病缓慢，逐渐加重，最终导致胆汁性肝硬化和门脉高压症，患者常因门脉高压症的并发症或肝功能衰竭而死亡。

虽然早在1924年，Delbet已经报道过PSC，但是，在1970年之前的英文文献中所报道的病例数只有40例。所以，以往人们一直认为此病非常少见。随着发现PSC与溃疡性结肠炎之间有密切的关系，人们开始重视对溃疡性结肠炎患者进行肝功能和胆管系统的检查，尤其自从1974年起开展了逆行胰胆管造影，经皮穿刺胆管造影技术亦逐渐应用于临床，对胆管疾病的诊断水平有了显著的提高，PSC的病例报告及其相关的研究报道日益增多，提示此病并非罕见，随着病例的不断增多，人们对此病的认识也逐渐加深。

引起胆管硬化性炎症的原因很多，本文所述的是指病因尚不明了的原发性硬化性胆管炎，继发于胆管手术、胆石症、先天性胆管异常、胆管缺血性损害、获得性免疫缺陷综合征（艾滋病）伴随的胆管病变等各种原因而导致的继发性胆管硬化性病变不属于此文范围之内。

一、流行病学

近30年来由于胆管的检查技术不断改善，通过逆行胰胆管造影可以清楚观察胆管的形态，使胆管疾病的诊断准确性有了明显的提高，因此，PSC病例逐渐增多，例如，美国Mayo Clinic开展逆行胰胆管造影检查后，每年所发现的PSC病例比过去增多了1倍。不过直到现在，有关PSC在人群中的患病率仍不十分清楚。已知PSC患者容易并发非特异性溃疡性结肠炎。据美国学者分析，美国的溃疡性结肠炎患病率为40/10万～220/10万人，有2.5％～7.5％的溃疡性结肠炎患者合并或将会并发PSC，据此资料计算美国人群中的PSC患病率可能为1/10万～6/10万人。在斯堪的纳维亚国家中，溃疡性结肠炎的患病率为170/10万人，有3.7％的溃疡性结肠炎患者并发有PSC，因此估计PSC的患病率大约为6/10万人。西班牙调查一地区的PSC患病率资料显示，在1984年时为0.078/10万人，1988年时则为0.224/10万人，提示欧洲南部国家的PSC患病率低于北部国家。从溃疡性结肠炎的流行病学资料来间接推算PSC的患病率不一定符合实际情况，因为有溃疡性结肠炎的患者并不都接受胆管造影检查，有些病情较轻的PSC患者可能被遗漏，另外，大约有20％的PSC患者并不合并有溃疡性结肠炎。至于我国还没有关于PSC流行病学的调查资料。PSC可以发生于任何种族和各年龄的人，但多见于青、中年男性。文献报道的病例中，确诊时的年龄在32～42岁，男性患者占60％左右。

二、病因和发病机制

PSC的病因尚不明了，不过已提出多种假说，现将文献中提出的有关学说陈述如下。

（一）毒性物质

甲醛、聚氯乙烯、四氯化碳或抗肿瘤的化学药物与胆管接触后，可以引起胆管的弥漫性损伤，其病理改变与PSC相近似，所以有人认为PSC的发病或许与胆管暴露于某些毒性物质有关，但是均未证实。由于PSC与溃疡性结肠炎的关系非常密切，后者的肠道黏膜有损伤，因此，有些学者假设肠道内经细菌作用所产生的物质通过损伤的肠黏膜吸收进入门静脉而损伤肝内胆管。有人通过动物实验发现，大鼠直肠内灌注乙酸损伤其直肠黏膜后，再在直肠腔内注入含有甲基酰的肽类物质，后者经细菌作用而分解的物质进入门静脉，在肝汇管区可以出现炎症病变。同样，给兔的门静脉内注射杀死的大肠杆菌后，其肝组织所产生的病变与 PSC 患者的肝脏病理改变非常相似。但是，这些动物实验模型中，较大的胆管均无损伤，所以这种毒性物质引起 PSC 的假设不能完全可信。进入肠道内的胆酸经细菌作用后产生石胆酸，后者对肝细胞和胆管上皮有毒性作用。因此有人推测，PSC 的发病或许与这类毒性胆酸经过门静脉，引起胆管损伤。但是这一假设不能被证实。PSC 患者几乎都伴有铜的代谢异常，因此有人提出 PSC 的发病可能与此有关。但是，应用 D 青霉胺驱铜治疗时，虽然尿铜排出量增加，而不能阻断 PSC 病情的进展。所以，多数学者认为 PSC 患者的铜代谢异常是由于胆汁淤滞的结果，而不是 PSC 的病因。

（二）微生物感染

有些学者认为 PSC 与细菌感染有关。细菌通过有损伤的肠道黏膜进入门静脉后损害胆管，使胆管系统呈现慢性炎症和纤维化。或者细菌沿肝外胆管或从胆管周围的淋巴管扩散到胆管内，导致胆管系统损伤而出现胆管炎症和纤维化。然而，多数 PSC 患者的门静脉血或胆汁中不能培养出细菌，所以这种细菌感染学说没有得到证实。有些病毒如巨细胞病毒、风疹病毒或 3 型呼肠病毒对胆管上皮具有趋化性。在小鼠动物实验中可以制造出阻塞性胆总管炎的模型，可使新生小鼠出现胆管闭塞。所以，有些学者认为 PSC 的发病可能与病毒感染有关。但是，这些病毒感染所致的胆管病变的病理组织学改变与 PSC 不同。所以至今尚无明确的依据说明病毒感染与 PSC 发病的关系。新型隐球菌感染也可以引起硬化性胆管炎的病变，然而这与 PSC 之间亦无确凿的证据。

（三）遗传因素

有两方面的现象表明 PSC 的发病具有遗传因素。第一，PSC 有家族聚集现象，文献报道 PSC 患者的家族中，PSC 的患病率高于对照组。第二，PSC 与人白细胞抗原有一定相关性，患者中以 HLA-B8 和 HLA-DR3 较多。PSC 患者中，HLA-B8 的检出率为 60% 左右，而正常人对照组中只有 25%。文献报道 12 例 PSC 患者中，9 例是 HLA-DR3，检出率高达 75%，其中 8 例患者同时为 HLA-B8。所以，HLA-B8 和 HLA-DR3 可能是诱发 PSC 的危险因子。已知 HLA-B8 和 HLA-DR3 与胰岛素依赖型糖尿病、乳糜泻、重症肌无力、慢性活动性肝炎、甲状腺毒症、系统性硬化等与自身免疫功能障碍相关的疾病也有一定的联系，而这些疾病也可与 PSC 同时存在，提示 PSC 的发病机制中涉及免疫功能异常和遗传因素。在伴有 HLA-DR4 的 PSC 患者中，其病情进展较快。

（四）免疫功能异常

现在不少学者认为 PSC 是一种自身免疫性疾病，此病患者伴有体液免疫和细胞免疫异常现象。在体液免疫方面，主要表现在患者血清免疫球蛋白常常增高，在胆汁中含有较高水平的 IgM。PSC 患者的血清中常出现抗平滑肌抗体（SMA）和抗核抗体（ANA），不少患者还伴有抗中性粒细胞抗体（ANCA）阳性。不过，PSC 患者中这些自身抗体的检出率并不很高。例如，挪威学者 Boberg 等的检出结果显示，PSC 患者的 AMA 的阳性率为 0，SMA 和 ANA 的阳性率分别为 8% 和 38%。英国学者 Chapman 等于 1986 年报道，62.5% 的 PSC 合并溃疡性结肠炎患者血清中可以检出抗结肠自身抗体，而单纯溃疡性结肠炎患者的抗结肠抗体的检出率只有 17%。Das 等应用单克隆抗体检测技术发现 PSC 患者的肝外胆管上皮和结肠黏膜具有共同的抗原决定簇。在 2/3 患者的血清中可以测出针对这种抗原的抗体，而原发性胆汁性肝硬化、继发性胆管狭窄和酒精性肝硬化患者中不含有这种抗体。文献报道，80% 的 PSC 患者的血液中含有免疫复合体，有些患者的胆汁中也可检出免疫复合体，不过这种免疫复合体的抗原和抗体成分还不清楚。

在细胞免疫方面，PSC 患者的 T 细胞数量常常减少，减少的 T 细胞主要是抑制性 T 细胞 CD8，因而患者的血液循环中 CD4 与 CD8 的比例增大，在伴有肝硬化的 PSC 患者中，这种比例增高更为明显。有人报道 PSC 患者的 B 细胞数量多于对照组，B 细胞增多的原因可能由于抑制性 T 细胞减少而促使 B 细胞增殖。B 细胞增多的意义虽还不能明确，但是至少可以解释 PSC 患者免疫球蛋白含量增高的部分原因。总体来说，PSC 的病因和发病机制还不清楚，近年来的研究提示可能与遗传和机体免疫功能异常有关。

三、病理

PSC 患者的肝内外大小胆管均可受累，被累及的胆管明显增厚、僵硬，管腔狭窄，触之犹如绳索状。胆管可以呈弥漫性损害，亦常呈节段性损伤。受累的胆管围绕管壁的纤维组织增生，形成洋葱皮样的纤维化，胆管上皮进行性萎缩，导致管腔明显狭窄或闭塞。在狭窄段之间的胆管则常常扩张。胆管节段状狭窄与胆管扩张交替出现，在胆管造影时呈现不规则的串珠样改变，肝内胆管出现枯树枝状变化。病理组织学显示，胆管呈慢性炎症反应及纤维化，炎症由淋巴细胞、浆细胞以及嗜酸性粒细胞浸润。胆囊亦可与胆管相似的纤维增生和炎性反应，胆囊壁增厚，常有单核细胞浸润。病程早期时，肝脏可以增大，随后由于胆汁淤滞，染有胆汁，最终发展为继发性胆汁性肝硬化。

四、临床表现

PSC 发病多较隐袭，不易确定起病的时间，病情进展缓慢，有少数患者的发病可能比较急骤。此病可以发生在各种年龄，但多见于 25 ~ 45 岁。以男性患者多见，男女之比为 2∶1。PSC 患者的临床表现不一，变异较大，主要与病情的轻重和病程的早晚有关。文献报道有 15% ~ 44% 的患者可以无明显不适，这些无明显临床症状的患者一般情况较好，只是在胆管造影、肝功能试验和肝组织检查时显示有异常征象。没有明显临床症状的患者多因伴有溃疡性结肠炎而进行逆行胰胆管造影检查时被发现患有 PSC，这类患者追随观察数年可以持续没有明显的症状。

有临床症状的患者中，其症状可以自行缓解或加重，常见的症状有：①乏力、食欲减退、体重减轻。②胆汁淤滞，显示慢性梗阻性黄疸，伴有皮肤瘙痒。文献报道，有黄疸者占 51% ~ 72%，有皮肤瘙痒者占 28% ~ 69%。③部分患者可有右上腹部疼痛，多数为隐痛，少数患者亦可急性上腹疼痛。④有些患者可以间隙发热，以低热或中度发热较为常见。有的患者可以出现急性胆管感染的临床表现，不过，这类患者既往多有胆管手术的病史。⑤发生继发性胆汁性肝硬化时，患者一般情况较差，出现门脉高压症的各种临床表现。有人报道，大约有 17% 的无症状患者和 50% 的有症状患者在确诊时已有肝硬化的征象。⑥PSC 容易合并溃疡性结肠炎，患者可以出现腹泻、便血、腹胀、腹痛等症状。⑦如果胆汁淤滞明显和持续时间较长，则可能由于肠道内胆汁减少而影响脂肪和脂溶性维生素吸收，出现脂肪泻以及脂溶性维生素缺乏后的相关临床表现，肠道内的钙的吸收也会受到影响。⑧有 25% ~ 60% 的 PSC 患者在接受 B 型超声检查时，显示有胆囊结石，多无明显临床症状，以胆色素结石居多。当 PSC 患者突然黄疸加深和右上腹疼痛时，应排除胆总管结石的可能性。⑨PSC 患者可能伴有慢性胰腺炎。文献报道中，PSC 患者伴有慢性胰腺炎的患病率高低不一，低者 8%，高者可达 77%。PSC 患者并发急性胰腺炎者比较少见。⑩PSC 患者可能发展为胆管癌。有些学者对 PSC 患者进行回顾性分析或前瞻性观察，有 4% ~ 9% 的 PSC 患者并发胆管癌。在尸检材料分析中，因 PSC 死亡而进行尸检的病例中，发现有胆管癌者高达 30% ~ 40%。胆管癌可发生在整个胆管系统，但以肝管及其交接部位最为多见。

本病患者的体征主要有：①黄疸。②皮肤色素沉着。③肝脾大。④肝硬化和门脉高压症的体征，如蜘蛛痣、水肿、腹水等. PSC 合并肝硬化的临床表现与一般的肝硬化无明显的差别。

五、实验室检查

（一）血液生化试验

与梗阻性黄疸相关指标，其中包括胆红素、碱性磷酸酶增高。PSC 患者的血清碱性磷酸酶水平常常增高超过正常值的 1 倍以上，是诊断 PSC 的指标之一。然而，一组瑞典的病例分析显示，有 10% 的 PSC 患者的碱性磷酸酶水平并不增高。PSC 患者肝功能的异常表现主要为血清转氨酶、谷氨酰转肽酶、球蛋白增高，清蛋白降低。在病程早期时，患者的肝功能试验有可能正常。

（二）血清免疫学指标

免疫球蛋白增高，其中以 IgM 更为明显。PSC 缺乏特异性自身抗体。大多数患者的 ANA、SMA、AMA 均阴性，有 20% 左右的患者血清中可能测出这些自身抗体，但滴度常常较低。PSC 患者很少有抗线粒体抗体阳性者。部分患者血清中可出现抗中性粒细胞抗体（ANCA），这种抗体也可以出现于原发性胆汁性肝硬化，因此缺乏特异性。

（三）血清铜

PSC 患者的铜代谢也常异常。50%～70%的 PSC 患者的血清中，依次有铜或铜蓝蛋白水平增高。肝脏组织和尿液中的铜含量亦常常增多。血清铜含量的增高幅度与病情轻重无肯定的平行关系，肝组织和尿液内的铜含量则与病情有一定关系。

（四）影像学检查

内镜下进行的逆行胰胆管造影（ERCP）对 PSC 有非常重要的意义，通过这项检查方法，可以清楚显示肝内和肝外胆管的形态以及胆管损害的轻重程度。经皮经肝胆管造影（PTC）对此病的诊断也有重要意义，不过，如果患者的胆管已有显著狭窄或闭塞时，可能影响胆管显示的结果。

在 ERCP 或 PTC 检查时，肝内或肝外胆管呈现弥散性节段性不规则狭窄，间隔正常或扩张的胆管。胆管形状僵硬，由于肝内小胆管狭窄或闭塞，因此胆管分支明显减少，呈现枯树枝样改变。少数患者的胰管亦可能受到影响，显示与胆管相类似的变化。

B 型超声检查亦有助于对胆管病变的了解，然而不如逆行胰胆管造影明确。B 型超声虽具有无创性的优点，但不能替代逆行胰胆管造影。

六、伴随疾病

PSC 可以与较多疾病合并存在，其中最引人重视的是溃疡性结肠炎，其他的并发症则比较少见。

（一）炎性肠病

1965 年，Smith 和 Loe 首先报道 PSC 患者合并有溃疡性结肠炎，随后众多学者证实 PSC 常常合并有溃疡性结肠炎。在内镜下进行逆行胰胆管造影（ERCP），该技术还没有应用于临床之前，PSC 与溃疡性结肠炎之间的关系以及 PSC 患者的溃疡性结肠炎的确切患病率不是十分清楚。现在已知大约有 75%的 PSC 患者合并有溃疡性结肠炎。在溃疡性结肠炎患者中，PSC 的患病率为 2%～6%。但是，各国文献报道的 PSC 患者合并溃疡性结肠炎的患病率不完全相同，如日本为 23%，西班牙为 44%，印度为 50%，美国为 71%，挪威则高达 100%。溃疡性结肠炎的病变部位与并发 PSC 有一定关系。据 Olsson 等的报道，全结肠炎的患者合并 PSC 的概率为 5.5%，而病变局限于远段结肠的患者合并 PSC 者只有 0.5%，两者有非常显著的差别。多数患者中，溃疡性结肠炎的诊断早于 PSC，少数患者先出现 PSC 的临床表现而后再有溃疡性结肠炎的病症。PSC 与溃疡性结肠炎各自病情的轻重并无一致的联系。PSC 患者的临床表现与是否合并溃疡性结肠炎没有明显的区别。

关于 PSC 与克罗恩病的关系，文献报道不多。PSC 伴随有克罗恩病者比较少见。南非学者的研究结果显示，有 1.2%的 PSC 患者合并有克罗恩病。有的学者认为，美国的 PSC 患者比欧洲的患者更易合并克罗恩病。

（二）其他并发症

除了溃疡性结肠炎之外，PSC 还可伴有多种疾病，包括慢性胰腺炎、乳糜泻、胰岛素依赖性糖尿病、类风湿性关节炎、干燥综合征、系统性红斑狼疮、系统性硬化症、自身免疫性肝炎、甲状腺炎、溶血性贫血、血小板减少性紫癜、腹膜后纤维化、结节病等。文献报道 15%～50%的 PSC 患者可以合并慢性胰腺炎，后者的病情常常较轻，很少出现胰腺外分泌功能低下者。

七、诊断和鉴别诊断

对一中年男性患者出现胆汁淤滞的临床表现时应该想到 PSC 的可能性，如果伴有溃疡性结肠炎时则更是提示此病的有力的指征，必须进行逆行胰胆管造影，假如显示典型的肝内和肝外的胆管改变，诊断就可以确立。逆行胰胆管造影是诊断 PSC 的金标准方法，现在各地很多医院都已开展这项造影技术，因此，此病的诊断并不困难。对于临床表现不典型的或无明显临床症状的患者应保持警惕，遇有血清碱性磷酸酶和 IgM 增高、又合并溃疡性结肠炎的患者，需要进行逆行胰胆管造影检查。

在鉴别诊断中，PSC 应与下列疾病相区别：①继发性硬化性胆管炎。它一般可以找出致病的原因，如胆管外伤或手术史，药物或其他化学物质中毒，慢性反复胆管感染等。②原发性胆汁性肝硬化（PBC）。PBC 好发于中年女性，血清中常有高滴度的抗线粒体抗体。PBC 极少并发溃疡性结肠炎。胆管造影时可能罕见有不规则的狭窄和扩张的征象。③自身免疫性肝炎。血清中可测出高滴度的抗核抗体、抗平滑肌抗体和其他相关的自身抗体。肝活检病理检查时可见汇管区周围的肝细胞有碎片样坏死，或汇管区间的坏死和小叶中心的坏死所形成的桥样坏死。④继发于各种原因的肝外梗阻性黄疸。

八、治疗

因为对 PSC 的病因和发病机制还不清楚，目前仍缺乏有效的治疗方法，所采用的治疗措施主要包括：①因为此病的发病可能涉及自身免疫机制的异常，临床上常使用一些免疫抑制药，希望能减轻或阻止病变的发展。②针对胆汁淤滞的治疗。③针对并发症的治疗。

（一）减轻皮肤瘙痒的药物

胆汁淤滞明显的患者，常伴有皮肤瘙痒症状，严重时往往影响其生活质量。减轻瘙痒症状的药物有：①考来烯胺，每次 4 g，进餐时口服，每天 3 次。服药过程中可出现恶心、食欲减退等胃肠道不良反应。此药不应与熊去氧胆酸、甲状腺素、地高辛、口服避孕药同时服用。②苯巴比妥，它能增强肝脏微粒体内的葡萄糖醛酸转移酶的活性，促进胆红素与葡萄糖醛酸结合，降低血清胆红素的浓度，可以有助于减轻瘙痒症状。睡前口服 60 mg，可以减轻夜间瘙痒和改善睡眠。③利福平 300 ~ 600 mg/d，分 2 或 3 次口服。

（二）熊去氧胆酸

前面已经提及熊去氧胆酸具有保护肝细胞和胆管上皮、调节免疫功能和抗纤维化的作用，所以已普遍用于各种原因引起的胆汁淤滞性疾病。熊去氧胆酸亦可以用于 PSC 患者的治疗，常用剂量为 250 mg，每天 3 次，疗程要长，一般需 1 年以上。有人报道，30% ~ 50% 的 PSC 患者使用熊去氧胆酸治疗后，皮肤瘙痒症状、血清碱性磷酸酶和肝功能指标有不同程度的好转，但是肝脏组织学检查和胆管造影则无明显的改善。不过，亦有人报道熊去氧胆酸对 PSC 患者显示没有明显的疗效。

（三）肾上腺皮质激素

有人报道口服泼尼松或泼尼松龙 30 ~ 40 mg/d 可以减轻黄疸和改善肝功能，但是观察的病例数较少，疗效不能十分肯定。在病程早期时应用肾上腺皮质激素治疗，可能对减轻病情的进展有一定帮助。等到病情已是晚期，胆管已有不可逆的损害或已发展至继发性胆汁性肝硬化时，估计糖皮质激素不能发挥治疗效果。长期应用肾上腺皮质激素的不良反应较大，必须警惕。有人在逆行胰胆管造影时放置胆管中应用肾上腺皮质激素在胆管病变部位进行局部灌洗，亦没有收到明显的疗效。

（四）免疫抑制药

文献报道使用硫唑嘌呤、环孢素、甲氨蝶呤治疗 PSC，可以收到一定的疗效。但是观察的病例数均很少，还难以做出定论，需要积累更多的临床验证资料。

（五）青霉胺

PSC 患者体内有铜的积蓄，因此有人使用青霉胺驱铜治疗。美国 Mayo Clinic 的 LaRusso 等于 1988 年报道，他们对 70 例 PSC 患者应用 D 青霉胺治疗 36 个月，进行有对照的前瞻性观察，发现不论临床症状还是肝和胆管病变均无明显好转，患者的存活时间与对照组相比亦没有显著的差别。

（六）秋水仙碱

秋水仙碱具有抗纤维化的作用，有人报道此药与泼尼松联合治疗时，有一定疗效。但是病例较少，并且不能得到其他学者的证实。Olsson 等于 1995 年报道，他们给 44 例 PSC 患者每天口服秋水仙碱 1 mg，随诊 3 年，结果显示治疗组与对照组之间不论临床症状、生化指标、肝脏组织学，还是生存期均无明显差别。

（七）内镜下气囊扩张

对肝外胆管有显著狭窄时，内镜下行施气囊扩张或狭窄部位放置支架，以改善胆汁的引流。不过，PSC 的胆管狭窄可能是多部位的，这对气囊扩张或放置支架带来困难。

（八）外科手术

肝门部位的胆管或胆总管有显著狭窄时，进行手术切除、肝外胆管扩张和胆管空肠吻合手术，以达到引流胆汁的目的。

（九）肝移植

患者病情严重时，可考虑肝移植。近年来，肝移植技术明显提高，已列为治疗晚期 PSC 的一种比较有效的措施。文献报道，PSC 患者接受肝移植手术后，一般情况和生活质量明显改善，5 年生存率可提高到 80% 左右。部分患者经肝移植后，PSC 又可能复发。文献报道，肝移植后 3 ~ 5 年内的复发率为 20% ~ 30%。

九、预后

目前，对 PSC 还缺乏有效的治疗方法，所以此病患者的预后较差。不过，PSC 的自然病程变异较大，有些患者虽显示有胆管损伤征象而仍可以持续多年保持在无临床症状状态。一般情况下，发病年纪轻的、有显著临床症状的、起病时血清胆红素明显增高的患者的病情往往进展较快，其预后明显差于无症状者。肝内胆管有明显损害者的预后比只有肝外胆管损害者差，1989 年，美国 Mayo Clinic 的 Hunter 等报道，他们对 174 例 PSC 患者追随观察 2.7 ~ 15.5 年（平均 6 年），其中 79% 的患者在确诊时有临床症状。84% 的病例在随诊期间内死亡，测算患者在诊断后的平均存活时间为 11.9 年。根据大部分的文献报道，PSC 患者的平均存活期为 9 ~ 12 年，导致死亡的主要原因是肝功能衰竭、门脉高压症并发食管静脉曲张破裂出血或伴发胆管癌。

微信扫码
◆ 临床科研
◆ 医学前沿
◆ 临床资讯
◆ 临床笔记

第十章

脂膜炎

第一节 结节性脂膜炎

结节性脂膜炎是一种原发于脂肪小叶的自身免疫性疾病，本病临床少见，可发生于任何年龄，但以30～60岁女性多见，男女比例约为1：2.5。1892年，Pfeifer首次报道本病，1925年，Weber进一步描述它的临床特征，以复发性非化脓性结节性脂膜炎报道1例，1928年，Christian强调了本病有发热的表现，又以发热性复发性非化脓性脂膜炎报道相似病例，故后人命名本病为韦伯病。近年来国内简称本病为结节性脂膜炎，因发病原因不明又称为特发性结节性脂膜炎（或特发性小叶性脂膜炎）。本病发病情况不详，由于和其他类型的脂膜炎临床表现相似，病理诊断结果有时模棱两可，给流行病学调查带来一定困难，迄今国内外尚无有关发病率的报告。系统性红斑狼疮、皮肌炎、硬皮病、各种感染和血管炎等也可引起脂膜炎改变，临床诊断时需与原发性脂膜炎相鉴别。

一、病史

本病以成批出现的痛性皮下结节为主要特征，但由于大多数患者伴随发热，并有部分患者可出现明显的内脏受损，甚至为首发表现，因此，对病史的询问必须完整，包括与常见脏器原发病的鉴别诊断。

（一）发热

为本病常见的临床表现，应询问热型，有无伴随畏寒、寒战，有无关节肌肉酸痛，对抗生素治疗的反应等。结节性脂膜炎的发热可为低热、不规则热或高热。典型患者的发热常与皮疹出现相平行，皮疹出现后热度渐上升，体温可达40℃以上，呈弛张热型，持续1～2周后渐下降。可伴有乏力、食欲减退、关节肌肉酸痛等。

（二）皮下结节

发生的情况皮下结节为本病特征性的临床表现，应认真询问皮疹何时开始、单发还是多发、发生部位、持续时间及有无疼痛等。本病皮下结节成批出现，经数周或数月后可自行消退，每批皮下结节新发时常伴有高热。

（三）系统性症状

本病可累及内脏的脂肪组织而造成相应脏器受损的临床症状，内脏损害可出现在皮损发生的同时，或在皮损发生以后一段时间。肝脏受累常见，表现为肝肿大、黄疸和肝功能异常；小肠受累时可出现腹痛、腹胀、脂肪泻甚至肠穿孔；肠系膜、大网膜和腹膜后脂肪组织受累时可出现上腹痛及包块；心肌、心包、肺均可受累而产生相应的系统性症状，甚至造成器官功能衰竭；骨髓受累明显时可有全血细胞减少。少数病例在皮下结节出现前可有系统性症状，应认真进行询问，并注意与原发的脏器疾病鉴别。

二、查体要点

（一）皮肤检查

皮下结节常呈对称性分布，多见于臀部和下肢，也可出现于前臂、躯干、甚至面部。结节大小 1～2 cm，也可大到 10 cm 以上，有触痛和自觉痛，受损局部皮肤可出现红斑和水肿，消退处皮肤凹陷并留有色素沉着。少数患者的皮下结节可发生液化坏死，称为液化性脂膜炎，其损害主要发生在股部和下腹部，受损局部皮肤破溃，流出黄色油状液体似化脓样改变，但镜检及细菌培养阴性。

（二）全身体检

累及内脏的脂肪组织可造成多部位的损害，应对全身各系统认真进行检查，特别注意有无肝脾肿大、黄疸、腹部包块等。

三、辅助检查

（一）实验室检查

本病实验室检查无明显特异性改变，常规检查包括全血细胞计数、肝功能、肾功能、血电解质等，用以评估有无系统性损害。患者可有贫血、白细胞计数增多或减少、血沉增快，及相应脏器受损时的血液生化指标异常。免疫学异常主要表现为循环免疫复合物阳性，低补体血症，而抗核抗体、类风湿因子通常阴性。血、尿淀粉酶和脂肪酶正常有助于本病与胰腺性脂膜炎的鉴别。

（二）病理检查

脂膜即皮下脂肪层，由脂肪细胞和纤维结缔组织及血管、淋巴管、神经等组成。脂肪细胞被纤维结缔组织分隔成脂肪小叶，在脂肪小叶间隔中分布着血管、淋巴管和神经组织。病理检查是诊断结节性脂膜炎的主要依据。结节性脂膜炎早期的病理改变为脂肪细胞变性、坏死，间隔中炎症细胞浸润及血管炎性改变；后期由于吞噬脂肪颗粒的巨噬细胞和成纤维细胞增多以及血管增生性改变，形成特有的脂质肉芽肿，致使皮肤呈结节性改变；最后皮下脂肪萎缩、纤维组织增生，并可有钙盐在皮损局部沉着。

根据病理学的变化可分为三期：第一期为急性炎症期，有脂肪细胞的变性伴中性粒细胞、淋巴细胞和单核巨噬细胞浸润；第二期为巨噬细胞期，特点为大量组织细胞吞噬溶解的脂肪滴形成泡沫细胞和嗜脂性巨噬细胞，此为诊断本病的特异性改变；第三期为纤维组织增生期，此期泡沫细胞减少、成纤维细胞增生，最后由于大量胶原纤维生成而致纤维化。

（三）其他检查

常规检查心电图、胸部 X 线摄片、腹部超声检查，并根据患者主诉的系统症状给以进一步检查，如腹部 CT 检查以发现腹部包块、心脏超声检查有无心包积液和心肌情况、血常规检验示全血细胞减少时应做骨髓检查等。

四、诊断标准

本病诊断主要依靠临床特征性皮下结节表现及其组织病理改变。当临床表现为反复成批出现的皮下结节并有自觉疼痛和显著触痛，大多数发作时伴有发热症状时，应及时做皮下结节活检，结合组织病理学第二期改变所出现的特征性泡沫细胞即可确诊。

五、诊断流程

诊断过程见（图 10-1）。

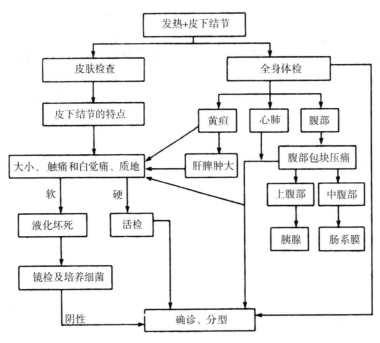

图 10-1　结节性脂膜炎诊断流程图

六、鉴别诊断

由于皮下脂肪组织炎症的发生是一个动态的过程，在疾病不同的发展阶段可有不同的组织病理改变，因此活检的时间和部位均会影响显微结构上的变化，而造成病理诊断的困难。临床上常需要与以下几种疾病进行鉴别诊断。

（一）结节性红斑

本病多为钱币大小或更大的皮下结节，好发于小腿伸侧，呈对称性分布，压痛明显，一般不破溃，3～4周后可自行消退。本病好发于春秋季，全身症状轻微，部分患者可有低热或中等度发热，病前常有呼吸道感染诱因，一般无内脏损害。组织病理表现为脂肪间隔性脂膜炎伴有小血管炎性细胞浸润、内膜增生和管腔闭塞。结节性红斑也可为其他自身免疫性疾病（如贝赫切特病、结节病等）的皮肤表现，应注意基础病的检查。

（二）硬红斑

本病按病理特点分 Bazin 型和 Whimeid 型。Bazin 型为皮肤结核性肉芽肿，皮损主要发生在小腿屈侧中下部，初为豌豆大小的硬结节，疼痛较轻，以后可融合破溃，皮肤破溃后会形成难以愈合的溃疡，组织病理学可见由朗格汉斯巨细胞、上皮细胞及淋巴细胞组成的结核性肉芽肿及干酪样坏死。Whitfield 型硬红斑好发于中年妇女，常发生在有下肢血管病变如深静脉血栓的患者，组织病理为脂肪小叶脂膜炎伴血管炎。

（三）结节性多动脉炎

在结节性多动脉炎中有少数病例具有结节性多动脉炎典型的皮肤表现，而缺乏系统性症状，称皮肤型结节性多动脉炎。皮肤型结节性多动脉炎可表现为成批出现的触痛性皮下结节，主要分布在下肢，大的结节可坏死、甚至发生痛性溃疡。病理组织学显示典型的坏死性血管炎改变，并有中小动脉的堵塞、动脉瘤形成，此为结节性多动脉炎的特点。

（四）组织细胞吞噬性脂膜炎

本病是一种以脂膜炎为特征的系统性疾病，一般病情危重，呈进行性加剧。临床表现有发热、肝脾肿大、肝功能异常和全血细胞减少，特别突出的是出血倾向明显，患者可因血小板减少、血管内凝血和肝功能衰竭造成致死性出血。组织病理学改变为骨髓、淋巴结、肝、脾、浆膜组织和皮下脂肪中出现大量组织细胞，可见吞噬各种血细胞及碎片的"豆袋状"组织细胞。

（五）皮下脂质肉芽肿痛

本病少见，主要发生于儿童，临床基本表现为皮肤结节或斑块，无发热及其他全身症状。结节可散在分布于面部、躯干和四肢，以大腿伸侧常见。皮肤结节常持续数月至一年渐消退，不留有皮肤局部萎缩和凹陷，少数病例结节可持续数年，本病有自愈倾向。

（六）其他疾病

部分皮肤型淋巴瘤的表现与结节性脂膜炎有系统性损害时极其相似，如皮下脂膜样 T 细胞淋巴瘤，可表现为高热、肝脾肿大、全血细胞减少及出血倾向，但组织病理学改变除脂肪组织中有反应性吞噬性组织细胞外，可见大量淋巴瘤细胞浸润；恶性组织细胞病的皮肤型与系统型结节性脂膜炎的全身表现相似，但病情更为凶险，预后极差，皮肤及皮下结节活检可鉴别。此外类固醇激素后脂膜炎、胰腺炎或胰腺癌所发生的皮下结节性脂肪坏死症、外伤或异物所致的皮下脂肪坏死及麻风等，均有明显的诱因和基础疾病，不难鉴别。

七、治疗措施

（一）一般治疗

细菌感染、某些食物和药物可为发病诱因，与个体变态反应有关。在一般治疗中应注意寻找可能的致病原因，经验性地应用抗生素，注意发热等全身症状的处理，注意水、电解质平衡的处理及支持治疗等。

（二）药物治疗

1. 在急性炎症期或有高热时首选糖皮质激素，如泼尼松 40 ~ 60 mg/d，并可选用吲哚美辛、阿司匹林或其他非甾体抗炎药（NSAIDs）。糖皮质激素可使体温下降、结节消失，当症状缓解后 2 周可逐渐减量，在减量或停药后部分患者症状可再加重，应注意小剂量维持用药。

2. 对系统型患者，特别是重型病例，可同时选用免疫抑制剂。常用的免疫抑制剂有：硫唑嘌呤 50 ~ 100 mg/d，口服；环磷酰胺（CTX）2 ~ 3 mg/（kg·d），口服，或 0.5 ~ 1 g／次、每 2 ~ 4 周静脉滴注 1 次；环孢素 2.5 ~ 5 mg/（kg·d）、分 2 ~ 3 次口服；霉酚酸酯 2 g/d、分 2 ~ 3 次口服等。

3. 其他抗炎免疫抑制药，如羟氯喹 200 ~ 400 mg/d、每日 1 次或分 2 次口服，连续数周后可减半量；沙利度胺（反应停）100 ~ 300 mg/d，从小剂量开始逐渐加大剂量，晚上或餐后至少 1 小时服用；此外还可用植物药如雷公藤总苷等。

4. 辅助治疗如纤维蛋白溶解药、肝素、透明质酸酶、饱和碘化钾溶液、四环素（可能有抗脂肪酶活性作用）等也有益于本病。

八、预后评估

本病预后视病变受累范围而不同，只有皮损者常多年缓解与恶化交替出现，当内脏损害广泛时可出现多脏器功能衰竭，患者预后很差。常见的死亡原因为循环衰竭、大出血、败血症和肾衰竭。

第二节　结节性液化性脂膜炎

结节性液化性脂膜炎也称胰腺性皮下结节性脂肪坏死症，是一种合并胰腺疾病的脂肪坏死性炎症，其临床特征为反复成批出现的发红的疼痛性皮下结节，直径 0.5 ~ 5 cm。除侵犯皮下脂肪外，还可侵犯胰腺周围、腹膜和大网膜脂肪组织，引起内脏脂肪坏死。皮肤结节同时可伴有胰腺炎，严重者可伴有胰腺癌。

一、临床表现

男性发病多于女性，合并胰腺炎者常有大量饮酒史，发病年龄多在 20 ~ 40 岁。伴发胰腺癌的发病年龄多在 40 岁以上。

（一）皮损

双侧小腿任何部位均可出现紫红色、疼痛性炎症性皮下结节。结节直径自数毫米到几厘米不等。有些较大的皮损周围可出现肿胀。皮下结节与其上面的皮肤粘连，但触之可移动，质软似有波动感；结节于 2～3 周后凹陷，可残留径度凹陷的色素沉着痕迹。轻型患者可仅有 1 次发作。

（二）胰腺病变

患者同时伴有胰腺疾病，可以出现严重的全身症状。如发热、呕吐、腹痛、腹泻、黄疸等。胰腺疾病可为急性、慢性或出血性胰腺炎。胰腺癌、假性胰腺囊肿和胰腺上皮瘤等。

（三）关节症状

部分患者可有多关节痛或关节炎，尤以踝关节最为显著。

二、辅助检查

（一）实验室检查

发作期多数患者白细胞增多，嗜酸性粒细胞增多；血沉明显增快。血清淀粉酶、脂肪酶及尿淀粉酶升高；血钙可降低，γ 球蛋白增高。

（二）病理检查

皮下组织内可见灶作脂肪坏死和变性，与正常的脂肪小叶可交替出现；组织细胞吞噬了溶解的脂肪滴而成为泡沫状细胞和噬脂性巨细胞。在坏死区内可见钙化或颗粒状或层状，坏死灶周围有多种类型的炎性细胞浸润，包括中性粒细胞、淋巴细胞、组织细胞、泡沫细胞和异物巨细胞。

（三）逆行性胰胆管造影、超声、CT 等检查

逆行性胰胆管造影、超声、CT 等检查对胰腺病变诊断有帮助。

三、诊断和鉴别诊断

双侧小腿反复出现紫红色疼痛性皮下结节并发热，有急、慢性胰腺炎的症状和体征时，多为本病。血清淀粉酶或脂肪酶升高，活检有灶性脂肪坏死和幻影样脂肪细胞可确定诊断。

本病应与结节性红斑及硬结性红斑等疾病相鉴别。

四、治疗

其主要治疗胰腺疾病及对症处理。

五、预后

伴发胰腺炎者预后较好，但易复发。伴发胰腺癌者预后不良，可很快恶化而死亡。

第三节　游走性结节性脂膜炎

游定性结节性脂膜炎特征为双侧或单侧小腿前面出现一个或数个发红的皮肤结节，并向周围迅速扩大，形成硬的斑块，数月后可自行消退。碘剂治疗有效。

一、临床表现

本病多见于中年女性，发病早期，皮损为孤立性轻度硬结的皮下结节，直径 0.5～2 cm，一般位于小腿前面。开始结节表面皮肤正常，数天后表面皮肤发红，继之皮损由新出现的皮损包围。形成环状皮损，消退后局部皮肤变薄。皮损呈游走性。有些患者，结节可融合成大而硬的斑块并向周围扩大，直径可达 20 cm，可累及一侧或双侧踝关节或膝关节，甚至累及整个小腿皮肤。皮损边缘呈淡红色，病变区内退行性改变后，皮肤呈黄色或紫蓝色。斑块发硬，触之有硬粒感。

皮肤结节常是唯一的临床表现。有些患者可以伴有低热、关节疼痛、全身不适、乏力、食欲不振和失眠等全身症状。

二、辅助检查

（一）实验室检查

可有血沉增快，甚至皮损消退后血沉仍持续增快；有些患者抗"O"增高，无实验室其他检查异常。

（二）病理检查

1. 早期皮损以毛细血管增生为主，血管周围有中性粒细胞浸润，有时有嗜酸性粒细胞浸润、间质水肿。

2. 随后肉芽肿形成，脂肪小叶间脂肪隔膜增宽，小叶间有大量组织细胞和多核巨细胞浸润，可见轻度脂肪坏死。

3. 慢性期间隔内有纤维素沉积伴有纤维样改变。

三、诊断和鉴别诊断

凡中年女性单侧小腿出现无症状性红色斑块，由单个结节逐渐向周围扩大而形成，斑块中心较早消退，就应高度疑为本病，结合病理改变和对碘治疗的反应，可以明确诊断。

本病应与结节性红斑、硬结性红斑、结节性脂膜炎等疾病相鉴别。

四、治疗

（一）一般治疗

发作期应卧床休息，当有下肢水肿时，可抬高下肢或将受累的下肢用弹力绷带包扎。

（二）全身治疗

1. 每日服用氯化钾溶液 2 ~ 4 g，用药 2 ~ 4 周，皮肤损害可消失。不良反应有皮疹、胃肠道反应和黏膜症状，如眼、鼻、口腔和呼吸道黏膜分泌增加。

2. 四环素：0.5 g，4 d。或米诺环素（美满霉素）0.1 g，每日 1 或 2 次。

3. 伴有低热和关节疼痛者可服用非甾体抗炎药缓解症状。

五、预后

预后良好，可于 1 ~ 3 个月内自发性消退，个别患者可持续 8 个月之久。皮损消退后留有轻度色素沉着，且有复发倾向。

参考文献

[1] 李丹，张春燕，王国权. 风湿免疫疾病健康指导［M］. 北京：人民军医出版社，2015.

[2] 林向阳，朱小春. 风湿免疫性疾病的检验诊断［M］. 北京：人民卫生出版社，2016.

[3] 张奉春，栗占国. 内科学风湿免疫科分册［M］. 北京：人民卫生出版社，2015.

[4] 董怡，张奉春. 干燥综合征［M］. 北京：人民卫生出版社，2015.

[5] 栗占国. 风湿免疫学高级教程［M］. 北京：人民军医出版社，2014.

[6] 刘红旗，刘月梅. 风湿、类风湿性关节炎［M］. 北京：中国医药科技出版社，2016.

[7] 孙瑛. 风湿性疾病诊断标准手册［M］. 北京：北京大学医学出版社，2016.

[8] 董淑雯，曹文元. 内科疾病防治［M］. 西安：第四军医大学出版社，2015.

[9] 张建荣. 多器官疾病与肾脏损伤［M］. 北京：人民军医出版社，2015.

[10] 汪慧英，杨旭燕. 临床免疫学进展［M］. 杭州：浙江大学出版社，2015.

[11] 博一明，闫立安. 内科疾病防治［M］. 北京：人民卫生出版社，2015.

[12] 王辰，王建安. 内科学［M］. 北京：人民卫生出版社，2015.

[13] 何井华，田文，陈伟. 常见疾病防治手册［M］. 上海：第二军医大学出版社，2014.

[14] 焦富勇. 川崎病［M］. 北京：人民卫生出版社，2014.

[15] 李长贵. 实用痛风病学［M］. 北京：人民军医出版社，2016.

[16] 樊新. 实用内科学［M］. 北京：科学出版社，2015.

[17] 何浩明，冯文，陈桂明，龚玉华. 自身免疫性疾病的检验诊断与临床［M］. 合肥：安徽
    大学出版社，2015.

[18] 侯晓华. 实用内科疾病临床处理手册［M］. 武汉：湖北科学技术出版社，2015.

[19] 苏晓. 风湿病中西医实用手册［M］. 北京：人民卫生出版社，2015.

[20] 张伯礼，高学敏. 常见病中成药临床合理使用丛书风湿免疫科分册［M］. 北京：华夏出版社，
    2015.

[21] 张奉春. 风湿免疫科［M］. 北京：中国医药科技出版社，2014.

[22] 栗占国. 风湿免疫科临床实践（习）导引与图解［M］. 北京：人民卫生出版社，2014.

[23] 黄清春. 类风湿关节炎［M］. 北京：人民卫生出版社，2015.

[24] 蔡辉，姚茹冰. 类风湿关节炎治疗与调养［M］. 北京：人民军医出版社，2015.

[25] 杨喜梅. 风湿免疫病新医师手册［M］. 兰州：甘肃文化出版社，2015.

[26] 阎小萍，张炬，翁习生. 常见风湿病及相关骨科疾病中西医结合诊治［M］. 北京：人民
    卫生出版社，2015.

[27] 何羿婷. 类风湿关节炎及强直性脊柱炎中西医诊治［M］. 北京：人民卫生出版社，2015.

[28] 赵钢，李令根. 周围血管病基础与临床［M］. 北京：人民军医出版社，2015.

[29] 刘洋，刘铁英，陈惠军. 临床疾病概要［M］. 武汉：华中科技大学出版社，2015.

[30] 于志刚. 内科常见疾病临床诊疗与思维全科医师手册［M］. 杭州：浙江大学出版社，
    2015.

[31] JohnH. Klippel. 风湿病概要［M］. 北京：北京大学医学出版社，2016.

[32] 徐沪济，贝政平. 风湿免疫性疾病诊疗标准［M］. 上海：上海科学普及出版社，2015.

[33] 李爱民，梁宏达，张建军. 风湿免疫疾病的诊断与治疗［M］. 天津：天津科学技术出版社，
    2011.